병
인

병인

1판 1쇄 펴낸 날 2020년 3월 16일

지은이 이혁재
펴낸이 나성원
펴낸곳 나비의활주로

책임편집 권영선
디자인 design BIGWAVE

주소 서울시 강북구 삼양로 85길, 36
전화 070-7643-7272
팩스 02-6499-0595
전자우편 butterflyrun@naver.com
출판등록 제2010-000138호
상표등록 제40-1362154호

ISBN 979-11-88230-94-5 03510

왜 아픈지 이유를 알아야 병을 고친다

병인

이혁재 지음

나비의 활주로

"병이 들기 전에 예방하는 의사가 으뜸이고, 병이 든 이후에 치료하는 의사는 중간쯤 되고, 병이 난 후에도 제대로 치료를 하지 못하는 의사가 가장 하급이다."

《동의보감》에 있는 말입니다. 이것은 질병을 치료하기에 앞서 병이 들지 않도록 예방을 해야 하며, 의사는 질병이 발생하지 않도록 미리 대책을 세워야 한다는 뜻입니다. 암, 중풍, 심장병, 치매, 당뇨병, 관절병, 디스크 등등 예방하기는 쉬운데 이미 병이 들면 치료하기가 어려운 병들이 너무 많은 것을 보면 병들기 전 예방하는 의사가 최고라는 말에 공감이 갑니다.

그럼 어떻게 질병을 예방할 수 있을까요? 이에 대한 해답이 바로 '병인病因'입니다. 병인, 즉 병의 원인은 우리가 가지고 있는 습관이나 환경에서 비롯된 것이므로 현재 자신의 습관을 잘 돌아보고 바로잡는다면 질병을 예방할 수 있는 것입니다. 현재 병을 가지고 있는 분도 병인을 제대로 잘 안다면 보다 빨리 효과적으로 치료를 할 수 있을 것입니다.

이 책을 읽는 모든 분들이 건강한 습관과 환경을 유지해 오래오래 질병 없이 생활하시기를 기원합니다. 감사합니다.

이혁재

contents

004 시작하는 글

PART 1
나는 왜 아플까?

010 현대 한의학의 최첨단 트렌드, '병인'

013 병인이 뭐지?

019 건강과 병인

022 음식남녀

026 열이 많은 사람과 냉한 사람

029 내가 피곤한 이유

032 한약을 먹으면 간이 힘들까?

035 나는 기허일까, 혈허일까?

042 수승화강

PART 2
병의 원인을 알고 치료법을 찾자

046 본격적으로 병인 풀어보기

049 노권: 과로에는 장사가 없다

060 식적: 급하게 많이 먹으면 병난다

074 칠정: 마음의 병이 크다

094 방로: 무리한 성생활은 몸에 무리를 준다

109 담음: 몸 안에 끈끈한 노폐물이 많다

118 병인을 다스리는 대표 처방

124 공진단

PART 3
병인에 따른 치료법

1장
노화와 병인

131 여성의 갱년기와 '월국환'
135 갱년기의 화병
140 탈모
143 전립선 질환
147 이명증

2장
임신과 병인

155 난임
170 남성 불임
172 산후풍
178 요실금

3장
안구 질환과 병인

183 안검내반
186 녹내장
190 눈 시림과 눈물
193 다래끼
196 백내장
200 안구건조증
205 비문증

4장
대사 장애와 병인

209 대사 장애
216 고혈압
220 당뇨병
224 비만

5장
환경과 병인

237 면역과 체온
244 미병과 경옥고
246 미세먼지
252 밀가루와 건강
257 교통사고와 한방 치료
260 불면증
264 공황장애
269 감기
271 비염
278 장염
282 갑상선 기능 장애
287 안면마비(구안와사)
290 방광염
303 천식
311 편두통
315 어지럼증
319 구취증

6장
어린이와 병인

323 병인으로 해결하는 우리 아이 성장
343 분리불안증
346 ADHD
351 어린이 성조숙증
358 어린이 비만
361 어린이 우울증
365 아토피 피부염
371 야뇨증
374 틱 장애

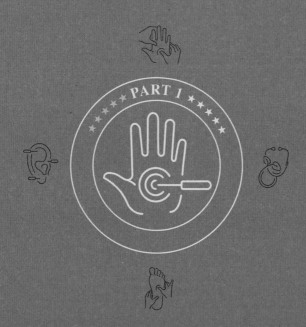

PART 1

나는 왜 아플까?

현대 한의학의 최첨단 트렌드, '병인'

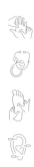

사회가 복잡해지면서 개인의 생활 습관과 주변 환경이 건강과 질병에 영향을 미치는 일이 더 많아졌습니다. 화병, 우울증, 당뇨병, 고혈압, 중풍, 관절염, 노안으로 인한 시력 저하, 각종 암 등 우리가 알고 있는 대부분의 성인병들은 개인의 특정한 습관이나 환경에 그 원인이 있습니다. 특히 환경에 저항하는 능력이 약한 어린이들은 그 영향을 더 많이 받는데 어린이들의 시력 저하, 비염, 성장 부진, 비만, 성조숙증 등이 증가하는 이유도 그와 같다고 할 수 있습니다.

"잘되면 제 탓이요, 못되면 조상 탓"이라는 말이 있는데 여러분은 어떠신지요. 자신의 건강이나 질병과 관계된 것이라면 그렇게 생각하는 분들이 많은 것 같습니다.

얼마 전 어떤 분과 이야기를 하는데 부모님과 할아버지, 할머니 모두 당뇨를 앓고 있기 때문에 자신에게도 필연적으로 당뇨가 올 것이라고 확신하고 있었습니다. 어차피 당뇨가 올 몸이기 때문에 그전에 먹고 싶은 것을 다 먹고 술도 개의치 않고 마신다고 했습니다. 그리고 언젠가 당뇨가 오면 그때부터 당뇨약도 열심히 먹고, 음식도 조심하겠다는 것이었습니다. 어떻게 보면 그게 스트레스 덜 받고 편하게 사는 길일 수 있겠지만, 그분의 마음속에는 '내가 가지고 있는 질병은 내 탓이 아니고 유전적으로 물려받은 조상 탓'이라는 생각이 기본적으로 깔려 있는 듯했습니다.

사실 유전이란 '부모님에게 받은 같은 형질의 유전인자'라기보다는 '부모님과 함께 생활하면서 공유하는 습관과 환경을 물려받은 것'입니다. 이렇게 생각한다면 잘못되면 조상 탓이라는 생각은 조금 바뀌게 되겠지요. 숙명적으로 물려받은 유전자라면 내가 어찌 할 수 있는 부분이 없겠지만, 습관과 환경을 물려받은 것이라면 우리의 굳은 의지로 바꾸고 개선할 기회가 있기 때문입니다.

최근 발표된 논문에 따르면 도시에 사는 어린이들의 근시 발생률이 농촌에 사는 어린이들보다 심하다고 합니다. 별 이유 없이 어쩌다 보니 도시에 사는 어린이들의 근시 유전자가 더 많아진 것일까요? 당연히 환경적으로 농촌이 도시에 비해 시력에 더 유리할 수밖에 없는 것입니다. 그러면 근시가 있는 어린이의 경우 이것을 좀 더 완화하고 개선하기 위해서 안경이나 렌즈를 사용해야 할까요? 아니면 그 이전에 시력을 보호할 수 있는 환경과 습관을 먼저 개선해야 할까요? 가지고 있는 증상의 원인이 유전이 아니고 습관과 환경에 있다면 정확한 답이 나올 것입니다.

앞서 말씀드렸던 그분도 당뇨가 쉽게 올 수 있는 습관과 환경을 젊어서부터 개선해나간다면 나이가 들어 당뇨가 발생할 확률은 적어질 것입니다. 그런데 여기서 우리에게 궁금한 점이 생깁니다. '습관과 환경이 질병을 유발하는 가장 큰 원인이 된다면 구체적으로 어떤 습관과 환경이 질병을 초래할까?' 하는 것입니다. 그래서 제가 이제부터 설명하려고 하는 것이 바로 병인에 대한 이야기입니다.

병인이란 우리 몸에서 발생하는 모든 질병들이 잘못된 습관과 환경에서 비롯된 것이라는 대명제에서 시작합니다. 한의학에서 질병을 진단하는 방법 중에 '병인변증'이라는 것이 있는데 이것이 병인의 모체가 됩니다. 《동의보감》을 보면 수많은 처방들이 소개돼 있는데 병인변증으로 분류된 처방이 가장 많은 수를 차지할 만큼 병인은 질병을 치료하는 데 있어 가장 중요한 이론입니다.

사회가 복잡하고 바쁠수록 개인의 습관과 환경에서 비롯된 질병은 더 많아지고 있습니다. 병인은 잘못된 습관과 환경에서 질병의 원인을 찾기 때문에 현대적 감각과 시대의 흐름에 잘 맞습니다. 이 책을 읽어 내려갈 때마다 여러분은 병인에 대한 이해가 커지며, 자신의 고질적인 질병을 이제는 치료할 수 있겠다는 자신감을 갖게 될 것입니다.

병인이 뭐지?

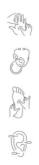

진료실에서 상담을 하면서 병인에 대해 이야기하면 많은 분들이 매우 생소하다는 반응을 보입니다. 환자들의 얼굴에서 "병인이 뭐지?"라는 질문이 바로 나올 것 같은 표정을 읽을 수 있습니다. 병인은 말 그대로 '병의 원인'을 말합니다. 그런데 '의사가 병의 원인을 치료하는 것은 당연한데 그걸 굳이 그렇게 병인이라고 이야기할 필요가 있을까?' 하는 의문이 생길 수 있습니다.

병의 원인을 찾아서 치료하는 것이 의사의 본업인데 제가 하는 진단법을 병인이라고 이름 붙여 설명한다는 게 좀 이상하게 느껴질 수도 있습니다. 모든 의사들이 병의 원인을 해결하지 않고 다른 것을 치료하는 것도 아니기 때문입니다.

병인을 설명하기에 앞서 우선 한의학과 서양의학의 진단과 치료가 어떻게 다른지에 대해 말씀을 드려야 할 것 같습니다. 동서양의 진단에서 가장 크게 다른 것은 변병辨病과 변증辨證입니다. 서양의학은 변병에 가깝고, 한의학은 변증에 가깝습니다.

변병이란 병명이 중요한 것입니다. 변병을 잘 파악하기 위해서는 혈액검사, 소변검사, 초음파, 엑스레이, MRI 등의 진단기기를 통해 객관적이고 표준화된 뚜렷한 병명이 나와야 합니다. 그래야만 거기에 맞는 처방과 치료가 가능합니다. 병명이 나오지 않으면 정확한 처방이 불가능합니다.

변증이란 그 사람이 가지고 있는 증상이 중요한 것입니다. 여기서 '증證'이라는 말이 참 중요한데 이것은 그 사람이 가지고 있고 겉으로 표현되는 증상症狀들 외에 체질적인 특성, 습관과 환경, 직장, 가족관계, 성격 등등 개인이 가지고 있는 특별한 상황들 모두를 포함한 개념입니다. 변증에서는 병명이 그렇게 중요하지 않습니다. 병명이 뚜렷하게 나오지 않아도 그 환자의 특성에 맞는 맞춤식 진료를 할 수 있습니다. 현재의 한의학으로 과거에 없던 질환들을 치료할 수 있는 이유가 여기에 있습니다. 일본의 임상서적에서 한약으로 방사능에 오염된 환자를 치료한 사례도 있는 것을 보면 그것을 알 수 있습니다.

한 가지 사례를 들어보겠습니다. 50대 남성이 소화불량으로 오랫동안 고생을 했습니다. 뭘 먹어도 소화가 안 되고 조금만 과식하면 배가 아프거나 설사하거나 토하기를 반복했습니다. 병원에서 검사를 해보니 장에 가스가 차고 소화액 분비가 잘 안 된다는 것이었습니다. 만성 소화불량 진단이 나와서 약을 처방받아 복용했습니다. 그런데 약을 먹으면 증상이 좋아졌다가 시간이 지나면 재발하니 걱정이 돼서 한의원에 왔습니다.

한방에서는 소화불량의 원인을 보는 방법이 다릅니다. 장에 가스가 차고 소화액 분비가 원활하지 않은 것은 소화불량의 원인이라기보다는 더 근본적인 원인에 의해 발생한 결과로 생각하는 식입니다. 그 사람의 현재 증상에 따라 기허, 혈허, 음허, 양허, 노권, 칠정, 담음, 식적 등으로 진단을 하고 그것을 해결하는 식입니다. 이 환자분은 병의 원인을 '담음'으로 진단하고 만성 소화불량을 치료했습니다.

우리가 기운이 없다는 말을 평소에 자주 하는데, 이것을 한의학에서는 '기허'라고 합니다. 기허가 원인이 되어도 소화불량이 올 수 있습니다. 기허는 말 그대로 기운이 없는 것입니다. 기운이 없으면 음식을 소화하고 흡수하는 기능이 급격히 떨어지면서 소화불량이 발생합니다. 흔히 밥 먹을 힘도 없다는 말을 하는데 기허가 바로 그런 것입니다.

기허가 있는 분들은 소화제를 아무리 오래 먹어도 위장 기능이 좋아지지 않습니다. 일시적으로 속이 편해질 수는 있어도 잘 낫지 않습니다. 이런 경우는 기운을 끌어 올려주고 기운을 도와주어야 좋아집니다. 똑같은 소화불량 진단이 나왔더라도 그 원인에 따라 어떤 경우는 담음을 다스려야 좋아지고, 또 어떤 경우는 기허를 다스려야 좋아지는 것입니다. 이게 바로 한방과 양방의 차이입니다.

몇 년 전 TV 의학정보 프로그램에서 녹화를 했는데 그날 주제가 당뇨였습니다. 양의들은 당뇨를 진단하기 위해서 당화혈색소 검사를 한다거나 당뇨의 각종 유형에 따른 치료법의 차이 등에 대해 설명을 했고, 한의인 저는 당뇨가 발생하기 쉬운 개인의 생활 습관과 환경 또는 체질 개선 등에 대해 설명했습니다. 그 방송에 몇 분의 경험자가 출연해서 자신이 당뇨를 극복한 사례를 말했는데 꾸준한 운동과 음식 조절, 그리고 발효음식을 몇 달간 꾸준히 섭취했더니 치솟았던 당 수치가 떨어지고 현재는 양약을 먹지 않아도 당 조절이 잘되고 있다고 이야기했습니다.

그 환자분은 식적과 칠정의 병인을 가지고 있었는데, 꾸준한 운동과 발효음식을 포함한 철저한 식단 관리를 통해 병인이 해결되면서 당 수치가 내려간 것으로 보였습니다. 그 방법이 모든 당뇨 환자에게 도움이 될 수는 없겠지만 당뇨가 발생하게 된 원인인 그 환자의 병인을 해결하는 데 도움이 됐던 것으로 보여 좋은 사례라고 생각했는데, 그 자리에서 양의사 한 분이 그럼에도 불구하고 당뇨약을 꾸준히 복용해야 한다고 주장하자 그분이 당황하신 듯했습니다. 생활 습관과 환경을 개선함으로써 스스로 자연 치유력을 높여 이제는 외부로부터의 인슐린 도움 없이도 혈당이 스스로 잘 조절되는 사람에게 그럼에도 불구하고 당뇨약을 계속 복용하라고 하니 황당했으리라 생각됩니다.

변병과 변증은 상황에 따라 더 잘 활용될 수 있는 부분이 있기 때문에 무엇이 더욱 좋다고 말하기는 힘든 부분이 있습니다. 하지만 이것이 동서양의 진단과 치료의 차이점인 것입니다.

정리하자면 양방의 변병은 병명이 같으면 어떤 사람이든지 치료법이 동일합니다. 한방에서 다른 증으로 보고 치료를 달리한 사람들이라도 양방에서 같은 병명으로 나온다면 치료약은 동일한 것입니다. 한방의 변증은 증이 같으면 어떤 사람이든지 치료법이 동일합니다. 양방에서 다른 병명으로 치료를 달리한 사람이라도 같은 증으로 진단이 된다면 치료약은 동일합니다.

다시 처음으로 돌아가, 한의학 진단에 있어서 병인은 병의 원인인데 그러면 병의 원인을 무엇으로 보는 걸까요? 병인은 그 사람이 가지고 있는 잘못된 습관이나 환경에서 시작됩니다. 병인은 그 사람의 특정한 습관과 환경을 관찰하고 거기에서 나오는 특정한 증상들을 파악해서 진단과 치료를 하는 것입니다.

병인은 습관과 환경에서 비롯된 그 사람의 증을 중심으로 진단을 하는 변증이기 때문에 병명을 중심으로 치료하는 변병의 양방의학과 확연히 구분됩니다. 그리고 병인은 질병의 근본적인 원인을 사람이 타고날 때부터 가지고 있는 특정한 체질로 보는 체질의학과도 명확하게 구분이 됩니다. 병인에서는 특정한 체질보다 그 사람이 가지고 있는 습관과 환경이 질병에 더 크게 영향을 미친다고 보기 때문입니다. 또한 음양오행의 원리에 따른 오장육부의 변화를 보고 진단하는 한의학의 장부변증과도 구분이 됩니다.

한의원에 갔을 때 원장님이 간이 허하다, 간에 열이 많다고 말씀하시면 그분은 장부변증으로 진료하시는 분입니다. 그리고 소음인이다, 소양인이다, 혹은 금 체질이다, 목 체질이다, 이런 이야기를 들었다면 체질의학을 하시는 원장님에게 진료를 받으신 것입니다. 또 노권이다, 칠정이다, 담음이다, 방로다, 식적이다 등의 이야기를 들었다면 저와 같이 병인으로 진료하는 한의사를 만났다고 생각하시면 됩니다. 그런데 신기한 것은 한의학의 진단 방식이 이렇게 다양하지만 한의학의 모든 진단 방식이 사람의 증을 중심으로 하기 때문에 무엇으로 치료해도 효과를 볼 수 있다는 것입니다. 가는 길은 달라도 결국 정상에서 함께 만나는 것입니다.

제 개인적인 생각으로 볼 때 한의학의 다양한 진단 방식 중에서 굳이 차이가 있다면 정상으로 조금 쉽게 빨리 올라가는 길이 '병인'입니다. 사람들 간의 관계가 더욱 복잡해지고, 환경도 점점 나빠지고, 음식도 넘쳐나고 일도 넘쳐나는 현대사회일수록 습관과 환경에서 비롯된 병인의 중요성이 점점 더 커지고 있습니다. 습관병, 환경병에 대한 관심이 커져 우리나라뿐 아니라 중국, 일본, 유럽, 미국 등 전 세계에서 많은 연구와 논문들이 급증하는 것을 보면 더 잘 알 수 있습니다.

병인을 알면 질병을 예방할 수 있습니다. 병인을 알면 건강하게 오래오래 살 수 있습니다. 병인을 알면 질병을 잘 치료할 수 있습니다. 병인 치료는 한의학이 인류에게 주신 가장 큰 선물입니다.

건강과 병인

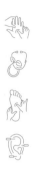

건강이란 무엇일까요? 국제보건기구헌장에서는 '건강이란 질병이 없거나 허약하지 않은 것만 말하는 것이 아니라 신체적, 정신적, 사회적으로 완전히 안녕한 상태에 놓여 있는 것'이라고 정의합니다. 몇 번을 읽어보아도 맞는 말입니다. 단순히 육체뿐 아니라 정신적으로도 충실한 상태이면서 사람과의 관계에서 벌어지는 사회적 환경에서도 안녕을 유지하는 것이 진정 건강한 상태입니다.

　그럼 한의학에서는 건강을 어떻게 정의할까요? 한의학에서는 건강을 '사람과 외부 환경 간의 상호관계가 원활하고 몸 안의 음양 조화가 이루어진 동태動態 평형상태'라고 설명합니다. 국제보건기구나 한의학이나 건강에 대한 정의는 비슷한 면이 많습니다. 특히 건강을 개인의 문제뿐만 아니라 사람 사이의 관계, 외부 환경과의 관계와도 밀접하게 관련되어 있다고 생각하는 것이 인상적입니다.

사람은 함께 모여 관계를 맺어가면서 살고 외부 환경과도 밀접하게 연관이 되어 있기 때문에 이런 부분들이 원활하고 쾌적해야만 건강을 유지할 수 있고 질병을 예방할 수 있다는 개념은 같습니다. 그리고 이러한 평형상태가 파괴되어 질병이나 병증을 일으키는 원인과 조건을 병인이라고 합니다.

현대 서양의학에서도 병인을 이화요소理化要素, 생물요소, 사회요소로 구분하는데 최근에는 사회요소와 만성 질환과의 관련성이 높아져 심신질병, 생활 습관병 등 새로운 질병 개념이 대두되고 있으며 건강을 저해하는 행위와 생활방식이 중요한 사망 원인으로 부각되고 있습니다. 그만큼 질병을 초래하는 원인이 생활 습관과 환경에서 비롯되는 경우가 많아지고 있다는 뜻입니다.

한의학에서 설명하는 병인은 병인변증을 통해서 진단하는데, 이때 병인 때문에 만들어진 증상과 병인이 만들어진 원인인 생활 습관과 환경이 참고가 됩니다. 즉, 많은 질병들이 개인의 생활 습관과 환경으로 인해 만들어지고, 그 빈도는 현대사회가 될수록 점점 더 높아진다는 것입니다. 그래서 저는 '병인'이야말로 시대의 흐름에 맞는 이론이며, 시대가 요구하는 진단법이며, 시대가 요구하는 치료법이라고 말씀드리는 것입니다.

출산하고 보름쯤 지난 산모가 내원해서 몸이 점점 더 붓고, 관절 마디마디 안 아픈 곳이 없고 기운은 하나도 없다고 말씀하셨습니다. 여러 가지 약도 먹어보고 민간요법도 해보았지만 별다른 효과가 없었다고 합니다. 흔히 알고 있는 산후에 좋다는 약들을 먹었는데 왜 증상이 좋아지지 않았을까요? 그것은 산후에 몸이 부은 원인이 제대로 파악되지 않았기 때문입니다.

아이를 낳으면 기본적으로 피가 부족해지는 혈허血虛 증상이 생깁니다. 혈이 부족해지는 것입니다. 여기서 혈血은 피를 포함한 호르몬, 진액 등등 몸에서 필요한 모든 영양물질을 말합니다. 혈이 부족하면 몸이 잘 붓습니다. 대부분의 산모들은 보혈을 해주면 자연히 부기가 빠지면서 몸이 정상으로 돌아옵니다. 출산 후에 미역국을 먹는 이유도 바로 미역이 보혈 작용을 하기 때문입니다. 그런데 이분은 아무리 보혈을 해도 증상이 개선되지 않았습니다. 왜 그랬을까요?

이분에게는 '노권'이라는 병인이 하나 더 있었습니다. 이것 때문에 혈이 부족한 증상이 더 심해진 것이고 시간이 갈수록 더 심해진 것입니다. 노권은 기운이 없는 것입니다. 체력에 비해 너무 많은 기운을 쓰면 발생합니다. 이분은 출산 후 얼마 안 돼 아이가 많이 아픈 바람에 몸조리에 전념하기보다는 아이를 안고 병원에 왔다 갔다 하느라 기운이 빠졌고, 그 후부터 식은땀도 많이 났다고 합니다. 출산하고 피가 부족한 상태에서 갑자기 일이 많아지니 기운이 빠지면서 노권이 온 것입니다. 노권을 다스리고 충분한 보혈을 해주자 부종은 점점 사라지고 극심했던 관절통도 치료가 됐습니다. 이렇게 질병의 원인과 치료에 병인은 아주 중요하게 작용을 합니다. 건강과 병인은 둘로 나누어 생각할 수가 없습니다.

음식남녀

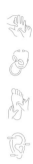

1994년에 개봉한 이안 감독의 영화 〈음식남녀〉는 음식을 매개로 한 가족 영화입니다. 제가 영화 이야기를 하려고 〈음식남녀〉를 말씀드리는 것은 아닙니다. '음식남녀飮食男女'는 한의학 진단에 있어 매우 중요한 단서입니다. 여기에 건강과 질병의 함수가 숨어 있는데 《동의보감》에서도 '음식남녀'의 중요성을 강조하고 있습니다.

사람이 생존하는 데 필요한 3대 요소인 '의식주' 중에 가장 중요한 것이 무엇일까요? 추운 겨울에 집이 없다면 밖에서 얼어 죽는 일이 발생할 수 있을 것이고, 옷이 없다면 건강 유지는 물론 품위 있는 생활이 불가능할 것입니다. 그런데 건강 차원에서 볼 때에는 음식이 가장 중요합니다. 옷과 집은 부족한 대로 어찌 해볼 도리가 있지만 음식은 먹지 않거나 잘못 먹으면 건강과 질병에 직접적으로 영향을 미치기 때문입니다. 먹는 문제, 즉 '음식'만 잘 해결된다면 건강을 유지하고 질병을 예방하는 데 큰 도움을 받을 수 있습니다.

또 하나 중요한 것이 '남녀'입니다. 남녀 간에 만남이 이루지지 않는다면 인류의 존재 자체가 불가능하기에 일단 중요합니다. 남녀 사이에 벌어지는 여러 가지 일 때문에 질병이 발생하기도 하는데 이것을 잘 관리하면 건강을 유지할 수 있습니다. '남녀'라는 것은 성생활과 임신과 출산, 사람과의 원활한 정신적 관계를 모두 포함하는 개념입니다. 그렇기 때문에 한의학에서는 진단 시 '음식남녀'가 매우 중요한 기준이 됩니다.

진단 시 가장 중요한 것은 어떤 환경에서 인체에 그 질병이 발생했는가 하는 것입니다. 그것을 알아야 보다 근본적인 치료를 할 수 있기 때문입니다. 열차가 부산행인지 광주행인지를 알아야 그다음 무엇을 탈지 결정할 수 있는 것입니다. 무엇을 타더라도 방향이 틀리면 결국 가고자 하는 곳으로 가기는 어려울 것입니다.

누군가 병이 들었다면 그것이 어떤 병이든 1차적인 원인은 음허 아니면 양허입니다. 이 진단이 잘못되면 세부적으로 아무리 치료를 잘해도 병은 낫지 않습니다. 부산행 열차를 타고 광주를 가려는 것과 같은 이치입니다.

한의학이 음양이론을 바탕으로 만들어진 것은 모두 알고 계시지요? 음과 양이 서로 균형을 맞추고 있어야 우리 몸의 모든 기능들이 잘 유지되고 건강하게 생활할 수 있습니다.

태극기의 태극 문양을 보면 불기운인 붉은색은 위에서, 물기운인 파란색은 아래에서 서로가 굽이치면서 붙어 있습니다. 이것이 바로 음양의 조화입니다. 이 음양의 조화가 깨지면 질병이 발생하는데 여기서 양의 기운이 약해지는 것을 '양허'라 하고, 음의 기운이 약해지는 것을 '음허'라고 합니다. 정상적인 상태에서는 음양이 서로 균형을 잘 유지하고 있는데 음허하거나 양허해서 한쪽으로 치우치면 그 후부터 점점 균형을 잃어서 질병으로 발전합니다. 그래서 질병을 치료하려면 그 질병의 본 뿌리인 음양을 잘 구분해야 합니다. 요즘 사망 요인 1위로 급상승 중인 암부터 감기 같은 가벼운 질환까지 처음 시작은 모두 음양의 부조화에서 시작되는 것이므로 음양의 구분은 진단과 치료에서 매우 중요하다고 할 수 있습니다.

그러면 어떤 이유로 음허나 양허가 될까 궁금해집니다. 그 원인이 바로 '음식남녀'입니다. 그 사람의 음식남녀를 관찰하면 음허와 양허, 즉 질병의 근본적인 원인을 알 수 있습니다. 그리고 음식남녀의 원리를 잘 안다면 질병을 예방하고 건강을 유지할 수 있습니다. 우리가 평소에 양기가 허하다, 피가 부족하다, 이런 말을 자주 합니다. 양허한 것은 음식과 관계가 깊고, 음허한 것은 남녀와 관계가 깊습니다.

여성이 임신과 출산을 하면 남녀와 관련된 것이니 혈이 부족하고 음허하게 됩니다. 혈이 부족한 것은 음양 중에서 음에 속하므로 음허라고 합니다. 남성이 정력을 지나치게 많이 소모하면 이것도 남녀와 관련된 것이니 당연히 음허가 됩니다. 사람들의 관계에서 정신적인 스트레스에 시달린다면 거기에서도 음허가 발생하게 됩니다.

일하느라 음식을 제때 먹지 못하고 식사하는 시간이 불규칙하다 보면 기운이 빠지고 쉽게 지치게 됩니다. 이것은 음식과 관련된 것이니 양허가 됩니다. 음식을 급하게 많이 먹는 습관이 있다면 양기가 상하게 되고 위장에 많은 부담을 주기 때문에 기운이 빠지고 몸이 무거워집니다.

우리가 음식남녀를 어떻게 조절하고 균형 있게 관리하는가에 따라서 건강과 질병이 결정됩니다. 음식남녀에서 비롯된 음허와 양허, 여기에서 병인 이론이 만들어집니다. 음식남녀를 잘 이해하면 음허와 양허를 이해할 수 있고 이것을 잘 이해하면 병인을 잘 알 수 있습니다.

열이 많은 사람과 냉한 사람

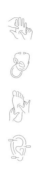

감기가 낫지 않고 점점 심해지다가 춥고 오한이 들어서 이빨이 부딪치도록 덜덜 떠는 지경인데 감기약을 먹으면 식은땀만 줄줄 나고 추운 증상은 더 심하고 보일러에, 전기장판에 두꺼운 이불을 뒤집어써도 추위가 가시지 않는 분이 있었습니다. 이것만 보면 완전 몸이 냉한 상태라고 생각할 수 있을 것입니다. 보통의 경우 추위를 타면 몸이 냉하기 때문에 갈증은 없고 따뜻한 물만 조금 마실 뿐 찬물이나 찬 음식은 전혀 입에 대지 않습니다. 그런데 이분은 추위를 많이 타는데도 오히려 갈증이 심해서 찬물을 벌컥벌컥 들이켰습니다.

몸의 열이 너무 심하면 겉으로는 오히려 추운 증상이 나올 수 있는데 이것을 한의학에서는 '열궐熱厥'이라고 합니다. 겉으로는 한증이지만 실제로는 심한 열증을 가지고 있는 것입니다. 그러면 현재 자기가 열이 많은지 냉한지 무엇으로 알 수 있을까요? 위에서 설명한 내용을 참고하면 단순히 추위를 많이 타거나 더위를 탄다고 해서 냉하다, 열이 많다고 말할 수 없다는 것을 이미 아셨을 것입니다.

열이 많거나 냉한 것의 구분은 갈증과 소변의 색, 이렇게 두 가지로 확인이 가능합니다. '열증'은 갈증이 있으면서 소변 색이 진하고, '한증'은 갈증이 없고 소변 색이 맑습니다. 위에서 설명한 환자의 경우 겉으로 볼 때에는 추위를 많이 타서 한증같이 보였지만 갈증과 소변 색을 확인한 후 열증으로 진단하고 몸 안의 열을 풀어주는 차가운 성질의 약재로 치료를 한 결과 모든 증상이 사라졌습니다. 추워서 벌벌 떠는 분에게 차가운 성질의 약을 쓰는 것은 우리 몸의 한열관계를 이해하지 못한다면 쉽게 할 수 없는 것입니다. 그런데 열증과 한증은 언제나 일정하게 단한 가지로 나타나는 것이 아닙니다. 그 사람의 환경과 습관에 따라 때때로 열증으로 나타나기도 하고 한증으로 나타나기도 합니다.

겉으로 보이는 증상만 가지고는 그 사람이 열증인지 한증인지 쉽게 구분하기가 어려우므로 갈증과 소변 상태, 이렇게 두 가지 증상을 반드시 확인한 후 진맥을 하는 등의 추가적인 진단을 통해 병을 확인하고 그에 맞게 치료해야 합니다. 그 사람의 환경과 습관에 의해서 증상들이 만들어지고 변화하는데 이것을 가장 잘 치료할 수 있는 것이 바로 병인변증입니다.

병인이 병의 원인이라는 것은 이미 말씀을 드렸습니다. 병인변증은 병의 원인이 그 사람의 생활 습관과 환경에서 비롯됐다고 보고 진단하는 것입니다.

현재 내가 어떤 병 또는 증상을 앓고 있는데 내 몸이 열성인지 한성인지를 명확히 안다면 그에 맞는 음식과 약을 선택하기가 수월할 것입니다. 열성이라면 열을 풀어주는 시원한 성질의 음식과 약을 쓸 것이며, 한성이라면 추위를 풀어주는 따뜻한 성질의 음식과 약이 필요할 것입니다. 여러 가지 복잡한 증상들이 있더라도 갈증과 소변 상태만 확인하면 현재 자신의 상태를 쉽게 이해할 수 있는 것입니다. 오늘 유난히 갈증이 심하고 낮에 화장실을 갔는데 소변 색이 평소와 다르게 진하고 노랗게 나왔을 때 '점심때에는 따뜻한 성질의 부추전 말고 시원한 성질의 오이냉채를 먹어야지' 하고 생각하셨다면 이미 다 이해하신 겁니다.

내가 피곤한 이유

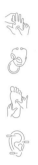

지금 내 몸이 많이 피곤하다면 왜 그럴까요? 태음인이기 때문에? 소음인이기 때문에? 체질 때문에 피곤하다? 그건 말이 좀 안 되는 것 같습니다. 소음인이 피곤하면 소화가 안 되고 불면증이 오고 손발이 차고 어떻고 등등으로 말하는 건 괜찮겠지만 내가 지금 피곤한 이유가 소음인이기 때문이다, 이건 아니라는 것입니다. 소음인이라고 해서 모두가 피곤한 건 아니기 때문입니다.

내가 피곤한 이유가 어제 일을 많이 해서 그렇다, 음식을 너무 많이 먹어서 하루 종일 더부룩하더니 그렇다, 어떤 일 때문에 스트레스를 많이 받고 정신적으로 시달렸더니 그렇다, 성생활을 자주 했더니 그렇다 등등으로 이야기하면 쉽게 수긍이 갑니다. 물론 일을 많이 해도 피곤하지 않은 사람이 있습니다. 성생활을 자주 해도 피곤하지 않은 사람은 많을 것입니다. 하지만 어떤 특정한 조건이 있었고 그 이유로 피곤하다면 그 사람이 피곤한 이유는 앞서 말한 그 조건 때문입니다.

그 조건을 명확히 알고 해결해준다면 피곤한 상태에서 벗어날 수 있을 것입니다. 그 조건을 해결해주었는데도 피곤한 상태에서 벗어나지 못한다면 피곤한 이유는 다른 곳에 있으므로 다시 자세히 살펴보아야 합니다. 조건을 해결하는 방법은 우선적으로 그런 습관과 환경에서 빨리 벗어나는 것입니다. 그 환경에서 벗어나기 어려운 상황이라면 그런 조건 속에서도 문제가 발생할 수 없도록 자신의 몸 상태를 만들어주어야 합니다.

일을 많이 해서 피곤한 것이 맞는지 알려면 일을 줄여보면 됩니다. 일을 줄이니 피곤이 풀리고 몸이 좋아졌다면 일을 많이 한 것이 피곤한 증상의 원인이 맞는 것입니다. 그런데 일을 줄여도 피곤이 사라지지 않으면 어떨까요? 그러면 피곤한 이유는 다른 곳에 있는 것입니다. 그 사람이 일을 많이 하는 것과 피곤한 증상은 상관관계가 적은 것입니다.

일을 줄이니 피곤한 증상이 사라져서 그동안 피곤했던 이유가 일을 많이 해서라는 사실을 알았는데 현재 일을 줄이기 어려운 환경이라면 어떨까요? 그럴 때에는 바로 음식과 약, 생활 습관 관리 등이 필요합니다. 인삼이나 황기 같은 한약재는 이런 증상을 치료하는 데 아주 효과적입니다. 인삼차를 마시거나 황기를 꿀과 함께 버무려 살짝 볶아서 만든 황기밀구차 같은 것이 효과가 좋습니다.

일을 줄이기 힘들다면 밥 먹는 시간이라도 반드시 지켜야 합니다. 식사만 규칙적으로 잘해도 과로에서 오는 만성 피로를 상당량 줄일 수 있습니다. 내 몸이 피로한 이유는 내 몸에 피로 물질이 쌓여서가 아닙니다. 내 몸을 피로하게 만드는 원인과 조건이 반드시 있는 것입니다. 그 중 하나가 체력에 비해서 일을 많이 하는 것이고, 그것이 확실한지는 일을 줄여보면 알 수 있는 것입니다.

한약을 먹으면 간이 힘들까?

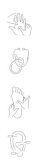

한약은 자연의학이고 생약이기 때문에 무조건 안전할까요? 비교적 안전하다고 할 수 있지만 절대로, 무조건 안전하지는 않습니다. 한약이 부작용 없이 안전한 것이라면 굳이 한의사들이 한약 처방을 할 이유가 없겠지요. 한약을 병인과 증상 또는 체질에 맞지 않게 처방하면 여지없이 문제가 발생합니다. 우리가 흔히 알고 있는 사물탕과 같은 간단한 처방이라도 그것을 복용해야 할 조건이 아니라면 설사를 하거나 토하는 등의 부작용이 즉각 나타납니다. '한약을 먹으면 간이 나빠질까?'라는 질문에 대한 대답도 그와 같습니다.

한약을 체질과 증상에 맞춰서 복용한다면 평생을 먹어도 아무 문제가 없습니다. 하지만 잘못된 처방이라면 하루를 먹어도 우리 몸 전체에 문제가 발생합니다.

한 가지 예를 들어보겠습니다. 열이 많이 나서 해열제를 먹었는데도 열이 떨어지지 않는 환자가 있었습니다. 평소에는 해열제를 먹으면 식은땀이 나면서 열이 가라앉았는데 이번에는 그런 패턴에 따르지 않고 시간이 지나면 다시 열이 올랐습니다. 이 경우 몸 어딘가에 염증이 있다고 의심할 수 있는데 정밀검사를 해도 특별히 염증 반응이 나오는 곳은 없었습니다.

이분이 해열제를 오래 먹다 보니 땀을 많이 흘렸고, 그러다 보니 기운도 없고 몸이 축 늘어져서 한약을 먹어보기로 했습니다. 열이 많은 경우 차가운 성질의 한약재로 몸속의 열을 풀어주어 대변을 통해서 열이 빠져나가게 하는 치료를 합니다. 하지만 열병 환자라도 오랫동안 땀을 흘려서 기운이 없다면 오히려 기운을 끌어 올려주는 한약을 처방해야 합니다. 그런데 그 환자의 앞뒤 상황을 고려하지 않고 무조건 열을 내리는 찬 성질의 한약을 처방한다면 어땠을까요? 아마도 기운은 더 빠지고 몸 상태는 더욱 나빠졌을 것입니다. 결국 자신의 체질이나 증상에 맞지 않는 한약을 복용하면 반드시 부작용이 발생하고, 간이고 신장이고 그 어떤 장기라도 나빠질 개연성은 충분하다는 것입니다.

참 이상한 것은 양약을 먹다가 뭔가 잘못되면 그 처방이 잘못됐다고 이야기하지 양약 자체에 문제가 있다고 말하지는 않습니다. 그런데 한약을 복용했는데 안 좋은 반응이 나오면 그 한약 처방에 문제가 있을 거라는 생각을 하지 않고 한약 자체에 문제가 있다고 말하는 경우가 많습니다. 《동의보감》을 보면 '평생을 먹어도 부족하다'라는 표현이 있을 만큼 한약은 제대로 처방하면 평생을 먹어도 안전합니다. 그래서 한약을 복용하고자 할 때에는 반드시 전문 한의사에게 가서 처방을 받는 것이 가장 중요합니다.

또 한 가지, 한약 속에는 중금속이 있어서 몸에 문제가 발생할 수 있다고 말하는 사람들이 있습니다. 그런데 연구에 의하면 한약을 탕제로 달여서 복용하는 경우 한약 한 봉지 속에 들어 있는 중금속 양은 우리가 매일 먹는 밥 한 공기 속의 중금속 양보다 훨씬 더 적다고 합니다. 우리가 안심하고 밥을 먹는 이유는 밥 속의 중금속 양이 평생을 먹어도 우리 몸에 문제가 되지 않을 만큼의 극소량이기 때문입니다. 그런데 탕약은 그보다 훨씬 더 적게 들어 있으므로 실제로 없는 것과 마찬가지이기 때문에 걱정할 필요가 없습니다.

실제로 면역이 약한 어린이들의 성장이나 비만, 성조숙, 비염 등을 치료할 때 한약을 복용하는 기간이 평균 6개월이 넘는데 올바른 진단과 올바른 처방으로 한약을 복용하기 때문에 좋은 효과를 얻을 수가 있는 것입니다. 그러니 너무 걱정하지 말고 한약을 복용하시기 바랍니다.

나는 기허일까, 혈허일까?

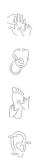

한의원에 가면 기가 허하다, 혈이 부족하다 등의 말을 자주 듣습니다. 우리나라 사람에게는 익숙한 말이지만 구체적으로 그게 어떤 의미인지 명확히 알기는 쉽지 않습니다. 기가 허하다면 무기력하다는 것인지, 혈이 부족하면 혈액이 부족하다는 것인지, 그렇다면 그게 어느 정도나 부족하다는 말인지 생각할수록 복잡해집니다. 혈은 혈액을 포함한 우리 몸의 모든 진액이고, 기는 혈을 재료로 우리 몸이 힘을 쓸 수 있게 하는 에너지입니다. 이것을 좀 더 쉽게 알 수 있도록 돕기 위해서 저는 등잔 불에 비유해 설명을 합니다.

등잔불이 잘 타는 것이 건강을 유지하고 생명현상이 활발하게 일어나는 것이라고 한다면, 등잔불의 심지는 기의 역할을 하고 기름은 혈의 역

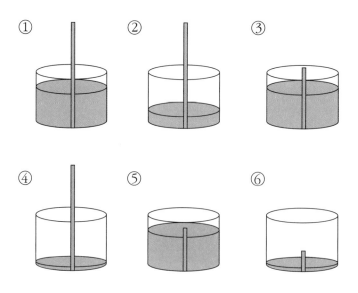

할을 한다고 할 수 있습니다. 심지는 충분히 길어야 불이 잘 타오르면서 강력한 에너지를 만들어낼 수 있으므로 심지가 길면 기가 충실하다고 할 수 있습니다.

등잔불의 기름은 항상 충분한 상태를 유지해야 심지가 꾸준히 제 역할을 하도록 도와줄 수 있습니다. 건강한 생명현상을 꾸준히 유지하려면 기름이 충분해야 하는데 사람으로 볼 때에는 그것이 혈의 역할입니다. 심지와 기름이 조화를 이루고 각자의 역할에 충실해야 등잔불이 활활 잘 타오르듯 기와 혈이 조화를 유지하면서 충분해야 생명현상이 건강하게 오래 유지됩니다.

사람에 따라 혈이 부족하거나 기가 부족하게 태어난 경우도 있고 후천적으로 살아가면서 혈을 더 많이 소모하거나 기를 더 많이 소모하는 경우가 있습니다. 이때 기와 혈의 조화가 깨지면 건강에 문제가 생기고 질병이 발생하기 때문에 그 사람의 기혈 상황에 따라 기혈의 균형을 맞춰주는 것이 매우 중요합니다. 스트레스를 지속적으로 받아서 칠정의 병인이 발생했거나 진액을 많이 소모하여 방로의 병인이 발생하면 혈이 부족한 증상이 발생합니다. 만약 타고나기를 혈이 부족한 사람이라면 그 증상은 더 심해집니다.

　그림 ②를 보면, 그림 ①의 심지와 기름이 충분한 것과 달리 기름의 양이 조금씩 부족해지면서 상대적으로 심지가 길어집니다. 칠정과 방로가 혈을 소모하는 특징이 있어서 상대적으로 혈이 부족해지는 상황이 되는데, 이때는 심지가 길어지는 결과가 되기 때문에 불이 확확 타올라서 이상과열 현상이 일어납니다.

　사람의 경우 열이 오르고 더워지는 증상이 발생합니다. 기름을 보충해주어도 심지가 길어 워낙에 타는 양이 많으므로 잘 채워지지 않습니다. 즉, 입맛은 있어서 밥을 잘 먹는데도 살이 오르지 않고 피곤하고 힘이 듭니다. 이것이 좀 더 심해지면 기름은 더 말라서 그림 ④의 상태가 되는데, 이것은 혈허한 상태가 좀 더 심하게 진행된 음허라고 합니다. 음허가 되면 불이 타오르는 기세가 더욱 심해지면서 몸에서 열이 나는 증상이 심해지고 더위를 많이 타는데 특히 야간에 열이 더 많이 납니다. 또 몸은 더 마르고 피곤해집니다.

체력에 비해 일을 많이 해서 노권의 병인이 발생했거나 음식을 너무 많이 먹어서 비장 기능이 상하면 기가 허한 증상이 심해집니다. 만약 타고나기를 기가 부족한 사람이라면 그 증상은 더 심해집니다.

그림 ③을 보면 그림 ①과 달리 심지의 길이가 조금씩 짧아지면서 상대적으로 기름의 양이 많아 보입니다. 노권과 식적은 기를 소모하는 특징이 있어서 상대적으로 기가 부족해지는 결과가 되는데, 이때는 상대적으로 기름이 많아지는 상황이 돼서 불이 잘 타오르지 않습니다. 심지가 짧아지기 때문에 기름 소모량도 그다지 많지 않습니다. 기운이 없으면 에너지 소모량이 줄어드는 것과 마찬가지인데, 그렇게 되면 신진대사에 문제가 발생하고 몸 안의 노폐물 적체도 심해지면서 담음의 병인이 추가로 발생하기도 합니다. 이 경우 기름을 부어주면 심지는 더 짧아지는 결과가 되기 때문에 본능적으로 입맛이 사라지고 음식을 잘 먹지 못합니다. 이것이 좀 더 심해지면 심지는 더욱 짧아져서 그림 ⑤와 같이 꺼질듯 말듯 한 상태가 되는데, 그때는 열이 거의 없으므로 손발이 차갑고 몸이 냉하면서 면역 기능이 급속히 떨어지고 각종 질병이 쉽게 발생합니다. 이것을 기허가 더 심해진 양허라고 합니다.

그림 ⑥과 같이 기름이 부족하고 심지도 짧은 것은 기와 혈이 모두 부족한 것입니다. 더 심해지면 음양이 모두 허해지는 매우 위급한 상황이 되기 때문에 진맥을 통해 이런 상태가 확인된다면 최대한 빠른 시간 내에 치료를 해야 합니다. 혈허나 음허의 경우 워낙에 혈을 소모하는 양이 많다 보니 보혈 또는 보음을 꾸준히 해주어도 마치 밑 빠진 항아리에 물을 붓는 것과 같기 때문에 이것을 해결하려면 꾸준한 노력과 시간이 필요합니다. 특히 어린이들의 성장 부진과 시력 저하, 비염이나 성인들의 각종 질환 원인이 혈허, 음허라면 그 특성상 1년 이상의 꾸준한 치료가 반드시 필요합니다.

기허와 양허도 마찬가지입니다 기운이 없으면 면역이 떨어지고 정상적인 신진대사에 문제가 발생하기 때문에 어린이는 성장 발육에 심각한 문제가 발생하고, 성인은 면역 저하로 인해 각종 질병에 시달리게 됩니다. 기운이 좋아져서 에너지를 만들어내는 심지의 역할을 제대로 수행할 수 있을 때까지 충분한 기간 동안 치료를 반드시 받아야 합니다. 《동의보감》에서도 기운을 도와주는 약은 평생을 먹어도 부족하다고 표현할 정도로 기허증과 그것이 악화돼서 발생하는 양허증은 충분한 기간을 가지고 반드시 해결을 해야 합니다.

기허증을 혈허증으로 잘못 알고 약을 쓰거나 혈허증을 기허증으로 잘못 알고 약을 쓰면 어떻게 될까요? 심지가 길고 기름이 적은 혈허 또는 음허증인 경우에는 기름을 부어주는 의미의 보혈, 보음 하는 약을 처방해야 합니다. 그런데 보기, 보양시키는 약을 처방하면 어떤 결과가 나올까요? 그때는 이미 긴 심지를 더 길게 올려주는 결과가 되기 때문에 열이 더 격렬하게 오를 것이고 혈허, 음허증은 더 심해집니다.

반대로 기름이 상대적으로 많고 심지가 짧은 기허, 양허인 경우에는 심지를 올려주는 의미의 보기, 보양 하는 약을 처방해야 합니다. 그런데 반대로 보혈, 보음 하는 약을 처방하면 어떻게 될까요? 그때는 기름이 이미 많은 사람에게 기름을 더 부어주어서 심지가 더 짧아지는 결과가 될 것이고 기허, 양허증은 더 심해집니다.

기운을 도와주는 대표적인 처방약이 인삼, 홍삼, 황기 등입니다. 보혈, 보음 해주는 데 대표적인 처방약이 산수유, 당귀, 구기자 등입니다. 앞에서 설명했듯이 혈허, 음허인 사람이 면역에 좋다며 인삼, 홍삼을 먹으면 안 되고 기허, 양허인 사람이 양기에 좋다며 산수유를 먹어서도 안 되는 것입니다. 그런데 이런 사실을 모르고 몸에 좋다고 하면 아무거나 다 먹는 사람들이 많습니다. 이상한 것은 자기 몸 상태와 전혀 다른 약재를 먹었는데도 건강에 큰 문제가 발생하지 않는 경우가 많다는 것입니다. 왜 그럴까요? 그 이유는 다음의 그림을 보시면 이해가 될 것입니다.

음허인 그림 ④와 또 다른 음허인 그림 ⑦을 비교해보면 어떤 차이를 알 수 있나요? 그림 ⑦은 그림 ④에 비해서 심지가 조금 더 짧습니다. 이것은 정상 상태인 그림 ①에서 음허로 가는 과정에서 기름이 많이 빠져나갔는데 그와 함께 심지도 약간 짧아진 것입니다. 이 경우 상대적으로 음허이긴 하지만 약간의 양허도 있다고 할 수 있습니다. 이때는 음허에

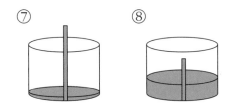

맞지 않는 인삼을 좀 먹었다고 해서 당장에 문제가 되지 않습니다. 하지만 꾸준히 먹는다면 열이 오르거나 어지러움 등의 문제가 생길 수 있으므로 주의해야 해야 합니다.

양허인 그림 ⑤와 또 다른 양허인 그림 ⑧을 비교해보면 그림 ⑧은 그림 ⑤에 비해서 심지가 조금 더 깁니다. 그림 ①에서 양허로 가는 과정에서 심지가 짧아지기는 했는데 그와 함께 기름도 빠져나간 것입니다. 이 경우 상대적으로 양허이긴 하지만 약간의 음허도 있다고 할 수 있습니다. 그런 경우 양허에 맞지 않는 산수유를 좀 먹었다고 당장에 문제가 되지는 않습니다. 하지만 꾸준히 먹으면 속쓰림, 비만 등의 문제가 생길 수 있으므로 주의해야 합니다. 이렇게 우리 몸은 기와 혈이 충실하면서 음과 양이 균형을 유지하고 있어야 건강상태가 지속됩니다.

병인이 있는 경우 이런 균형이 깨지면서 기허, 혈허, 음허, 양허 등의 문제가 발생하고 이것은 곧바로 질병으로 연결되기 때문에 병인이 발생하지 않도록 생활 관리, 습관 관리, 영양 관리, 환경 관리 등을 철저히 하는 것이 중요합니다. 특히 면역력이 극도로 약해진 소모성 질환이나 암환자 같은 경우 음양기혈의 상황에 맞지 않게 치료했을 때 그 피해는 더 심각할 수 있으므로 한약이나 건강식품 등을 복용할 경우 반드시 전문 한의사와 상담하는 것이 좋습니다.

수승화강

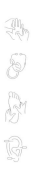

우리 몸이 건강한 생리상태를 유지하려면 '수승화강水升火降'이 되어야 합니다. 수승화강은 차가운 수의 기운이 위로 올라가고 뜨거운 화의 기운이 아래로 내려가야 한다는 것입니다. 원래 자연에서는, 더운 기운은 위로 올라가고 찬 기운은 아래로 내려가는 것이 이치이지만 우리 인체가 건강한 상태를 유지하려면 수승화강이 반드시 이루어져야 합니다.

오장육부로 설명하자면 심장은 위에 있고 신장은 아래에 있습니다. 화를 담고 있는 것이 심장이고 수를 담고 있는 것이 신장입니다. 정상적인 생리상태라면 심장의 더운 기운이 아래로 내려가 신장의 찬 기운을 덥혀주고 신장의 찬 기운은 위로 올라가 심장의 더운 기운을 식혀주어야 합니다. 그러면 원래 더운 성질의 심장은 적절히 식혀지고 찬 성질의 신장은 적절히 덥혀지면서 건강한 상태를 유지할 수 있습니다.

요즘은 난방을 보일러로 해서 방 전체가 따뜻하지만 옛날 구들장에 나무로 난방을 하던 시절에는 윗목과 아랫목의 구분이 확실했습니다. 추운 겨울 아랫목에 발을 대고 윗목에 머리를 위치하고 자면 별 탈 없이 잘 지낼 수 있었습니다. 그 당시 아랫목에 머리를 대고 자는 바보는 없었을 것입니다. 그것이 바로 수승화강을 돕는 건강법이기 때문입니다.

우리 몸은 상초가 시원하고 하초가 따뜻해야 수승화강이 원활하게 이루어지고 건강이 유지됩니다. 요즘 어린이의 비염이나 아토피 증상이 더 많이 발병하는 이유가 바로 보일러와 구들장의 난방 방식 차이 때문이라고도 할 수 있습니다. 옷도 여성의 경우 옛날에는, 치마는 최대한 두껍게 저고리는 얇게 입었는데 그 이유가 하체는 따뜻하게 하고 상체는 시원하게 해서 수승화강을 도와주고자 하는 목적이었습니다. 수승화강이 깨지면 병리적 상태인 '상열하한上熱下寒'이 됩니다. 위로는 열이 끓어오르고 아래는 점점 더 차가워집니다. 상열하한이 되면 인체의 정상적인 순환에 문제가 생기면서 각종 질병이 발생합니다.

그러면 인체에서는 어떨 때 수승화강이 발생할까요? 그것이 바로 병인입니다. 음식을 너무 급하게 많이 먹는 습관으로 발생하는 식적, 과로로 인해 발생하는 노권, 스트레스 과잉으로 발생하는 칠정, 성생활 과다로 발생하는 방로, 몸 안에 노폐물이 쌓여서 만들어지는 담음 등의 병인으로 인해서 수승화강이 막히고 상열하한이 되는 것입니다. 이것을 바로잡기 위해서는 각자 원인이 되는 병인을 해결해야 합니다.

PART 2

병의 원인을 알고
치료법을 찾자

본격적으로 병인 풀어보기

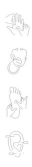

이제부터 병인에 대해 구체적으로 알아보겠습니다. 질병을 치료할 때 가장 중요한 것은 그런 병이 발생한 이유, 즉 그 사람의 평소 나쁜 습관과 환경을 거슬러 올라가 찾아낸 다음 그 습관을 바꾸고 환경을 개선하고 거기에 적합한 치료를 하는 것입니다.

질병의 원인이 되는 병인에는 크게 다섯 가지가 있습니다. 다섯 가지의 병인이 하나 혹은 몇 가지가 합해져서 질병으로 발전합니다. 병인은 잘못된 습관과 환경으로 인해 만들어진 것이므로 이것이 우리 건강을 해치지 않도록 경계해야 합니다. 질병은 갑자기 찾아오는 것 같지만 다섯 가지의 병인이 매일 매순간 우리의 건강을 위협하고 있다는 사실을 알아야 할 것입니다. 다섯 가지의 병인은 다음과 같습니다.

1 노권 체력에 비해서 일을 많이 했을 때 발생

2 식적 음식을 급하게 먹거나 많이 먹었을 때 발생

3 칠정 지속적인 스트레스를 받았을 때 발생

4 방로 나이에 비해서 정력을 많이 소모했을 때 발생

5 담음 몸 안에 노폐물이 정체해서 발생, 위의 네 가지 원인으로 인하여 2차적으로 발생

이러한 병인들은 개인의 나쁜 생활 습관과 환경에 의해 만들어지고, 이렇게 병인이 만들어지면 여러 가지 증상들이 파생되어 나옵니다. 즉, 병인을 유발하는 생활 습관과 환경에 노출되면 병인이 만들어지고 각종 증상들이 나타나며 질병이 발생합니다.

대부분의 환자들은 증상이 나타나거나 질병이 발생한 단계에서 병원을 찾는데 어떤 증상과 질병이라도 병인을 명확히 알면 치료가 쉬워집니다. 같은 증상, 같은 병명이라도 병을 유발한 원인인 병인에 따라 치료가 달라집니다. 이것은 질병의 이름보다는 개인의 특성을 중시하는 한의학 이론의 특징이고, 한의학의 특성인 변증에 의해서 치료하는 '변증시치辨證施治'인 것입니다. 현대의학에서 우울증, 피부 질환, 당뇨, 고혈압 등의 질병과 요즘 급속하게 늘어나고 있는 암 발병의 원인에 대해 생활 습관과 환경에 주목하는 이유도 이 때문입니다.

우울증 환자를 치료하는 경우 서양의학에서는 항우울제 처방이 주가 됩니다. 그 이유는 우울증 자체가 원인이라고 생각하기 때문입니다. 하지만 한의학에서 우울증은 어떤 다른 원인에 의해서 나오는 결과물이라

고 생각하는데 그것이 바로 병인입니다.

같은 우울증이라도 사람의 개인적인 습관과 환경에 따른 병인이 다르므로 처방 또한 다릅니다. 그 사람이 가지고 있는 질병의 병인이 식적이라면 식적을 다스리는 치료와 함께 과식하거나 급하게 먹는 등 식적을 유발할 수 있는 습관을 바로잡으려는 노력을 해야 하고, 방로의 병인이라면 가장 먼저 성생활 횟수부터 줄이려는 노력을 해야 합니다. 현재 내가 어떤 병을 앓고 있든 어떤 약을 먹고 있든 관계없이 그 질병을 유발한 병인을 정확히 알고 그에 맞게 대처한다면 건강을 훨씬 더 빨리 회복할 수 있을 것입니다.

지금부터 어떤 습관으로 인해 병인이 만들어지고, 병인에 따른 특별한 증상에는 어떤 것이 있는지 살펴보겠습니다.

노권
과로에는 장사가 없다

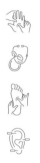

인체는 음식을 통해서 에너지를 보충하고 일을 하면서 에너지를 사용합니다. 자신이 갖고 있는 체력에 비해서 일을 많이 하는 사람들의 경우 섭취한 에너지원이나 자신의 체력적, 정신적 에너지의 한계를 넘어서게 됩니다. 그러다 결국 우리 몸에 저장된 에너지가 고갈되고 이 상태가 지속되면 몸이 약해지고 여기저기에서 이상 증세가 나타납니다.

건강이란 우리 몸이 균형을 잡고 있는 상태를 말합니다. 그중에서도 음양의 균형이 매우 중요합니다. 우리가 태양이 떠 있는 낮에 일을 하거나 공부를 하거나 뭔가에 집중할 때에는 양기가 우위를 차지합니다. 양기가 우위에 있을 때에는 맥박이 빨라지고 혈압과 혈당도 상승합니다. 그럼으로써 산소와 영양소를 우리 몸 곳곳에 효율적으로 보내고 우리 몸이 제 기능을 수행하도록 도와주는 것입니다. 반대로 밤에 달이 뜨고 편안한 상태에서 잠을 잘 때에는 음기가 우위를 차지합니다. 음기가 우위를 차지할 때에는 몸이 이완되며 맥박과 호흡이 느려지고 소화와 흡수가 활발히 진행됩니다.

현대적인 감각으로 볼 때에는 양기를 교감신경, 음기를 부교감신경으로 볼 수도 있습니다. 낮에는 주로 교감신경의 영향을 받으므로 집중해서 일을 할 수 있고, 밤에는 주로 부교감신경의 영향을 받아 휴식과 수면을 취할 수 있습니다.

만약 교감신경이 밤에도 계속 우위를 차지하고 있다면 어떻게 될까요? 우리가 흔히 '과로사'라고 부르는 경우가 바로 교감신경이 지나치게 오랫동안 우위에 머무를 때 나타납니다.

30~40대의 건강한 사람일지라도 연일 밤샘 작업을 하거나 심각한 스트레스가 지속되면 교감신경의 영향으로 혈관이 수축되고 단단해져 뇌졸중이나 심근경색이 올 수 있습니다. 우리가 드라마에서 간혹 목격하는, 50대 중년 남성이 과로와 스트레스, 일시적인 충격으로 '뒷목을 잡고' 쓰러지는 경우도 여기에 해당됩니다. 체력에 비해 일이 많은 것이 오랜 시간 지속되면서 발생하는 과로를 절대로 가볍게 보아서는 안 되는 것입니다.

과로는 우리 몸을 한계 상황으로 내몰아 여러 가지 질병을 만들어내고 최악의 경우 생사의 기로에 서게 합니다. 며칠 동안 밤을 새며 일할수 있다는 것은 분명 건강하다는 증거지만, 그것이 오랫동안 지속된다면 과로하게 되고 노권의 병인이 만들어지며 이것은 결코 우리 몸에 바람직하지 않은 것입니다.

노권을 유발하는 습관들

식사 시간이 불규칙하다

항상 피곤해하고 기운이 없고 살이 찌지 않고 말라서 어릴 때부터 해마다 엄마가 함께 와서 진맥을 보고 보약을 먹던 학생이 있었습니다. 보약을 먹이면 한동안 밥을 좀 먹고 건강하게 잘 지내다가 얼마 지나지 않아 다시 잘 먹지 않고 감기에도 자주 걸렸습니다. 그러던 학생이 군대를 가게 되었습니다. 몇 개월 후 첫 휴가를 나온 그는 놀랍게도 살이 통통하게 찌고 근육도 많이 생겨 있었습니다. 군대에서 주는 밥이 좋아서일까요? 그 놀라운 변화의 핵심은 '제때 먹는 밥'에 있었습니다. 매일 규칙적으로 같은 시간에 일어나고 식사하고 운동을 하니 자연스럽게 살이 찌고 건강해진 것입니다. 식사를 규칙적으로 같은 시간에 하는 것만으로도 건강을 지킬 수 있습니다.

우리 몸이 가장 싫어하는 것이 바로 불규칙한 습관입니다. 그중에서도 식사 시간이 일정하지 않은 것이 가장 큰 피해를 줍니다. 만성 피로나 면역이 떨어지면서 발생하는 비염이나 피부염과 같은 증상을 겪고 있는 환자들이 식사 시간만 규칙적으로 잘 유지해도 기운이 나고 면역이 좋아지는 것은 임상에서 흔히 볼 수 있습니다.

먹는 음식의 양이 일정하지 않다

장수하는 사람들의 식습관을 보면 일정한 식사량을 철칙처럼 지킵니다. 그런데 현대인들은 바쁘게 일하다 보니 식사 시간을 놓치기 일쑤고 매번 식사량이 다른 경우가 많습니다. 또는 아예 식사를 불규칙하게 건너뛰기도 합니다. 이렇듯 불규칙적으로 끼니를 거르거나 폭식하는 습관은 노권의 병인을 발생하게 합니다. 특히 배가 고픈 상태에서 일을 하면 기운은 더 빠지고 나중에는 입맛을 잃고 건강이 더 나빠지는 결과가 올 수 있으므로 주의해야 합니다.

체력에 비해서 일을 무리하게 많이 한다

체력에 비하여 일을 무리하게 많이 하는 것을 무엇으로 판단할 수 있을까요? 내가 하루 종일 일을 하고서 집에 들어와 쉬고 다음 날 아침에 가벼운 몸으로 하루를 시작할 수 있는지를 살펴보면 됩니다. 만약 다음 날 아침에 어제의 피로를 안고 하루를 시작한다면 일단 체력에 비해 일이 많다는 것이고 노권이 발생할 만한 생활 습관이라고 할 수 있습니다.

일이라는 것은 상대적이어서 눈에 보이는 일의 양이 중요한 것이 아니라 자신이 가지고 있는 힘에 비해서 얼마나 많이 했는가가 중요합니다. 기운 센 천하장사가 쌀가마니를 열 개 날랐다면 그것은 일이라기보다는 건강을 위해서 하는 운동 정도가 될 것입니다. 하지만 국민 약골로 불리는 사람이 쌀가마니를 들었다면 두세 개만 날라도 이미 얼굴빛이 노래지고 팔다리가 후들거리면서 건강에 이상 신호가 발생할 수 있습니다.

진료할 때 일이 많은지 물어보면 대부분 그렇게 많지 않다고 답하는데 여기에는 한 가지 함정이 숨어 있습니다. 일이 늘어난 것도 아니고 10년 전이나 지금이나 하는 일이 똑같더라도 나이가 들면서 노화현상으로 체력은 떨어지는데 하는 일이 그대로라면 상대적으로 일이 많아진 것입니다. 노권의 병인이 발생하지 않으려면 체력에 비해서 일을 많이 하는 것을 피해야 하는데 만약 평생 같은 일을 해왔다면 나이에 맞게 점차 줄이는 것이 중요합니다.

일하는 시간이 불규칙하다

사람은 자연의 일부이므로 자연의 법칙에 따라야 건강을 유지할 수 있습니다. 해가 뜨면 양기가 기운을 주관하므로 눈을 뜨고 일어나 활동을 해야 하고, 해가 지고 어두워지면 음기가 주관하므로 눈을 감고 누워서 잠을 자는 것이 자연에 순응하는 것이고 건강을 유지할 수 있는 방법입니다. 규칙적인 생활이 중요하기는 하지만 만약 야간에 일을 하고 낮에 잠을 자는 직업이라면 자연에 순응하지 못하는 생활 습관이 돼서 낮에 잠을 아무리 많이 자도 피로가 풀리지 않고 노권의 병인이 발생할 수 있습니다.

특히 당뇨병이나 고혈압, 갑상선 질환 등을 앓고 있으면서 약을 꾸준히 먹는데도 수치가 잘 잡히지 않는다면 일하는 시간이 자연의 이치에 맞게 규칙적인지 확인해볼 필요가 있습니다. 어쩔 수 없이 밤에 일을 해야 하는 상황이라면 식사 시간을 항상 일정하게 하고 과음, 과식을 피하고 영양 공급을 확실히 하며 휴식 시간은 철저히 지키는 등의 노력을 더 해야 합니다.

일할 때 스트레스를 많이 받는다

직장생활이나 학교생활에서 여러 가지 이유로 스트레스를 많이 받게 되면 그로 인해 기운이 빠지고 면역력이 약해지는 경우가 많습니다. 스트레스를 많이 받는 환경에서 일을 하는 사람들은 노권으로 인한 질병에 걸릴 가능성이 높습니다. 여러 가지 병인 중 스트레스로 발생하는 것은 칠정인데, 실제로 밖에서 일을 하는 중에 스트레스를 받는다면 칠정보다 오히려 노권이 발생할 확률이 높습니다.

잠자는 시간이 불규칙하다

몸에 좋다는 보약을 아무리 먹어도 제시간에 자는 것만큼의 효능은 없습니다. 이유 없이 피곤하고 온몸의 체력과 정신력이 떨어져 있다면 일단 숙면을 취해야 하는 이유가 바로 여기에 있습니다. 생체 리듬이 깨지면 우리 몸의 자율신경계와 면역체계에서 혼란이 일어납니다. 아무리 잠을 많이 자고 규칙적으로 일을 한다고 하더라도 잠자는 시간이 불규칙하다면 노권이 일어날 가능성이 높아집니다.

위의 여섯 가지 습관을 조심한다면 노권이 발생하는 것을 예방할 수 있습니다.

식사 후에 몸이 나른하고 피곤하다

흔히 기운이 없을 때 밥 먹을 힘도 없다고 합니다. 실제로 노권의 병인이 되면 밥 먹을 힘도 없어서 식사 후에는 몸이 더 나른하고 힘들 때가 많습니다. 《동의보감》에 '식후혼곤食後昏困'이라는 말이 있는데 식사 후에 정신이 흐릿하고 몸이 나른하다는 뜻이며, 이것은 노권에서 자주 볼 수 있는 증상입니다.

몸이 항상 피곤하고 나른하다

그날 쌓인 피로는 그날 풀고 다음 날은 다시 피로 제로의 상태에서 시작하는 것이 가장 이상적입니다. 체력에 비해서 일이 많은 상태가 오래 지속되는 경우 피로가 쌓이면서 그날의 피로가 제때 풀리지 못하고 다음 날까지 누적되는 것이 지속되면 노권이 발생합니다. 그러면 아무리 오래 휴식을 취해도 피로가 풀리지 않고 나른한 상태가 지속됩니다.

입맛이 없다

운동을 적당히 하면 잃어버렸던 입맛이 돌아올 수 있지만 지나치게 운동을 오래 해서 노권이 발생하면 기운이 빠지면서 오히려 입맛을 잃습니다. 기운이 빠지면 왜 입맛이 없어질까요? 앞에서 기허과 혈허를 설명하면서 등잔불의 기름과 심지에 비유했던 것 기억하시나요? 기氣는 심지의 역할을 하고, 혈血은 기름의 역할을 한다고 했습니다. 등잔불이 잘 타려면 기름이 풍족하고 심지가 길어야 하는데 만약 기의 역할을 하는 심지가 짧다면 기름을 더 부어주기 힘들기 때문에 당연히 기름을 받아들이는 능력이 약해지고 사람으로 볼 때에는 밥을 잘 먹지 못하는 결과가 되는 것입니다.

평소 팔다리가 무겁고 힘이 없다

걷는 모습만 봐도 노권이 있는지를 바로 알 수 있습니다. 노권의 병인이 있으면 양팔이 축 늘어지고 다리도 힘이 풀려서 잘 넘어지기도 합니다. 아무것도 들고 있지 않은데 팔이 무겁고 축축 늘어진다는 느낌을 받는다면 병인이 노권일 가능성이 높습니다.

오래 서 있거나 걷기가 힘이 든다

기운이 빠지고 노권의 병인이 발생하면 오장육부 기능 중에서 비장 기능이 약해집니다. 비장 기능은 팔다리의 기능을 관장하기 때문에 비장이 약해지면 팔다리가 무겁고 힘이 없어지고 오래 서 있거나 오래 걷기가 힘들어집니다.

일을 하고 나면 몸이 쑤시고 아프다

예전에는 일을 많이 해도 몸이 아프거나 하지 않았는데 요즘 들어 일만 하면 팔다리가 아프고 몸이 힘들다면 노권의 병인이 있다고 볼 수 있습니다. 스트레스만 받으면 몸이 쑤시고 아플 경우 칠정의 병인으로 발생한 것이어서 칠정을 다스리는 치료를 해야 하고, 일을 많이 하고 나서 몸이 아프다면 노권을 다스리는 치료를 해야 합니다. 같은 통증이라도 이렇게 생활 습관과 환경에 따라서 치료법이 다릅니다.

말을 많이 하면 목소리가 작아지고 목이 잠긴다

노권으로 인해서 기운이 약해지면 목소리가 작아집니다. 평소 쩌렁쩌렁하게 울리던 목소리도 과로하거나 기운이 빠져서 노권이 되면 목소리가 작아집니다. 아무리 소리를 크게 내려고 해도 말하는 시간이 길어질수록 자기도 모르게 목소리가 작아집니다. 한의학에는 목소리만 들어도 그 사람의 어디가 병들었는지 안다고 되어 있습니다.

　가령 간장에 병이 들면 목소리가 슬프게 나오고, 폐에 병이 들면 목소리가 기쁘게 나오며, 심장에 병이 들면 목소리가 선명하게 나오고, 비장에 병이 들면 목소리가 느리게 나옵니다. 또 신장에 병이 들면 목소리가 가라앉고, 대장에 병이 들면 목소리가 길게 나오며, 소장에 병이 들면 목소리가 짧게 나오고, 위장에 병이 들면 목소리가 빠르게 나오고, 담에 병이 들면 목소리가 맑으며, 방광에 병이 들면 목소리가 희미하다고 설명합니다. 그만큼 목소리는 그 사람의 상태를 알 수 있는 중요한 요소인 것입니다. 무엇보다 먼저 주위 사람들이 자신에게 요즘 목소리가 작아졌다는 말을 한다면 노권이 아닌지 의심해보시기 바랍니다.

감기에 자주 걸린다

음식을 제때 먹지 못하거나 일을 많이 하거나 잠을 제때 못 자거나 하는 등의 이유로 노권이 발생하면 기가 허해집니다. 기가 허할 때 나오는 증상 중에 자주 보이는 것이 감기입니다. 여기서 감기란 꼭 기침을 하고 열이 나고 가래가 끓는 것만을 뜻하지는 않습니다. 감기약을 먹을 정도는 아닌데 오싹 춥다거나 살짝 열이 오르거나 식은땀이 나거나 코가 맹맹하거나 만성 비염과 비슷한 증상들이 나타나는 것을 가리킵니다. 과로로 기가 허해지면 외부의 변화를 쉽게 느끼고 몸이 민감하게 반응해서 감기 증상은 노권인 경우에 가장 빈번하게 발생합니다.

몸에서 열이 자주 난다

노권이 발생하면 몸에서 열이 나면서 식은땀이 자주 납니다. 몸에서 열이 나는 것은 식적이나 칠정, 방로 등의 병인이 있어도 나타날 수 있는데, 낮에 식은땀이 나면서 몸에서 열이 난다면 노권의 병인이 있다고 볼 수 있습니다.

식사를 거르면 힘이 쭉 빠진다

젊을 때에는 밥을 한두 끼 정도 걸러도 배가 고플지언정 기운이 빠지거나 힘이 드는 경우는 많지 않습니다. 타고난 기운인 선천지기가 아직 남아 있기 때문입니다. 하지만 나이가 들어 노화가 진행되면 선천지기가 끊어지면서 '밥심'으로 산다고 말할 정도로 끼니를 놓치면 기운이 급속히 빠집니다. 간혹 젊은 사람들 중에도 그런 경우가 있습니다. 식탐이 있는 것도 아니고 밥 먹는 것을 그렇게 좋아하지도 않는데 막상 밥 때를 놓치면 힘이 쭉 빠지는 경우가 있습니다. 식사 때 음식을 먹지 않으면 갑자기 허기가 지고 하늘이 노래지며 기운이 빠져 말할 힘도 없어지는 것은 바로 노권으로 인해 기가 허해졌기 때문입니다. 《동의보감》에서는 일을 많이 하고 음식을 아무 때나 섭취하면 비위 기능이 허약해져서 이런 증상이 나타난다고 설명합니다.

노권 자가 진단표

증상	그렇다	아니다
식사 후에 몸이 나른하고 피곤하다.		
몸이 항상 피곤하고 나른하다.		
입맛이 없다.		
평소 팔다리가 무겁고 힘이 없다.		
오래 서 있거나 걷기가 힘이 든다.		
일을 하고 나면 몸이 쑤시고 아프다.		
말을 많이 하면 목소리가 작아지고 목이 잠긴다.		
감기에 자주 걸린다.		
몸에서 열이 자주 난다.		
식사를 거르면 힘이 쭉 빠진다.		

결과 보기

1~3개 건강한 편이지만 꾸준한 운동과 식습관을 유지해야 한다.

4~6개 과로에 취약한 상태로 생활 습관 검토와 개선이 필요하다.

7개 이상 지금 당장 전문가와 상담하고 영양 섭취, 일, 수면 등에서 획기적인 변화와 처방이 필요하다.

식적
급하게 많이 먹으면 병난다

식적은 먹는다는 뜻의 '식食'과 쌓인다는 뜻의 '적積'이 합쳐진 말입니다. 다시 말해 식적은 '먹은 것이 제대로 흡수·배출되지 않고 쌓여 있다'는 뜻입니다. 우리가 먹는 음식은 정상적인 소화 과정을 통해 영양분은 흡수하고 노폐물은 대변과 소변으로 배출해야 합니다. 이 과정이 신속하게 처리되지 않고 정체되면, 즉 노폐물이 제대로 처리되지 않으면 여러 가지 증상을 일으킵니다.

우리가 입으로 먹은 음식물은 식도를 지나 위에서 걸쭉한 형태로 만들어지며, 소장에서 영양소가 흡수되고 대장에서 수분을 흡수하며 항문을 통해 남은 찌꺼기와 장내 세균의 사체가 대변으로 배출됩니다. 이 전체 과정은 24시간 안에 이루어지는 것이 좋습니다.

음식물이 위와 소장을 거쳐 대장에 이르기까지 음식물 섭취 후 4~6시간 정도가 걸립니다. 6~9시간이 지나면 대장에 도달하고 24시간 이내에 대변이 되어 우리 몸 밖으로 나갈 준비를 합니다. 그런데 어떤 이유로 음식물이 위에서 오랫동안 정체되어 있거나 대장에서 배출되지 않는 경우가 있는데 이것은 건강에 좋을 리가 없을 것입니다.

위장에 음식물이 오래 정체되면 속이 더부룩하고 가스가 찬 것 같으며, 간혹 체하기도 하는 소화불량 상태가 됩니다. 그리고 장에서 대변이 제때 배출되지 않고 오래 머물면 변비나 치질로 발전하게 됩니다. 즉, 우리 몸에 음식물이 정체되지 않기 위해서는 위에서 재빨리 음식물을 소화시켜 소장으로 흘려보내야 합니다.

음식물마다 위에서 머무는 시간은 다릅니다. 과일과 채소가 가장 빨리 지나가며 그다음은 탄수화물로 이루어진 곡류이고, 마지막으로 고기류 순으로 시간이 오래 걸립니다. 각종 인공화합물이 많이 들어간 패스트푸드나 인스턴트식품 등은 위에서 소화되는 데 오랜 시간이 걸리는 편입니다. 위장에 오래 머무는 음식을 가급적 적게 섭취하는 것이 위 건강에 좋기 때문에 육류나 패스트푸드보다는 야채를 많이 섭취하는 것이 위장에는 유리합니다.

그다음으로 중요한 것은 한꺼번에 너무 많은 음식물이 위에 머물지 않게 해야 하는 것입니다. 한국인 위장의 평균 용량은 남자가 1,407cc, 여자가 1,275cc 정도지만 사람의 체질마다 위장의 용량은 다르고 또 위장의 운동능력도 편차가 있기 때문에 음식 섭취량 조절을 잘해야 합니다.

위장이 크고 튼튼하며 위장 운동력이 좋은 사람은 밥을 두 공기씩 먹어도 금방 소화시킬 수 있지만, 위장이 작고 위장의 운동력이 약한 사람은 밥을 반 공기만 먹어도 금세 배가 부르다고 느낍니다. 결국 자기 몸의 특성에 맞게 음식의 양을 조절하는 것이 좋습니다. 한꺼번에 많은 음식을 빨리 먹는 것은 결코 바람직하지 않습니다. 음식을 급하게 먹으면 필연적으로 많이 먹을 수밖에 없습니다.

가령 음식이 맛있다고 소문난 식당에 갔습니다. 맛있게 식사를 하고 있는데 밥이 부족합니다. 남아 있는 반찬이 아까워서 주인에게 밥을 한 공기 더 달라고 주문합니다. 다행히 준비된 밥이 있어서 바로 가지고 오면 먹을 수 있는데, 만약 밥이 떨어져서 10분만 기다리라고 한다면 그 시간 동안 배 속에서 음식이 불어 뒤에 나온 밥은 더 이상 못 먹게 되는 경우가 많습니다. 이때 정말 위장에서 음식이 풍선같이 불어서 밥을 못 먹는 것일까요?

식사를 하면 배부른 느낌을 받습니다. 그런데 여기서 우리가 잘못 알고 있는 것이 있습니다. 배부른 느낌이 위장에서부터 온다고 생각하는 것입니다. 위장은 그저 위장일 뿐, 거기에 음식이 얼마나 들어왔는지 알 수 있는 구조로 되어 있지 않습니다. 포만하다는 느낌은 어디서 받는가 하면, 바로 뇌의 포만중추에서 느끼는데 여기서부터 문제가 발생하는 것입니다.

포만중추가 포만감을 느끼는 것은 위장에 음식이 들어가는 것과 실시간으로 맞춰져 있지 않습니다. 다시 말하자면 음식이 위장에 들어온 후

10분에서 15분 정도가 지나야 비로소 포만중추가 음식이 얼마나 위장에 들어왔는지를 감지하는 것입니다. 그렇기 때문에 음식을 빨리 먹으면 위장에 음식이 아무리 많이 들어가도 뇌에서 음식이 들어온 양을 실시간으로 정확히 알지 못해 배가 터져나가도 포만감을 느끼지 못하는 것입니다.

마지막으로 위에 좋지 않은 식사 습관 중 하나가 밤늦게 먹는 것입니다. 위장은 하루 종일 음식물을 잘게 부수느라 쉴 새 없이 움직이다 밤이 되면 쉬는 시간을 가져야 합니다. 그런데 현대인들은 '야간생활'을 즐기다 보니 각종 회식과 술자리로 인해 밤늦은 시간까지 위로 음식물을 흘려보냅니다.

잠자기 네 시간 전에는 되도록 음식물을 섭취하지 않는 것이 좋습니다. 만약 평소 자는 시간이 밤 12시라면 8시 이후에는 위에 부담되는 음식물을 피해야 합니다. 앞에서 말씀드린 잘못된 식습관을 오랜 시간 가지고 있다 보면 '식적'이라는 병인이 필연적으로 발생합니다.

식적을 유발하는 습관들

식탐이 많아서 음식을 한 번에 많이 먹는다

현대의학에서 말하는 수많은 질환이 식적에서 출발합니다. 식적으로 인한 질환은 위염, 위궤양, 위암, 변비, 설사, 대장암, 역류성 식도염 등과 같은 소화기 질환부터 고혈압, 당뇨, 비만과 같은 대사증후군 그리고 불면증, 우울증, 공황장애 같은 신경정신 질환과 피부 질환, 만성 요통, 두통, 신경통, 부종, 갑상선 질환 등 많은 부분에서 발생합니다. 특히 요즘은 암의 원인이 대사 장애라고 주장하는 학자들도 있어서 식적에 대한 관심도가 높아지고 있습니다. 따라서 내가 지금 어떤 병을 앓고 있는데 잘 낫지 않거나 수시로 재발한다면 가장 먼저 식사 습관을 되돌아봐야 합니다. '내가 먹는 음식이 바로 나 자신'이기 때문입니다.

냉대하가 심해서 걱정인 25세 여성이 있었습니다. 약을 먹으면 좀 나아지는데 약을 먹지 않으면 다시 분비물이 나온다고 했습니다. 여성들의 경우 냉이 심하면 기분이 가라앉고 짜증이 나기도 합니다. 이분의 생활 습관을 보니 식사 시간을 잘 맞추지 못하고 폭식을 하는데 식사량을 줄여보려고 노력해도 막상 먹을 때에는 조절이 안 된다고 했습니다. 냉대하뿐만 아니라 만성 피로에 몸이 잘 붓고 젊은 나이인데 배도 나오고 관절도 여기저기 아프다고 했습니다.

이분의 병인은 식적이었습니다. 폭식하는 습관이 오랫동안 쌓이다 보니 결국 식적의 병인이 만들어진 것입니다. 식적을 치료하기 위해서는 그것을 다스리는 한약을 먹는다거나 침뜸 치료 등이 필요하지만 그것보다 더 중요한 것은 식적을 유발할 수밖에 없었던 생활 습관을 개선해야 하는 것입니다. 이분에게 하루에 두 끼를 먹든 세 끼를 먹든 상관없이 항상 일정한 시간에 식사를 하도록 했으며, 식사량은 적당히 배가 부른 정도에서 멈출 수 있도록 전체 음식량을 정해놓고 먹도록 했습니다. 결국 식적의 병인이 해결되면서 고질적인 냉대하 증상이 치료되었습니다.

또 우울증으로 고생하는 30대 여성이 있었습니다. 이분은 항우울제를 먹기도 하고 스스로 극복하기 위해 마음수련도 해보았으나 몸과 마음이 힘들었다고 합니다. 밥을 먹으면 기운이 나야 하는데 밥만 먹으면 피곤해서 눕고 싶었고 속이 더부룩하고 변비도 심했습니다. 몸이 잘 붓고 소변도 시원하게 나오지 않아서 한약을 먹었는데 효과가 없었다고 합니다.

이분은 직장을 다니다가 그만두고 20대 후반에 결혼을 했는데 시어머니와 사이가 좋지 않았습니다. 시어머니와의 관계에서 분노가 쌓이는 날이 많았고 그럴 때마다 배가 터지게 많이 먹었다고 합니다. 그러면 스트레스가 풀리는 느낌이 들었고 결국 폭식하는 습관이 생겨 식적의 병인이 발생한 것입니다.

3개월 동안 식적을 다스리는 한방 치료를 하면서 먹는 음식의 양을 조절하니 가장 먼저 소변이 시원하게 나오고 부종이 사라지면서 몸이 가벼워지기 시작했습니다. 만성 소화불량과 변비, 설사 등의 증상이 사라지면서 우울증도 개선되었습니다.

음식을 급하게 먹는다

살이 많이 쪄서 비만을 치료하고자 오는 환자들의 습관을 살펴보면 대부분 음식을 급하게 먹는 경향이 있습니다. 급하게 먹는 습관이 있다는 것은 음식을 제대로 씹지 않고 삼켜버린다는 것입니다. 밥을 국에 말아 먹는다든지, 햄버거를 탄산음료와 함께 급하게 먹는 것이 여기에 속합니다. 비만으로 고생하고 있다면 반드시 이 습관부터 고쳐야 합니다.

급하게 먹으면 왜 안 좋을까요? 음식이 입안으로 들어오면 꼭꼭 씹어서 훌륭한 소화액인 침과 함께 반죽을 해서 위장으로 보내야 위에서 부담을 느끼지 않습니다. 그러면 위에서도 다음 단계로 수월하게 넘어갈 수 있습니다. 그런데 입에서 일어나는 1차적인 소화활동이 제대로 되지 않으면 위장은 더 많은 에너지를 동원해서 일을 해야 하므로 식사 후에 바로 피곤함이 몰려오며 몸이 무겁게 느껴지고 집중력이 떨어지고 머리도 잘 돌아가지 않습니다.

식욕을 조절하는 중추는 뇌에 있는데, 위장이 포만감을 느끼고 그것이 뇌에 전달되기까지는 약 10분에서 15분 정도의 시간차가 있습니다. 즉, 위는 이미 음식으로 가득 차 있는데 그러한 사실을 인지하지 못하고 10분에서 15분 정도 지나서야 포만감을 느낀다는 것입니다. 결국 음식을 급하게 먹으면 뇌가 포만감을 느끼기도 전에 이미 위장에 음식이 가득 차게 되고 뇌가 포만감을 인지하는 순간 숟가락을 놓는다면 이미 늦은 것입니다. 자신의 위가 받아들일 수 있는 음식물의 양을 제대로 인지하고 뇌가 통제하기 위해서는 천천히 꼭꼭 씹어 먹는 것이 매우 중요합니다.

음식을 급하게 먹는 것은 배부른 것을 인식하기도 전에 너무 많은 음식을 섭취한다는 것이기 때문에 식적의 가장 큰 원인이 됩니다. 그런데 많은 사람들이 이러한 사실을 알고 있으면서도 왜 급하게 먹을까요? 바로 습관 때문입니다. 습관은 운명과도 같아서 한번 몸에 익으면 결코 쉽게 바뀌지 않습니다. 하지만 이 습관을 바꾸지 않고서 건강하게 사는 것은 불가능합니다.

음식을 천천히 먹기 위한 방법이 두 가지 있습니다. 첫째, 식사를 할 때 밥과 마른반찬 위주로 하며, 입속에 음식이 있을 때 절대 물이나 국물을 함께 먹어서는 안 됩니다. 물이나 국물은 입안에 음식이 없을 경우에만 먹는 것이 좋습니다. 빨리 먹는 사람들은 음식을 물이나 국에 말아서 먹거나 수시로 물을 마시는 경향이 있습니다. 실제로 입안에 물이 많이 포함돼 있으면 열심히 씹지 않아도 쉽게 삼킬 수 있기 때문에 자연히 식사 시간이 빨라집니다.

둘째, 제가 방송에서도 소개했던 '캘린더 다이어트법'이 있습니다. 식탁 위에 달력을 올려놓고 달력의 숫자를 1부터 30까지 보면서 음식을 씹는 것입니다. 음식을 30번씩 씹어서 삼키라고 해도 씹는 과정에서 몇 번을 씹었는지 잊어버리고 자기도 모르는 사이에 삼켜버려 결국 천천히 먹는 것을 실패하는 경우가 많은데 달력의 숫자를 보면서 음식을 씹으면 보다 손쉽게 천천히 먹는 습관으로 바꿀 수가 있습니다.

어느 40대 남성은 20년 전 군대에 있을 때 사고로 하반신 마비가 됐습니다. 보훈병원에서 꾸준히 치료해서 건강은 많이 회복되었지만 휠체어 생활을 오래 하다 보니 체중이 점점 늘기 시작했습니다. 살을 빼기 위해서 다이어트와 관련된 여러 가지 식품이나 약을 먹어보아도 별 효과가 없었습니다. 운동을 충분히 해야 섭취한 칼로리가 소모되는데 휠

체어를 탄 상태에서는 운동을 하기가 어려웠기 때문입니다.

진찰을 해보니 식적의 병인이 있었습니다. 이에 제가 해준 처방 중 하나가 캘린더 다이어트였습니다. 음식이 입에 들어오면 30번 이상 씹고 삼켜야 한다고 했습니다. 그때부터 3개월간 입안에 음식이 들어오면 완전 물이 될 때까지 씹어서 삼켰다고 합니다. 그리고 그렇게 빠지지 않았던 체중이 20킬로그램 이상 빠지는 결과를 보았습니다. 이분의 사례만 보더라도 생활 습관과 그로부터 발생하는 병인을 제대로 치료하는 것이 얼마나 중요한지를 알 수 있습니다.

배가 부른데도 계속 먹는다

배가 부른데도 계속 음식을 먹는 사람들이 있습니다. 이런 사람을 가리켜 우리는 식탐이 있다고 합니다. 선천적으로 소화력이 좋아서 아무리 음식을 많이 먹어도 살이 안 찌고 몸에 부담이 없는 사람들도 있지만 식탐이 있는 사람들은 대부분 음식물이 소화기에 정체된 상태, 즉 식적일 가능성이 높습니다.

한의원에는 90세 넘게 장수하는 어르신들도 찾아오시는데 그분들의 공통된 생활 습관은 적게 드신다는 것입니다. 적게 먹는 습관이야말로 건강하게 100세를 사는 비법입니다.

사람은 태어날 때부터 먹는 음식량의 한계를 가지고 있습니다. 그 음식을 다 먹으면 사망하는데 적게 먹으면 천천히 소진되니 장수할 것이고 많이 먹으면 소비 속도가 빠르니 수명은 짧아집니다. 나이를 먹고 노화가 진행되고 신진대사의 속도가 떨어지고 기운이 빠지고 흡수력이 떨어질수록 그에 맞게 음식의 양을 줄이는 것이 현명합니다.

위의 세 가지 습관을 조심한다면 식적이 발생하는 것을 예방할 수 있습니다.

식적으로 인한 증상들

명치를 누르면 통증이 있다

식적이 있는 경우 가장 대표적으로 나타나는 증상이 명치를 누르면 통증이 있는 것입니다. 한의학에서는 배를 누르는 진단법을 '복진'이라고 하는데 배를 손바닥으로 지그시 눌렀을 때 배 속이 편하고 통증이 없다면 크게 걱정하지 않아도 되지만 그렇지 않고 통증이 있다면 이상이 있는 것으로 보고 치료를 합니다. 특별히 명치 부위를 눌렀을 때 통증이 있다면 식적으로 인한 것으로 파악할 수 있습니다. 이것은 다른 병인과 혼동이 되는 복잡한 증상일 때 확실하게 식적을 구분할 수 있는 방법입니다.

식사 후 배가 더부룩할 때가 많다

식적이 있으면 음식을 제대로 소화, 흡수해서 배출되는 과정에 문제가 생기고 음식이 몸 안에 정체하는 일이 많아지는데 거기에 또 음식이 들어오면 배가 더부룩하고 힘들 때가 많아집니다.

자꾸 눕고 싶고 만사가 귀찮다

식사를 거르면 기운이 빠지고 정신도 혼미해지다가 식사를 하면 기운이 다시 일어나고 정신도 맑아져야 하는데 식적이 있을 경우 밥만 먹었다 하면 힘들어서 눕기 바쁘고 의욕이 떨어지고 만사가 귀찮아집니다. 식사를 하자마자 바로 누우면 나중에 소가 된다고 아무리 협박을 해도 어린아이, 어른 할 것 없이 틈만 나면 누우려고 한다면 식적을 의심해볼 수 있습니다.

몸이 잘 붓는다

밤에 야식을 잔뜩 먹고 자면 아침에 얼굴이 퉁퉁 붓는 경우가 있습니다. 이런 부종의 원인은 음식물을 소화하고 흡수하는 데 결정적인 영향을 미치는 비장의 기능이 저하되었기 때문입니다. 과식하거나 급하게 먹는 습관으로 인하여 식적이 발생하면 비장의 기능에 문제가 발생하고 그로 인해서 수액대사가 실조되면서 몸이 붓습니다.

자주 체한다

식적이란 말 그대로 음식물이 제대로 내려가지 않고 오랫동안 배 속에 쌓여 있는 상태이므로 다시 음식이 들어온다면 자주 체하게 됩니다. 식적이라는 것은 식체를 포함하고 있는 개념이지만 식체가 있다고 해서 무조건 식적이 있는 것은 아닙니다. 식적은 먹은 음식이 제대로 내려가지 않은 상태에서 서서히 쌓인 것을 말하고, 식체는 음식이 일시적으로 막힌 것을 말합니다. 식체는 잘 통하게 해주면 그다음부터는 다시 원활한 음식의 소통이 가능합니다. 하지만 식적은 한번 뻥 뚫어준다고 해서 소통되는 것이 아니고 음식이 쌓이는 보다 근본적인 원인, 즉 식적이 발생하는 습관을 해결해주어야만 좋아집니다.

다른 지역에서 물을 마시면 복통, 설사를 한다

《동의보감》에는 '불복수토병不伏水土病'이라는 병이 나와 있습니다. 다른 지역에 가서 물이나 음식을 먹으면 배가 살살 아프고 설사를 한다거나 심하면 오한으로 몸이 떨리거나 구토를 하는 경우도 있습니다. 식적의 병인이 있는 경우 이와 같은 증상이 잘 발생합니다.

특정 음식에 두드러기가 난 적이 있다

특정 음식을 먹으면 두드러기가 나거나 무슨 음식 때문인지도 모르게 두드러기가 발생하는 경우도 있습니다. 여러 가지 약을 썼는데 효과가 없거나 약을 쓸 때만 잠시 좋아지다가 다시 반복해서 증상이 발생한다면 원인이 식적일 가능성이 높습니다.

식사 후 바로 배가 아플 때가 많다

음식을 먹는 습관을 바로잡으면 이 증상은 치료할 수 있습니다. 식적으로 인하여 발생하는 복통은 대변을 보거나 설사를 하면 그 증세가 완화되므로 의식적으로 식후에 대변을 보는 경우가 많은데, 이런 사람들은 자신의 식습관을 되돌아봐야 합니다.

식사 후 바로 대변을 보는 때가 많다

어린이가 식적을 가지고 있으면 반드시 나타나는 증상이 바로 이것입니다. 식사 중 또는 식사 후 꼭 화장실을 가는 어린이라면 식적이 있다고 간주해도 됩니다. 어린이들의 이 증상이 개선되지 않을 경우 성장 부진이나 비만 또는 성조숙증, 비염, 중이염, 아데노이드 등이 쉽게 발생할 수 있습니다. 성장이 잘 안 되거나 비만이 걱정인 어린이의 부모님이라면 우리 아이가 식사 중 화장실에 자주 가는지를 반드시 확인해보시기 바랍니다.

트림을 자주 한다

트림을 자주 하는 사람들은 그런 현상을 대수롭지 않게 생각하는 경향이 있는데 트림을 자주 하는 것은 담음, 식적, 노권 등의 병인 등을 가지고 있어서입니다. 식적으로 인한 트림은 음식을 먹었다 하면 계속해서 속이 더부룩하고 소화도 잘되지 않으면서 신트림이 올라오기도 합니다. 이 경우는 반드시 식적을 치료하고 건강한 식습관으로 바꿔야 합니다.

체중이 점점 늘어난다

몸이 잘 붓는 사람들은 음식물이 잘 소화되지도 않고 변비나 설사가 생기는 등 신진대사가 원활하게 이루어지지 않고 체중이 점점 늘어납니다. 이런 사람들은 아무리 운동을 열심히 하고 적게 먹어도 살이 잘 빠지지 않습니다. 반드시 식적을 다스려야 체중 감량에 성공할 수 있습니다. 식적이 해결되지 않은 상태에서 살을 뺀다면 요요현상이 쉽게 일어나고 살이 찔 가능성이 높습니다.

식적 자가 진단표

증상	그렇다	아니다
명치를 누르면 통증이 있다.		
식사 후 배가 더부룩할 때가 많다.		
자꾸 눕고 싶고 만사가 귀찮다.		
몸이 잘 붓는다.		
자주 체한다.		
다른 지역에서 물을 마시면 복통, 설사를 한다.		
특정 음식에 두드러기가 난 적이 있다.		
식사 후 바로 배가 아플 때가 많다.		
식사 후 바로 대변을 보는 때가 많다.		
트림을 자주 한다.		
체중이 점점 늘어난다.		

결과 보기

1~4개 위장에 특별한 이상이 있는 것은 아니지만 꾸준한 관리가 필요하다.

5~8개 위장의 기능이 많이 저하된 상태로 생활 습관 검토와 개선이 필요하다.

9개 이상 지금 당장 전문가와 상담하고 영양 섭취, 일, 수면 등에서 획기적인 변화와 처방이 필요하다.

칠정

마음의 병이 크다

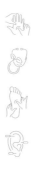

칠정七情은 기쁨喜, 화怒, 슬픔悲, 근심思, 우울憂, 놀람驚, 두려움恐의 일곱 가지 감정을 말합니다. 사람의 감정은 시시각각 변하지만 부정적인 감정들에 오랫동안 사로잡히면 그로 인해 우리 몸의 기운이 막히게 되고 여러 가지 증상을 일으킵니다. 마음에서 시작된 병이 몸까지 병들게 하는 것입니다. 그렇다면 현대인들을 힘들게 하는 마음의 병은 무엇일까요?

사람의 마음은 기본적으로 외부환경에 반응합니다. 자신을 비난하는 말을 듣거나 자신이 얻은 성과에 대해 평가를 받을 때 사람의 마음은 자극을 받습니다. 이것을 스트레스라고도 부릅니다. 스트레스란 원래 외부환경의 변화에 대처하는 신체적, 정신적 긴장 상태를 말합니다. 적당한 스트레스는 인간의 건강에 긍정적으로 작용하지만 그 정도가 지나치면 부작용을 초래합니다.

상대적 박탈감, 경쟁과 성공에 대한 부담 같은 스트레스가 쌓이다 보면 우울증이나 불면증 같은 질환이 만들어집니다. 즉, 마음에 가해지는 스트레스가 자신이 감당할 수 있는 한계를 넘어서면 불안, 초조, 두려움을 느끼는데 이런 상태가 지속되면 우리가 흔히 말하는 '화병'이 되는 것입니다.

우리의 몸과 마음은 매우 유기적으로 연결되어 있습니다. 평소에는 아침에 일어날 때마다 몸이 천근만근 무거운 직장인이라도 주말 아침에는 눈이 가볍게 떠집니다. 어떤 여학생은 시험 때만 되면 때가 되지 않았는데도 생리를 하고 생리통을 심하게 앓아 시험을 자주 망칩니다. 중요한 경기만 있으면 배가 사르르 아파서 경기 시작 직전에 화장실을 다녀와야만 하는 운동선수도 있습니다. 이런 사람들이 가지고 있는 증상의 근본적인 원인이 바로 칠정이라고 하는 마음의 병인 것입니다.

아침에 피곤한 원인이 스트레스에서 오는 칠정에 있다면 기운을 도와주는 보약을 아무리 오래 먹어도 그 증상은 풀어지지 않습니다. 보약 때문에 체중만 더 늘어날 뿐입니다. 이런 사람들의 만성 피로는 칠정을 풀어주어야만 치료할 수 있는 것입니다.

우리의 몸과 마음이 자율신경의 제대로 된 지배를 받는다면 우리 몸은 균형이 잘 잡힌 상태에서 건강해집니다. 하지만 어떤 이유에서든 지나치게 마음에 자극을 받거나 그 상태가 지속된다면 마음뿐만 아니라 우리 몸에 악영향을 미치게 됩니다. 승진에 실패하거나 잘못된 투자로 돈을 잃거나, 인간관계에서 스트레스를 받는다면 교감신경이 지나치게 자극을 받아 호흡이 거칠어지고 심장박동이 빨라지며 근육이 경직됩니다. 교감신경이 활성화되면 스트레스에 대처하기 위해 혈압과 심장박동 수가 높아지고, 두통이 생기거나 신경 또한 예민해집니다. 그에 따른 에너지 소모도 많아지고 우리 몸이 제때 휴식을 취하지 못해 많은 부작용이 생깁니다.

자율신경계는 위, 장과 같은 소화기관, 심장과 혈관 등의 순환기, 폐, 근육, 눈, 피부 등 우리 몸 전체에 걸쳐 영향을 미칩니다. 만약 우리가 지나친 스트레스에 노출되거나 그 스트레스가 제대로 해소되지 않고 밤낮으로 지속되거나 반복된다면 자율신경계의 지배를 받는 우리 몸에 이상이 나타나게 됩니다.

결국 우리 몸은 마음의 거울이자 신호등입니다. 심장이 두근거린다고 해서 심장에만 이상이 있다고 생각하지 말고, 혹시 쓸데없는 걱정으로 신경이 예민해지거나 밤잠을 설치지 않았는지 되돌아봐야 합니다. 과민성 대장증후군으로 화장실을 자주 들락거리는 사람이라면 위나 장에 이상이 있다고만 생각하지 말고 위나 장에 영향을 미치는 자신의 감정과 마음 상태에 이상이 있지는 않은지 돌아봐야 합니다. 마음이 건강하지 않으면 몸도 건강해질 수 없는 것입니다. 마음이 섬세하고 예민하며 연약한 사람은 그만큼 스트레스에 민감하게 반응하므로 그렇지 않은 사람보다 신체적 반응이 쉽게 나타납니다.

마음에서 오는 병인 칠정의 일곱 가지 감정 중 가장 문제가 되는 것이 무엇일까요? 그것은 바로 분노하는 감정입니다. 앞에서 설명해드린 바와 같이 자율신경의 항진이 일어나면 가장 먼저 나타나는 반응이 쉽게 화를 내는 것입니다. 분노하는 감정이야말로 우리 몸의 건강에 가장 나쁜 영향을 미치는 것입니다.

칠정을 치료할 때 가장 중점을 두고 보는 것이 분노에서 병이 왔는지, 아니면 근심, 걱정, 공포, 놀람 등등 분노 이외의 다른 감정으로 인해 병이 왔는지를 구분하는 것입니다. 그만큼 분노를 다스리는 것이 중요합니다. 그렇다면 왜 분노가 칠정에서 가장 중요할까요? 한의학에서 분노는 오장육부 중에서 간의 기능과 연관이 있습니다. 그래서 한의학에서는 '노상간怒傷肝'이라 하여 "분노하면 간이 상한다"는 말이 있습니다. 그런데 분노하여 간의 기능에 문제가 발생하면 그다음으로 비장에 나쁜 영향을 비칩니다. 이것을 한의학에서는 '목극토木克土'라고 합니다. 즉, 목의 기운인 간이 토의 기운인 비장을 힘들게 하는 것입니다.

비장은 토土의 기운입니다. 즉, 땅의 기운입니다. 땅은 만물을 키우고 영양을 주어 성장할 수 있게 도와주는 일을 하는데, 우리 몸에서 비장은 다른 모든 장기에 영양을 주고 성장할 수 있도록 도와주는 기능을 합니다. 그런데 간의 영향을 받아 비장이 힘들어지면 다른 장기가 모두 약해지고 기운이 빠지게 되기 때문에 우리 몸 전체에 문제가 발생하는 것입니다. 그렇기 때문에 분노하는 것이야말로 우리 건강에 가장 나쁘다고 할 수 있습니다.

《동의보감》에서 허준 선생님은 "내 몸의 병이 열 개라면 그중 일곱 개는 마음에서 온 것"이라고 하셨고, "마음의 병을 고치기 위한 최선의 방법은 허심虛心, 즉 마음을 비우는 것"이라고 강조하셨습니다. 마음의 병은 우리 몸에도 특징적인 증상을 일으킵니다. 다른 병인들과 마찬가지로 이 칠정이라는 병인은 수많은 증상을 일으킬 수 있습니다.

칠정을 유발하는 습관과 환경

화내는 습관(분노하는 습관)

칠정으로 인한 병인은 자신의 생활 습관보다는 자신이 처한 환경에서 비롯된 경우가 많습니다. 여기서 환경이란 사람과의 관계에서 받는 스트레스를 말하는 것입니다. 처음에는 사람과의 관계에서 분노가 발생했는데 이것이 반복되면 시간이 가면서 화내는 습관으로 굳어져버립니다.

한의학에서는 사람의 감정을 총 일곱 가지로 설명합니다. 바로 화나고, 기쁘고, 생각에 잠기고, 슬프고, 우울하고, 무섭고, 놀라는 감정입니다. 우리가 인생을 살아가면서 이 일곱 가지 감정을 적절히 표현한다면 육체적으로 건강하고 정신적으로 풍요로운 삶을 누릴 수 있습니다. 하지만 이 중 한 가지라도 격하게 올라간다면 건강에 악영향을 줄 수밖에 없습니다.

대개 지나치게 기뻐하면 기가 흩어집니다. 지나치게 기뻐한다면 기운이 여기저기로 흩어져서 마음을 집중하기가 힘들어집니다. 지나치게 화를 내면 기가 위로 올라가게 되고 얼굴이 붉어지고 열이 오릅니다. 반대로 지나치게 걱정과 근심을 하면 기가 아래로 가라앉습니다. 시험공부 때문에 근심, 걱정이 많은 학생들이나 원하는 것이 이루어지지 않아 근심 많은 사람들이 팔다리가 축 처지고 기운이 하나도 없는 이유는 이 때문입니다.

지나치게 생각을 많이 하면 기가 뭉치게 되고 당연히 소화도 안 되고 입맛도 떨어지고 가슴도 답답해집니다. 또 지나치게 슬퍼하면 기운이 소모되어 힘이 하나도 없어집니다. 지나치게 놀라면 기가 문란해져서 정신이 갈팡질팡해집니다. 지나치게 무서워하면 기가 아래로 내려가서 마음이 위축되고 의욕이 떨어지게 됩니다.

일곱 가지 감정 중에 기뻐하는 감정 이외의 여섯 가지는 기를 아래위로 흔들어 뭉치게 하는 작용을 하지만 적당히 기뻐하는 것은 뭉쳐 있는 기를 풀어서 순환을 원활하게 해주므로 언제나 즐거운 마음, 감사한 마음을 가지고 사는 것이 건강의 비결이 될 것입니다. 일곱 가지 감정 중에 우리 몸의 건강에 가장 악영향을 미치는 것은 분노라고 앞에서 이미 자세히 설명을 드렸습니다. 다시 말하자면 분노해서 간 기능이 상하게 되면 결국은 모든 장기의 기능에 영향을 미치게 되는 것입니다. 그러므로 병인으로서 칠정이 발생할 수 있는 모든 감정 중 분노가 가장 위험하고 병이 깊다고 할 수 있습니다.

스트레스가 모든 질병을 유발하는 유일한 원인은 아니지만 상당수의 질병들이 스트레스의 영향 아래 있습니다. 우리 몸이 감당할 수 있는 수

준을 넘어선 스트레스 상황은 위장이나 심장 및 혈관 등에 영향을 미쳐 위장병(소화불량, 위궤양, 변비나 설사 등), 심장병, 불면증, 두통, 손발 저림, 식욕 부진 등을 유발합니다. 이런 경우 가벼운 마음으로 툭 털어버리고 잊어버리는 습관을 갖는 것이 매우 중요합니다. 나와 남이 다름을 인정하고 내가 옳다고 부여잡고 있는 그 생각을 내려놓는 순간 마음을 비우는 것이 가능해집니다.

요즘은 멍때리는 대회를 하는 곳도 있습니다. 누가 더 오랜 시간 멍때리고 있는가를 겨루는 경기인데 진짜 멍때리고 있는지를 확인하는 심판관도 있다고 하니 참 흥미롭습니다. 이렇게 아무 걱정 없이 생각을 놓아주는 것도 마음을 가볍게 하는 좋은 방법일 수 있습니다. 심호흡을 여러 번 하거나 단전호흡이나 복식호흡, 명상, 요가, 기도 등등 마음을 내려놓고 스트레스를 이길 수 있는 방법들이 많이 있으므로 자신에게 잘 맞는 것으로 선택해서 해보면 좋을 것 같습니다.

48세 여성의 사례입니다. 그녀의 남편은 시내버스 운전기사였는데 최근 버스노조 문제로 다툼이 생겨 인간관계에 환멸을 느끼고 사표를 냈다고 합니다. 퇴직금을 포함해 1억 가까운 돈으로 개인택시를 시작했는데 그 과정에서 부부 간에 다툼이 잦았습니다. 남편이 상의 없이 혼자서 결정을 했는데 부인 입장에서는 남편의 진득하지 못하고 경솔해 보이는 행동에 생각만 해도 분노가 치밀어 올랐다고 합니다.

목과 어깨가 뭉쳐서 통증이 있고, 이유 없이 눈물이 흐르고 당뇨, 갑상선 기능 항진 등이 있고 배가 많이 나오고 살이 찌는데 설사도 자주 한다고 했습니다. 기침이 멈추지 않아서 기침 때문에 잠을 잘 수도 없다고 했습니다.

이분의 병인은 분노로 인한 칠정이었습니다. 2개월간 칠정을 다스리는 한약 처방과 마음 치료를 같이 시행한 결과 모든 증상들이 가벼워지고 당뇨 수치와 갑상선 기능도 정상으로 돌아왔습니다. 치료 과정을 보면 증상은 다양하게 나타나지만 결국 병의 원인인 칠정을 다스리고 나서야 다양한 증상들이 좋아진다는 것을 알 수 있습니다.

34세의 미혼 여성은 한쪽 다리가 너무 많이 부어서 반대쪽에 비해 거의 두 배 정도로 보였습니다. 대학병원을 두 곳이나 옮겨 다니면서 3개월간 치료했는데 전혀 달라지지 않았다고 했습니다. 보통은 몸에서 다리로 내려가는 혈관이나 림프관 등에 문제가 생겨 발생하는데 그런 경우는 아니었습니다. 이분은 평소 등산을 좋아했고 바위를 밧줄 없이 타는 것을 즐기는 등 건강한 분이었는데 몸이 그렇게 되자 본인은 물론 온 집안 식구들의 걱정이 이만저만이 아니었습니다.

병인을 진단하기 위하여 이분의 주변 생활을 알아보았습니다. 평소 결혼 문제로 부모님과 의견 충돌이 많았는데 스트레스를 받고 화를 끓이고 나면 그 다음 날 온몸이 잘 부었다고 합니다. 그러던 어느 날 등산을 하다가 바위에서 굴러 온몸에 타박상을 입었는데 워낙 건강하다 보니 뼈는 상하지 않아 그대로 털고 일어났는데 그 후부터 한쪽 다리의 부기가 점점 더 심해졌다고 했습니다. 이분은 칠정과 어혈로 진단하고 3개월간 한약과 침구 요법을 병행해서 치료가 됐습니다.

가족 간의 갈등

칠정이란 마음에서 오는 병입니다. 주변 환경과 인간관계가 복잡할수록 칠정의 원인인 질병은 늘어날 수밖에 없습니다. 마음에서 오는 병 중 가장 큰 원인은 가까운 사람에게서 상처를 받는 것입니다. 바로 가족과의 갈등이 주요 원인입니다. 가족 간의 갈등의 큰 문제점은 가깝고 사랑하는 사이이기에 그로 인한 감정의 상처가 깊고 오래간다는 것입니다. 또 항상 같은 공간에서 부대끼고 서로 마주칠 일이 많기 때문에 상처가 아물지 않고 계속 곪아갑니다.

40대 후반의 주부가 병원을 찾아왔습니다. 남편과의 사이를 이간질하는 시어머니 때문에 억울한 마음과 분노가 쌓여 불면증, 우울증, 소화장애, 관절염 등이 생기고 짜증이 나고 화가 나서 도저히 정상적인 생활을 하기가 힘들다고 했습니다. 심리상담도 해보고 다시 심기일전하여 시어머니와 잘 지내보리라 결심해도 막상 얼굴을 보면 분노의 감정이 끓어오른다고 했습니다. 이런 분들이 가지고 있는 각종 증상들의 원인이 바로 칠정의 분노입니다.

이분은 칠정을 다스리는 한약 처방과 마음공부를 통해서 시어머니를 보는 시각을 달리하면서 치료가 잘됐습니다. 마음의 병을 잘 치료하려면 부정적인 생각과 감정을 효과적으로 몰아내는 것이 중요합니다. 가족 간의 갈등으로 인한 감정의 상처를 해소하기 위해서는 용서하고 감사하는 마음이 가장 중요합니다.

30대 산모가 출산 후 산후풍 증상으로 내원을 했습니다. 주 증상은 부종과 관절통이었습니다. 산후풍의 경우 일반적으로는 보혈 위주의 치료를 하면 빠르게 회복이 됩니다. 이미 다른 곳에서 한약을 처방받아 복용했는데 효과를 보지 못했으므로 혈이 부족한 것 말고 다른 병인이 있는지 살펴보았습니다. 인상이 순하고 착해 보였는데 대화를 해보니 칠정의 병인이 있는 것을 알게 됐습니다.

시어머니가 손자를 무척 원하고 있었는데 둘째마저 손녀를 낳자 산부인과에 와보지도 않고 수고했다는 말 한마디도 없었다고 합니다. 그 일을 당한 이후로 서운하고 분한 감정이 지속되고 몸 관리도 소홀히 하다 보니 병이 생긴 것이었습니다. 칠정을 다스리는 한약과 복식호흡을 통한 이완 요법 그리고 대화를 통한 마음치료를 통해서 한 달 만에 모든 증상이 사라졌습니다.

어느 70대 여성은 간암 진단을 받고 대학병원에서 수술을 했습니다. 수술 후 몇 차례의 방사선 항암치료를 마치고 모든 치료가 성공적으로 잘된 줄 알았는데 6개월 뒤 검사에서 대장암으로 전이가 되었다고 했습니다. 처음 수술을 받을 때 너무 고생을 많이 해서 더 이상 수술을 받고 싶지 않아 다른 방법이 있지 않을까 하여 내원한 것이었습니다.

처음 내원했을 때 얼굴에 열이 많이 오르고, 손발이 많이 저리고, 목소리가 아기같이 작고 기운이 하나도 없었습니다. 이분은 남편과 사별 후 재혼을 했는데 그 과정에서 가족관계 때문에 스트레스를 너무 많이 받았다고 했습니다. 그전까지는 아무 근심, 걱정 없이 잘 살아왔는데 새로운 결혼생활을 시작하면서 생각지도 않은 스트레스와 짜증이 쌓이면서 간암까지 발병했습니다.

이분의 병인은 분노에서 오는 칠정이었습니다. 한의학에서는 스트레스를 많이 받고 분노하게 되면 간이 상한다고 설명합니다. 실제로 술, 담배도 하지 않는데 갑자기 간이 나빠져 사경을 헤매는 경우를 우리 주변에서 볼 수 있는데 자세히 들여다보면 대부분이 스트레스와 분노에서 비롯된 것입니다.

스트레스로 간에 문제가 생기면 그다음 연쇄적으로 문제가 발생하는 곳이 대장입니다. 칠정을 다스리는 한약 처방과 침뜸 처방을 함께 하여 치료하고서 3개월 뒤 같은 병원에 가서 다시 검사를 했는데 '이상 없음'으로 결과가 나왔습니다. 그 후 오랜 세월이 지난 현재까지 큰 문제 없이 건강하게 잘 생활하고 계십니다. 스트레스가 쌓이고 분노하는 것이 습관이 되면 간암과 같은 무서운 병도 발생할 수 있습니다.

평소에 생각이 많다

습관적으로 생각이 많으면 심장에 무리를 주고 그것이 칠정이 되는 경우가 많습니다. 생각이 많다는 것은 근심과 걱정이 많다는 것입니다. 긍정적인 생각을 많이 하는 사람은 밝고 활기차지만 부정적인 생각을 많이 하는 사람은 활동이나 말수가 적습니다. 사람이기 때문에 살다 보면 근심과 걱정을 당연히 할 수 있습니다. 하지만 그것이 도를 넘어서 자신이 감당할 수 없을 정도로 지나치면 칠정이 되고 여러 가지 질병을 유발하는 것입니다.

생각이 많다는 것은 주로 '긍정적인 일'보다 '부정적인 일'인 경우가 많습니다. 그리고 현재의 일보다는 과거나 미래의 일인 경우가 많습니다. 즉, 과거의 부정적인 경험이 자꾸만 현재의 나를 옥죄어오거나 아직 오지도 않은 미래를 미리 걱정하는 것입니다.

과거의 부정적인 경험을 자꾸 되살려 현실에서 자책하는 것은 바람직하지 않습니다. 그보다는 잘못된 결과를 초래한 원인이 무엇인지 구체적으로 생각해보고 그것을 극복하기 위해 자신이 무엇을 해야 할지 고민하고 실천하는 것이 더 바람직합니다. 우리의 생각을 과거의 부정적인 일이나 오지도 않은 미래를 미리 걱정하는 데 두지 말고 현재에 충실하고 현재를 긍정적으로 바꾸기 위한 노력에 맞춘다면 그 어떤 고난과 역경도 이겨낼 수 있을 것입니다.

지속적으로 나를 화나게 하는 일이나 사람이 있다

특별한 이유는 생각나지 않는데 예전에 없었던 증상이나 병이 생겼다면 현재 내 주변에 지속적으로 화나게 하는 사람이나 일이 있을 가능성이 높습니다. 이런 스트레스가 제때 풀리지 않고 쌓이면 그것이 바로 칠정의 화병이 되는 것입니다.

주변에 자신을 화나게 하는 사람이나 일이 많은데도 자신의 감정을 표출하거나 말 또는 글로 제대로 표현하지 못하면 병이 만들어집니다. 이러한 환경에서 빨리 벗어나려 노력해야 하고, 그것이 쉽지 않다면 스스로 그런 환경에서 스트레스가 쌓이지 않도록 마음을 이완시키려는 노력을 해야 합니다.

위의 네 가지 습관과 환경을 조심한다면 칠정이 발생하는 것을 예방할 수 있습니다.

칠정으로 인한 증상들

잠이 잘 오지 않는다

일을 적당히 하면 몸이 나른해지면서 꿀잠을 잘 수 있습니다. 하지만 일을 너무 많이 해서 노권의 병인이 생기면 열이 뜨면서 몸은 피곤한데 오히려 잠이 잘 오지 않을 수 있습니다. 음식을 너무 많이 먹어서 식적이 돼도 불면증이 올 수 있습니다. 정력을 많이 소모해서 방로가 되면 밤에 땀이 나면서 숙면이 안 되는 경우도 있습니다.

잠이 오지 않는 이유는 스트레스 과다로 인한 칠정뿐 아니라 모든 병인 때문일 수 있습니다. 그래서 불면증을 제대로 치료하려면 반드시 그 원인이 되는 병인을 찾아야 합니다. 불면증인 사람은 칠정의 병인을 가지고 있는 경우가 가장 많습니다. 분노에 휩싸이거나 근심거리가 있을 때 가장 먼저 나타나는 증상은 바로 밤에 잠이 오지 않는 것입니다. 불면증은 우울증, 공황장애, 체력 저하 등의 원인이 되므로 가능한 한 빨리 치료해야 합니다.

추웠다 더웠다 한다

추웠다 더웠다 하는 것을 한의학에서는 '한열왕래寒熱往來'라고 합니다. 더워서 이불을 걷어 젖히면 다시 한기가 들어 이불을 덮기를 반복하는 것을 말합니다. 창문을 열었다가 닫는 것을 반복하기도 합니다. 이런 한열왕래의 증상은 세 가지 경우에 발생하기 때문에 구분을 해서 치료해야 합니다.

첫 번째는 감기가 걸렸을 때 더웠다 추웠다 반복합니다. 이때는 그 증상 이외에 기침, 가래 등의 감기 증상을 함께 가지고 있으므로 쉽게 구분이 가능합니다.

두 번째는 갱년기 증후군입니다. 여성들이 갱년기가 되면 여성호르몬이 부족해지면서 열이 오르는데 이때 추웠다 더웠다 합니다.

세 번째가 바로 칠정의 병인으로 인한 한열왕래입니다. 특히 근심, 걱정보다는 극심한 분노를 겪었을 때 이 증상이 잘 발생합니다. 만약 갱년기 때 칠정의 병인이 생겼다면 설상가상이 돼서 상황이 더 심각해질 수도 있습니다.

기분이 가라앉았거나 사는 게 재미없다

아침에 길을 가다가 떨어지는 낙엽을 보고 잠시 기분이 가라앉아 사는 게 재미없다고 생각하며 우울한 느낌을 가지고 있다가 분위기가 바뀌면서 해야 할 일에 집중할 수 있다면 그것은 문제가 되지 않습니다. 하지만 아침에 느꼈던 우울한 느낌이 하루 종일 또는 일주일 내내 지속된다

면 마음의 상태를 점검해야 합니다. 우울증, 공황장애 같은 질병은 칠정
과 매우 밀접한 관련이 있습니다.

가슴이 답답하다

'가슴앓이'라는 병이 있습니다. 주로 착한 여성들에게서 발생하는 증상
입니다. 주변에서 끊임없이 스트레스를 받더라도 그저 나 하나만 참으
면 되지 하는 심정으로 참으며 세월을 보내다 보면 언제부턴가 가슴에
돌덩이가 하나 들어 있는 것과 같이 가슴이 답답하고 무거워집니다. 이
렇게 가슴이 답답하고 무거운 증상이 있다면 칠정의 병인이 있는 것입
니다.

불안할 때가 있다

한의학에 '여인장포지如人將捕之'라는 말이 있습니다. 누군가 나를 붙잡으
려는 듯한 불안감에 싸여 있는 것입니다. 실제로 이런 분들은 문 여닫는
소리나 전화벨 소리에도 깜짝깜짝 잘 놀랍니다. 이것이 심해지면 불면
증, 불안증, 우울증, 공황장애, 강박증으로까지 발전할 수 있으므로 초기
에 치료를 잘하는 것이 중요합니다. 이 역시 칠정의 병인이 있을 때 가
장 잘 나타납니다.

심장이 두근거린다

심장이 박동하는 것을 평소에 알아차리는 사람은 거의 없습니다. 그

러다가 스트레스를 받거나 운동을 하면 심장박동이 빨라지는 것을 느낍니다. 운동 후에 심장이 빨리 뛰는 것은 원활한 산소 공급을 위해서 자율신경이 작동하기 때문이고, 스트레스를 받은 후에 심장이 두근거리는 것도 집중력을 높여 자기 자신을 지키고자 하는 자율신경이 작용하는 것이기 때문에 지극히 당연한 현상입니다. 하지만 특별한 이유 없이 심장이 두근거린다면 칠정의 병인을 의심할 수 있으며, 이것은 각종 신경정신 질환의 씨앗이 될 수 있으므로 하루빨리 치료를 하는 것이 좋습니다.

건망증이 있다

건망증이란 어떤 일이나 말을 시작해놓고 그사이 잊어버려 끝을 맺지 못하는 증상입니다. 갑자기 하던 일을 잊어버리면 기억해내려고 노력하게 되는데 생각을 지나치게 많이 하면 심장과 비장의 기능이 약해지면서 문제가 생깁니다.

심장 기능이 약해지면 혈의 흐름이 나빠져 두뇌에 산소와 영양소가 원활히 공급되지 않고, 비장 기능이 약해지면 팔다리에 기운이 빠지고 몸이 피곤해지면서 생각의 흐름이 끊깁니다. 이 두 가지가 건망증을 유발합니다. 생각을 지나치게 많이 하는 습관으로 칠정이 발생하면 건망증이 발생하기 쉽습니다.

건망증은 얼마든지 호전될 수 있는 증상입니다. 오히려 건망증을 걱정하는 마음이 지나치면 증상이 더 나빠질 수도 있으므로 너무 깊게 생각하지 않는 것이 좋습니다. 특히 뇌 신경회로가 망가져버린 치매와는 전혀 다른 것이기 때문에 건망증을 치매로 오해하고 불안해할 필요 없습니다.

건망증은 깜박 잊었더라도 누가 이야기해주면 바로 알아차립니다. 반면 치매는 깜박 잊었다는 것 자체도 기억을 못하고, 이야기해주는 사람에게 오히려 역정을 내는 경우도 많습니다. 건망증은 집 열쇠가 어디 있는지, 현관문은 닫았는지 등과 같은 일상에서의 단순한 것들을 잊는 경우가 많고 치매는 자기가 사는 집주소나 자식의 이름과 같이 매우 소중한 것을 잊어버리는 경우가 많아서 쉽게 구분이 가능합니다.

가슴이 조이는 느낌이 있다

가슴이 조이는 느낌을 가볍게 생각하면 절대 안 됩니다. 협심증이나 심근경색 같은 무서운 질병들이 오기 전에 가슴이 조이는 증상이 나타나는 경우가 많기 때문입니다. 출근길에 운전대를 잡았는데 가슴이 조이는 느낌이 있었다면 운전대를 놓고 빨리 병원에 가서 검진을 받는 것이 좋습니다.

제가 진료했던 환자분 중에 운전 중 심장마비가 와서 사망하신 분도 있고, 또 운 좋게 주변 사람에게 업혀 병원에 가서 기사회생하신 분도 있었습니다. 가슴이 조이는 증상이 있다면 미리미리 칠정을 해결하는 한방 치료를 받으시기 바랍니다.

가슴이 아프다

스트레스를 많이 받으면 열이 가슴으로 몰리면서 아프기도 하고 열이 나기도 합니다. 평소 습관적으로 가슴을 두드리는 분이라면 일단 칠정이 있지 않은지 의심해봐야 합니다.

늘 피곤하고 눕고만 싶다

학교 가는 날에는 깨워도 잘 일어나지 않던 아이들이 소풍이나 운동회가 있는 날에는 벌떡벌떡 잘 일어납니다. 피곤하고 눕고 싶은 것이 몸의 문제만은 아닌 것입니다.

스트레스로 칠정이 발생하면 의욕이 사라지고 피곤하고 자꾸만 눕고 싶어집니다. 아들의 사고 소식에 입맛을 잃고 기운이 빠져서 걸을 수 없을 만큼 힘들었는데 며칠 후 아들이 무사하다는 소식을 듣고 안도의 한숨을 쉬면서 다시 기운을 되찾았다는 사람도 있습니다. 이처럼 기운이 없다는 것은 마음과 밀접한 관계가 있습니다.

피곤하고 눕고만 싶은 증상은 스트레스뿐만 아니라 체력에 비해 일을 너무 많이 했거나 음식을 너무 급하게 많이 먹거나 성생활을 지나치게 해도 나타날 수 있습니다. 따라서 만성 피로를 제대로 치료하려면 자신의 생활 습관과 환경을 고려하여 피로에 결정적인 영향을 미치는 병인이 무엇인지 파악하는 것이 중요합니다.

입맛은 있으나 소화가 안 된다

육체적인 일을 많이 하면 우리 몸의 기운이 소모되는데 이것을 '기가 허虛하다'고 표현합니다. 정신적으로 스트레스를 많이 받으면 혈이 소모되어 얼굴이 창백해지는데 이것을 '혈이 허하다'고 합니다. 기가 허하면 입맛이 사라지고, 혈이 허하면 입맛은 나빠지지 않습니다. 칠정은 분노와 근심, 걱정 등 스트레스에서 오는 병인인데 이것은 혈을 소모해서 혈이 허해지는 것이므로 기운이 없고, 소화가 썩 잘되는 편은 아니지만 입맛은 그런대로 괜찮습니다.

칠정 자가 진단표

증상	그렇다	아니다
잠이 잘 오지 않는다.		
추웠다 더웠다 한다.		
기분이 가라앉거나 사는 게 재미없다.		
가슴이 답답하다.		
불안할 때가 있다.		
심장이 두근거린다.		
건망증이 있다.		
가슴이 조이는 느낌이 있다.		
가슴이 아프다.		
늘 피곤하고 눕고만 싶다.		
입맛은 있으나 소화가 안 된다.		

1~4개 건강한 편이지만 마음을 편하게 유지하려는 노력을 해야 한다.

5~8개 스트레스에 취약한 상태로 마음 수련과 환경의 개선이 필요하다.

9개 이상 지금 당장 전문가와 상담하고 스트레스 관리 면에서 획기적인 변화와
처방이 필요하다.

방로
무리한 성생활은 몸에 무리를 준다

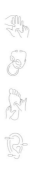

'방로房勞'라고 하면 한의학 용어라서 좀 어려워 보일 수도 있지만 사실 그렇게 어려운 말은 아닙니다. 방로를 등잔불에 비유해보겠습니다. 정상적인 등잔불은 기름도 충분하고 심지가 길어서 오래오래 잘 타지요. 그런데 방로가 되면 심지는 큰 문제가 없는데 기름이 부족한 상태가 되는 것입니다. 그러니까 기름 공급은 충분치 않은데 심지만 길어서 불이 확확 타오르니 등잔불은 곧 꺼질 운명이 되겠지요. 기름을 공급해주어도 워낙에 타는 양이 많으니 자주 부어도 잘 채워지지 않습니다. 이것은 앞에서 설명해드린 혈허와 같은 개념입니다. 방로는 혈허가 더 심해졌을 때 발생합니다.

이것을 사람에 비유해볼까요? 식사를 아주 잘하는 분이 있습니다. 먹는 것만 봐서는 힘들어할 이유가 없는데 자꾸 기운이 없다고 합니다. 그리고 그 정도로 음식을 잘 먹으면 살도 찌고 해야 하는데 그 많은 음식이 어디로 도망갔는지 살이 오르지 않습니다. 찬 것을 좋아하고 더운 걸 싫어하며 성격도 급한 편입니다. 밤에 자면서 땀을 흘리는 경우도 있고 이불도 못 덮고 잡니다. 밤새 열을 많이 발산하므로 아침에 일어나기 무척 힘들어합니다.

방로는 성생활 과다로 인해 우리 몸의 진액이 지나치게 많이 소모되면서 발생하거나 선천적으로 양기가 약하게 타고난 분들에게서 발생합니다. 한의학에서는 성관계가 건강, 더 나아가 평균수명 연장에 어떤 영향을 미치는지 오래전부터 관심을 갖고 있었습니다. 현대의학에서도 '적당한' 성생활은 건강을 증진하고 평균수명 연장에 도움을 준다고 밝히고 있습니다. 그리고 수많은 사람들을 대상으로 실시한 역학조사 및 통계를 통해 이를 증명해왔습니다.

일주일에 두 번 이상 성관계를 하는 사람이 그렇지 않은 사람에 비해 평균수명이 50%가량 더 길며, 아예 성생활을 하지 않고 혼자 사는 사람은 훨씬 일찍 사망한다는 통계가 있습니다. 또 일주일에 1~2회 성관계를 하는 사람은 그렇지 않은 사람에 비해 면역 기능이 활성화되어 질병에 대한 저항력을 높인다는 연구 결과도 있습니다.

활발한 성생활은 체내의 호르몬 분비를 자극하여 피부의 탄력을 높이고 면역력을 높이는데, 체내 호르몬의 분비가 원활하면 여성은 생리가 규칙적이고 남성은 전립선 건강에 도움이 됩니다. 뿐만 아니라 성행위는 걷는 것보다 더 많은 열량을 소모시켜 비만 예방, 근육 강화 역할을 하며 혈압을 조절하고 스트레스도 해소시키며 소화 기능에도 도움이 됩니다. 그러나 여기에는 한 가지 단서가 붙습니다. '적당'해야 한다는 것입니다.

한의학에서는 넘치는 성욕을 절제하지 못하고 성관계를 무리하게 하다 보면 체내에 저장된 정精이 고갈된다고 설명합니다. 앞에서 설명한 등잔불의 기름이 마르는 것입니다. 사람에게 정은 가장 귀중하면서도 매일 먹는 음식의 영양분 중에서 극히 일부분만 정으로 저장돼서 체내에 적은 양만 존재하기 때문에 아껴야 합니다. 정과 기氣는 서로 보충해 주는 관계이기 때문에 성욕을 조절하지 않아 정이 소모되면 기가 쇠약해지고 기가 쇠약해지면 면역력이 약해지고 건강이 상하게 됩니다.

성생활이 지나쳐 정이 부족해지면 허리와 등이 아프며 다리가 시큰거리고 머리가 핑 돌고 귀에서 소리가 나는 등의 증상이 발생합니다. 이외에도 생식기 이상, 비뇨기 이상, 눈이나 귀 등의 감각 이상, 탈모, 기침, 성장 장애 등의 증상도 함께 발생할 수 있습니다. 정이 고갈된 상태를 방로라고 하는 것입니다.

한 40대 남성은 성생활을 즐겨서 일주일에 5일 이상 사정을 한다고 합니다. 그런데 언제부턴가 정액에 피가 섞여 나와서 요즘에는 사정하기가 겁이 난다고 합니다. 근처 대학병원에서 여러 검사를 받아보았지만 특별한 원인은 나타나지 않았고, 약을 받아서 한 달 이상 먹었는데도 효과가 없었다고 합니다.

한의학에는 '열능상혈熱能傷血'이라는 이론이 있습니다. 열은 능히 혈을 상하게 한다는 뜻입니다. 지속적으로 정을 소모하면 진액이 고갈되면서 열이 오르는데 그 열 때문에 혈이 상하니 정액 속에 피가 섞여 나오는 것입니다. 성생활을 줄이고 방로를 치료하니 오랫동안 괴롭히던 증상이 깔끔하게 좋아졌습니다. 한방 치료는, 병명보다는 그 병이 만들어진 보다 근본적인 원인을 살피기 때문에 이렇게 병명을 확실하게 알지 못하는 증상이라도 잘 치료될 수 있습니다.

방로를 유발하는 습관들

나이에 비해서 성생활을 자주 한다

성생활을 자주 한다는 의미는 지극히 주관적이라고 할 수 있습니다. 같은 일을 하더라도 힘센 장사가 하면 별일이 아니지만 힘없는 사람이 하면 힘들고 어려운 일이 되는 것과 같이 성생활을 자주 함으로써 발생하는 방로는 정력을 좋게 타고난 사람은 그렇지 않은 사람에 비해서 발생 빈도가 적은 것입니다. 그래서 적절한 성생활 주기는 단순히 며칠에 한번과 같은 날짜 계산으로는 설명하기가 힘든 부분이 있습니다.

내가 방로인지 아닌지는 방로로 인해 나타나는 증상을 참고하면 알 수 있습니다. 성생활 후 아침에 유난히 눈뜨기가 힘들고 피곤해서 일어나기 힘들다거나, 특별히 다치거나 일을 많이 하지 않았는데 다리에 힘이 없거나 허리가 은근히 아픈 증상이 있다면 일단 방로로 의심해볼 수 있습니다.

한번은 60대 후반의 남성이 심각한 얼굴로 진료실에 들어왔습니다. 우울증과 불면증 등이 있어서 3년 전부터 병원 약을 먹기 시작했는데 처음에는 몇 알 안 되던 것이 점점 늘어 이제는 한 번에 한 주먹씩 먹어야 한다는 것이었습니다. 병인을 진찰해보니 이분이 가지고 있는 우울증의 원인은 방로였습니다. 이분은 타고난 정력가로 젊었을 때부터 성생활을 자주 했었고 만족스러운 성생활을 하고 나면 생활에 활력이 돋고 기분도 상쾌했다고 합니다. 그러다 언젠가부터 아침에 일어나기 힘이 들고 살이 빠지고 다리에 힘이 없고 밤에는 더워서 이불을 덮지 못하는 등의 증상이 생기기 시작했습니다. 그래도 성생활을 꾸준히 했는데 갑자기 그런 증상이 발생했다는 것이었습니다.

정을 너무 많이 소모하면 그것이 골수에까지 영향을 미쳐서 불면증과 우울증 같은 정신 증상이 발생할 수 있습니다. 병의 원인이 방로이므로 당연히 성생활 횟수를 대폭 줄이라고 했습니다. 방로를 다스리는 치료를 같이 했는데 두 달이 채 지나지 않아 신경과 약을 끊고 건강하게 지낼 수 있었습니다.

60대 초반의 어느 남성은 당뇨를 치료하고자 내원을 했습니다. 요즘 들어 짜증이 많이 나고 예전 같지 않게 성격도 급해져서 조금이라도 마음대로 되지 않으면 주위 사람들에게 호통을 치고 화를 낸다고 했습니다. 식욕은 왕성하고 좋은데 몸이 많이 피곤하고 갈증도 심하게 난다고 했습니다.

보통의 경우 방로가 되면 입맛도 좋고 음식을 잘 먹는데도 살이 빠지거나 피곤함을 자주 호소합니다. 특히 부부관계를 하고 나면 피곤하고 힘든 증상이 더 심해지는 특징이 있습니다. 이분은 성생활을 그리 자주 하는 편은 아니지만 요즘 부부관계를 하고 나면 유난히 피곤하고 힘들다고 하셨습니다. 이분의 병인은 방로였습니다. 비록 성생활 횟수는 많지 않더라도 체력에 비해서는 과했던 것입니다. 성생활을 주의하고 방로를 치료하면서 당뇨 수치는 정상이 되었고, 조급하고 화를 자주 내는 성격도 많이 완화되었습니다.

방로는 성생활을 많이 하는 사람에게 주로 발생하지만 정력이 약하게 타고난 사람이라면 성생활 횟수가 적더라고 발생할 수 있습니다. 이것은 큰 그릇과 작은 그릇에 물이 담겨 있을 때 같은 양을 쓰면 작은 그릇의 물이 훨씬 적게 남는 것과 같은 이치입니다. 하지만 아무리 물이 많이 담겨 있더라도 자주 퍼다 쓰면 결국 고갈될 것이고, 작은 그릇이라도 잘 지키고 아낀다면 항상 일정한 양의 물을 유지할 수 있을 것입니다.

(남) 어려서부터 자위행위를 자주 했다

한의학의 고전 《황제내경》에서 남자는 8세가 되면 신장 기능이 충실해지고 머리털이 잘 자라며 치아를 갈게 되고, 16세가 되면 신장 기능이 왕성해지고 생식능력이 생겨 정액이 나오며 아이를 낳을 수 있게 되고, 24세가 되면 뼈와 근육이 튼튼해지고 마지막 어금니가 나오고 키가

다 자란다고 했습니다. 그리고 32세가 되면 뼈와 근육이 단단해지고 털이 완전히 자라며 기골이 장대해진다고 했습니다. 이렇게 태어나서 완전히 성장을 할 때까지 좋은 습관을 가지고 생활한다면 건강하게 잘 지낼 수 있습니다. 그런데 16세 전후가 되어 정액이 나오기 시작할 때 정을 잘 보존하고 아끼지 못하고 자위행위를 자주 하다 보면 나이가 들면서 진액이 고갈되어 방로의 병인이 발생하게 됩니다. 방로로 인해 나타날 수 있는 질병은 너무나도 많습니다. 그중에서도 당뇨병, 관절염, 고혈압, 만성 요통 등등 만성 질환이 많이 나타납니다.

군대를 마치고 복학한 지 얼마 안 된 대학교 3학년 남학생이 몇 년 전부터 머리가 은근히 아파서 그때마다 진통제를 먹으며 그런대로 잘 지내왔는데 요즘 들어 머리가 깨질 듯이 아프고 어지럽다고 했습니다. 병원에서 혈액 검사, MRI 등 여러 가지 검사를 해보았지만 특별한 문제는 없었다고 합니다. 두통은 모든 병인에서 다 나올 수 있는 증상이기 때문에 우선 이 학생의 생활 습관을 알아보았습니다.

식사도 잘하고 성격도 좋고 체력도 비교적 좋은 편인데 청소년 때부터 자위행위를 거의 매일 했다고 합니다. 그러다가 군대에 가서는 밖에 나가 성관계도 자주 했습니다. 그런데 어느 때부터인가 사정을 하고 나면 머리가 깨질 듯이 아팠다고 합니다. 이것은 방로로 인한 두통입니다. 방로로 인하여 몸의 진액이 마르게 되면 열이 상부로 뜨면서 머리가 아파지고 어지러워지는 것입니다. 이분은 방로를 다스리는 한약을 복용하면서 성생활을 절제하고 치료가 됐습니다.

(여) 유산을 2회 이상 했다

《황제내경》에서 여자는 7세가 되면 신장 기능이 왕성해지면서 치아를 갈고 머리털이 잘 자라고, 14세가 되면 생식능력이 생겨 자궁 기능이 충실해져 월경을 때맞추어서 하기 때문에 아이를 낳을 수 있게 되고, 21세가 되면 신장 기능이 완전해져서 마지막 어금니가 나오며 키가 다 자라고, 28세가 되면 뼈와 근육이 단단해지고 털이 완전히 자라며 기골이 장대해진다고 했습니다.

14세에 생식능력이 생기면서 28세에 기골이 장대해지는 시기는 신체가 안과 밖으로 성장을 하는 때입니다. 이 시기에 유산을 자주 하게 되면 다른 때에 비해서 몸이 안 좋은 영향을 더 많이 받게 됩니다. 진액이 충실해지기도 전에 소모가 되기 때문에 방로가 쉽게 발생합니다. 28세 이후 나이가 들어서 하는 유산도 그 이전보다 덜하긴 하지만 진액이 소모되는 것은 마찬가지이기 때문에 방로가 발생하게 되고 여러 가지 질병을 유발하게 됩니다.

50대 초반의 어느 부인이 입맛도 좋고 식사도 잘했는데 갑자기 살이 빠지고 몸에서 열이 나고 더운 것을 참지 못하고 갑갑해서 검사를 해보니 갑상선 기능 항진 진단이 나와 약을 복용하다가 증상이 개선되지 않아서 내원을 했습니다. 이분은 어려서부터 유산을 많이 했으며, 40대 초반에 마지막으로 유산한 이후부터 건강이 안 좋아졌다고 합니다.

병인을 방로로 진단하고 3개월간 치료를 했더니 증상이 개선되고 얼굴의 살도 다시 올랐습니다. 여성의 경우 출산하면 산후조리를 잘해야 한다는 것은 알고 있지만 유산을 하면 신경을 쓰지 않는 경우가 많습니다. 유산은 출산보다는 덜하지만 몸조리를 출산에 비해 절반 정도는 해야 하는데 그것이 잘 안 되다 보니 건강에 이상이 생긴 것입니다. 유산 후 조리를 잘 못해서 진액이 마르면 방로가 되고 그로 인해 질병이 발생하는 것입니다.

위의 세 가지 습관을 조심한다면 방로가 발생하는 것을 예방할 수 있습니다.

방로로 인한 증상들

아침에 일어날 때 몸이 피곤하다

방로는 몸 안의 진액이 부족한 것이므로 음허증입니다. 진액이 부족하면 자연히 열이 오르는데 음허의 특성상 야간에 허열이 많이 오르고 그런 이유로 잠자는 내내 열을 발산하게 됩니다. 그러다 보니 잠을 아무리 많이 자도 아침에 일어나면 피곤하고 힘이 듭니다. 일을 많이 한 것도 아니고, 스트레스가 많은 것도 아닌데 아침에 유난히 많이 피곤하다면 방로를 의심할 수 있습니다.

찬 것을 좋아한다

몸에 열이 많은 사람은 찬 것을 좋아하는 경향이 있습니다. 신체가 건강한 사람은 추위를 타지 않고 정열적이고 열도 많은데 이것은 지극히 정상적인 현상입니다. 찬 것을 좋아하기는 하지만 그렇다고 더운 것을 싫어하지도 않습니다. 방로는 열이 많기는 한데 몸이 건강해서 발산하는 열이 아니고 진액이 부족해지면서 상대적으로 열이 오르는 것입니다. 이때는 찬 것을 좋아하고 더운 것을 피하는 특징이 있습니다.

추위와 더위를 둘 다 많이 탄다

방로로 몸 안의 진액이 고갈되면 상대적으로 허열이 위로 뜨면서 더위를 타는데 면역이 약하다 보니 열을 발산하고 나면 추위를 잘 타기도 합니다. 추위도 많이 타고 더위도 많이 타는 사람이라면 우선적으로 방로의 병인을 의심할 수 있습니다.

발바닥에서 열이 난다

방로가 있는 경우 혈액순환에 문제가 발생하면서 발바닥에서 열이 납니다. 평소에 발이 뜨거워서 날씨가 아무리 추워도 발은 꼭 내놓고 자야 한다면 방로의 병인이 있다고 의심해볼 수 있습니다.

허리가 늘 은근히 아프다

방로는 정을 많이 소모했을 때 오는 병인입니다. 정을 많이 소모하면 음허증이 되고 이것으로 인해서 허리가 은근하게 아픈 '신허요통腎虛腰痛'이 발생할 수 있습니다. 교통사고로 허리를 다쳤다면 어혈을 다스려야 통증이 사라지고, 과로로 허리에 무리가 와서 통증이 생겼다면 노권을 다스려야 통증이 사라지고, 극심한 스트레스 이후 허리가 아프다면 스트레스를 해소해야 통증이 사라집니다. 다친 것도 아니고 일을 많이 한 것도 아닌데 허리가 아프다면 방로일 가능성이 높습니다.

오후에 몸에서 열이 난다

방로는 몸 안의 진액이 고갈되면서 발생하는 병인입니다. 잠을 자고 아침이 되면 휴식을 통해 어느 정도 진액이 보충될 수 있습니다. 그러다가 오후가 되면 보충해놓은 것을 소모하면서 다시 고갈상태에 빠져 몸이 힘들어집니다. 방로가 없다면 일과 휴식을 적절히 조절하면서 건강을 유지할 수 있겠지만, 방로로 인해 진액이 부족한 상태라면 정도가 심해져서 오후에는 얼굴에 열이 오르고 기운이 급격히 빠지는 증상이 발생할 수 있습니다.

잠잘 때 땀을 흘린다

잠잘 때 땀을 흘리는 원인은 노권과 방로 두 가지 때문입니다. 노권으로 인해 흘리는 땀은 기가 부족해서 나오는 것으로서 주로 낮에 많이 흘리지만 심할 경우 밤에 잠을 잘 때에도 흘립니다. 방로로 인해 흘리는 땀은 정을 많이 소모해서 나오는 음허열 때문입니다. 방로인 경우 주로 밤에 잠을 잘 때 땀을 많이 흘립니다. 그 사람의 습관과 환경을 살펴보면 땀의 원인이 노권에 있는지, 방로에 있는지 알 수 있습니다.

성관계 후 피로가 심하다

성관계를 하고 난 다음 날 유난히 피로감을 많이 느끼는 경우가 있습니다. 자신의 병인을 알아보고자 할 때 가장 기준이 되는 것은 어떨 때 증상이 더 심한지 확인해보는 것입니다. 고혈압이나 두통의 병인은 사람에 따라 다른데 기름지고 단 음식을 많이 먹었을 때 심해진다면 식적의 병인이고, 과로하고 음식을 제때 먹지 않았을 때 심하다면 노권의 병인이고, 스트레스를 받고 화를 끓일 때 증상이 악화된다면 칠정의 병인이고, 성관계 후 증상이 심해진다면 방로가 원인인 것입니다. 성관계 후 기운이 급속하게 떨어지면 이미 방로의 병인이 있는 것이고, 이것이 개선되지 않으면 어떤 질병이든 유발할 수 있는 것입니다.

발뒤꿈치가 갈라진다

방로가 있으면 발에서 열이 잘 나는데 그 증상이 오랜 시간 지속되면 발가락이나 발뒤꿈치가 갈라지거나 더 심해지면 갈라진 사이로 피가 나기도 합니다. 진액이 마르면서 열이 건조한 증상으로 발전되기 때문입니다. 발뒤꿈치뿐만 아니라 손가락이 주부습진과 같이 갈라지는 증상도 방로일 때 많이 발생합니다.

입이 자주 마르고 갈증이 있다

갈증이 있다고 모두가 건강에 이상이 있는 것은 아닙니다. 건강한 사람은 활동량이 많고 신진대사가 활발해서 어느 정도의 갈증을 느끼고 물도 많이 마십니다. 그런 갈증은 충분한 수분 섭취로 바로 해소가 됩니다. 하지만 방로일 때에는 물을 마시는데도 갈증이 사라지지 않고 입이 말라서 수시로 물을 찾습니다. 당뇨 환자의 경우 갈증이 너무 심해서 고민이라면 일단 진액이 고갈돼서 발생하는 방로의 병인이 있지 않은지 확인해볼 필요가 있습니다.

다리에 힘이 없다

방로가 있을 때 가장 먼저 약해지는 장기가 신장입니다. 한의학에서 신장은 정을 저장하는 창고와 같은 역할을 하는데 정이 고갈되는 방로가 되면 신장 기능이 가장 먼저 영향을 받습니다. 신장 기능이 약해지면 허리 통증은 물론이거니와 다리의 힘도 약해집니다.

음식을 많이 먹어도 살이 찌지 않는다

방로가 되면 진액이 마르므로 기름은 적고 심지만 길어진 상태가 됩니다. 기름을 아무리 부어도 심지에서 소모되는 기름의 양이 워낙 많기 때문에 등잔에 기름이 차오르기 힘이 듭니다. 등잔의 기름은 음식이라고 볼 수 있는데 방로가 되면 밥을 아무리 많이 먹어도 몸에서 열이 나고 땀이 나는 증상이 발생해서 에너지를 많이 소모하게 되므로 살이 찌지 않습니다.

소변이 진하게 나온다

방로의 병인이 있는 경우 몸에 허열이 심해지면서 소변이 진하게 나오는 특징이 있습니다.

대변이 딱딱한 편이다

몸 안의 진액이 마르면 대변이 딱딱하게 나옵니다. 변비 환자의 경우 방로가 있다면 진액을 보충해주고 방로를 다스리는 치료를 해야 해결되는데, 무턱대고 변비약을 복용한다면 당장 대변을 볼 수는 있겠지만 진액이 고갈돼서 건강이 더 나빠질 가능성이 있기 때문에 주의해야 합니다.

방로 자가 진단표

증상	그렇다	아니다
아침에 일어날 때 몸이 피곤하다.		
찬 것을 좋아한다.		
추위와 더위를 둘 다 많이 탄다.		
발바닥에서 열이 난다.		
허리가 늘 은근히 아프다.		
오후에 몸에서 열이 난다.		
잠잘 때 땀을 흘린다.		
성관계 후 피로가 심하다.		
발뒤꿈치가 갈라진다.		
입이 자주 마르고 갈증이 있다.		
다리에 힘이 없다.		
음식을 많이 먹어도 살이 찌지 않는다.		
소변이 진하게 나온다.		
대변이 딱딱한 편이다.		

1~5개 건강한 편이지만 몸을 편하게 유지하려는 노력을 해야 한다.

6~10개 정이 점차 고갈되는 상태로 생활의 개선이 필요하다.

11개 이상 지금 당장 전문가와 상담하고 성생활을 대폭 줄이는 등의 획기적인
변화와 처방이 필요하다.

담음
몸 안에 끈끈한 노폐물이 많다

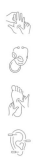

지금까지 다섯 가지 병의 원인 중 노권, 식적, 칠정, 방로 등 네 가지를 설명했습니다. 네 가지 병인이 발생했을 때 나타나는 특징적인 증상들을 살펴보고 병인이 발생하게 되는 선행조건으로서의 특정한 습관에 대하여 말씀드렸습니다. 예를 들면 어떠한 습관으로 노권이 발생하고, 노권인 경우 그 후에 어떠한 특징적인 증상들이 나타나는지에 대해 설명을 했습니다.

이제부터 설명하려는 담음은 위의 네 가지 병인들과는 조금 다른 점이 있습니다. 담음이 발생하는 원인이 바로 노권, 식적, 칠정, 방로이기 때문입니다. 그래서 담음을 '2차성 병인' 혹은 '속발성 병인'이라고 이야기합니다. 다른 네 가지 병인들로 인하여 발생하는 새로운 병인이라고 이해하시면 되겠습니다.

《동의보감》에서는 열 가지 병 가운데 아홉 가지는 '담痰'이 원인이라고 설명합니다. 경중의 차이는 있겠지만 우리가 가지고 있는 질병에 담이 없는 경우가 거의 없을 정도라는 것입니다. 몸 안의 진액은 여러 과정을 거쳐 혈액이나 림프액처럼 인체에 유익하게 바뀌거나 몸 밖으로 배출됩니다. 그러나 우리 몸에 유용하게 쓰일 형태로 바뀌지 못한 진액들은 우리 몸속에 불필요하게 남게 되는데 이것을 '담음痰飮'이라고 합니다. 즉, 담음이란 우리 몸에 있는 여러 가지 진액 중에서 생리적인 기능을 수행하지 못하고, 제대로 순환하지 못하고 일정한 부위에 몰려 있는 것을 이릅니다.

담음은 자신이 가지고 있는 증상을 관찰하면 바로 알 수 있습니다. 인체의 어떤 부위에서든 담음으로 인한 통증은 생길 수 있고, 통증의 위치가 여기저기 옮겨 다니기도 합니다. 갑자기 체중이 늘거나 줄어들어도 담음을 의심해봐야 합니다. 담음은 보통 오랜 시간이 지난 후에 생기는 경우가 많고 증상이 천차만별이라 담음이라 해도 여간해서는 구분하기가 쉽지 않고 잘 낫지도 않습니다.

어지럽고 가슴이 두근거리고 숨이 차면 담음일 가능성이 많습니다. 거기다 속이 메슥거리고 머리가 아프고 배에서 물 흐르는 소리가 나고 팔다리가 아프기도 합니다. 스트레스를 많이 받거나 하고자 하는 일이 잘 안 되거나 해서 정신적으로 울화가 생기면 담음이 발생하기 쉽습니다. 또 음식 섭취가 부적절하거나 불규칙해도 발생하고 과로로 심신이 피로해도 화가 발생하는데, 이런 화가 오래되면 정상적인 진액이 열을 받아서 변성하여 담음이 됩니다. 즉, 담음은 앞에서 설명한 바와 같이 네 가지 병인으로 인해 나타나는 2차성 병인입니다. 그 말은 우리 몸속의 정상적인 진액이 끈적끈적해지고 뭉치는 원인이 바로 노권, 식적, 칠정, 방로 등의 병인 때문이라는 것입니다.

담음을 유발하는 습관들

담음을 유발하는 습관은 담음 이전에 발생한 네 가지 병인에서 찾을 수 있습니다. 담음은 모든 습관들에 영향을 받는다고 할 수 있습니다. 그래서 그 증상들을 참고하여 병인이 담음인지 파악합니다.

담음으로 인한 증상들

트림을 자주 한다

담음이 있으면 음식물이 잘 소화되지 않아 트림을 자주 합니다. 위장의 기운이 실하면 식사 후 바로 썩은 냄새가 나는 트림을 하는데, 심할 때에는 먹은 음식이 같이 나오는 경우도 있습니다. 위장의 기운이 약해서 나오는 트림은 음식의 탁한 기운이 가슴에 그득 차서 발생하는데 특별히 음식을 먹지 않아도 늘 합니다. 이런 트림은 몸 안에 노폐물이 정체돼서 만들어지는 담음의 원인으로 발생합니다.

속이 메슥거리고 구역감이 있다

구토에는 냉증과 열증 두 가지가 있습니다. 냉증은 얼굴빛이 푸르고 손발이 싸늘하고 음식을 먹은 후에 한참을 있다가 토합니다. 열증은 얼굴빛이 붉고 손발이 닳아오르며 음식을 먹자마자 곧 토합니다. 어떤 종류의 구토라도 담이 있을 때 자주 발생하는데 어떤 약을 써도 낫지 않는다면 담음이 있는지 반드시 확인해야 합니다.

냉대하증이 있거나 고환 주위에 습기가 찬다

담음이 있으면 여성은 냉대하, 남성은 고환 주위에 습기가 차는 낭습이 생기기 쉽습니다. 담음은 정상적이지 못한 노폐물이므로 냉대하와 낭습이 잘 발생합니다.

어지럽다

빈혈이 있어도 어지럽고, 혈압이 낮아도 어지럽고, 귀에 이석증이 있어도 어지러운데 아무리 검사를 해봐도 별다른 이상이 없는 경우가 있습니다. 이런 경우 담음이 원인일 가능성이 높습니다. 스트레스를 많이 받거나 화가 쌓이면 담음이 발생하고 이것이 머리로 올라가면 어지러워집니다.

이유 없이 가슴이 두근거린다

운동을 심하게 하면 산소 요구량이 많아지면서 심장박동 수가 늘어나고, 스트레스를 받거나 화가 나도 심장박동 수가 늘어납니다. 그런데 별다른 이유 없이 가슴이 두근거리면 그 원인은 담음일 수 있습니다. 스트레스를 받아 칠정이 생겼는데 이것을 제때 치료하지 못하면 몸 안에 노폐물이 쌓이면서 담음이 만들어지고, 담음이 심장으로 몰리면 심장이 두근거립니다. 이때 가슴속이 울렁거리면서 마음이 안정되지 못하고 잘 놀라는 증상이 생기기도 하는데 우울증이나 공황장애, 강박증 때문에 가슴이 두근거리는 증상이 있을 때 그 원인이 담음인 경우가 많습니다.

숨이 찬다

숨이 차는 증상을 '천식'이라고 합니다. 숨이 찰 때 목에서 가래 끓는 소리가 나면 그것은 담음으로 인해 발생하는 것입니다. 천식은 몸 안에 화기가 울체되면 나타나는데 노권, 칠정, 방로, 식적 등의 병인들이 화기가 울체되는 원인이 됩니다. 이것이 제때 치료되지 못하면 담음으로 발전하게 됩니다. 그래서 천식이 오래되었다면 반드시 담음을 다스려야 합니다.

배에서 꾸르륵 소리가 날 때가 있다

담음이 복부에 있으면 배고프지도 않은데 배 속에서 꾸르륵 소리가 자주 납니다. 배가 고파서 꼬르륵 소리가 나는 것과는 다릅니다. 담음이 있으면 위장에서 음식이 잘 내려가지 않고 반나절이나 하루 정도 소화되지 않은 채 머물러 있다가 신물을 토합니다. 토하지 않는다 하더라도 신물이 명치끝을 자극하여 메슥거리고 가슴에서 통증을 느낍니다.

속이 쓰리거나 신물이 올라온다

역류성 식도염이나 위염 또는 만성적인 소화불량 등일 때 속이 쓰리거나 신물이 올라오는데 이것저것 치료를 해보아도 잘 낫지 않는다면 담음이 원인인 경우가 많습니다.

뒷목이 뻣뻣하다

뒷목이 뻣뻣한 증상을 '항강項強'이라고 합니다. 항강이 오면 목이 뻣뻣하여 잘 돌리지 못하고 몸을 움직일 때마다 뒷목에 통증이 있습니다. 과로하거나 스트레스를 많이 받거나 잠을 잘 못 자는 경우에 발생하는데, 담음으로 인하여 목 주위의 기혈이 원활히 순환하지 않을 때 자주 나타납니다.

마음이 불안하고 초조하다

담음이 가슴에 머물면 심장이 벌렁거리며 불안하고 마음이 초조해집니다. 불안하고 초조한 증상은 공황장애나 강박증 등에서 많이 나타납니다. 치료하기 어려운 공황장애, 강박증, 우울증 등과 같은 질환들이 담음을 다스림으로써 완치되는 경우가 많습니다.

편두통이 있다

바쁘고 복잡한 일상을 살아가는 현대인들은 편두통을 앓는 경우가 많습니다. 편두통이 심하면 통증도 문제지만 이와 더불어 어지럽거나 속이 메슥거리거나, 눈이 빠질 것같이 아프거나 뒷목이 결리는 증상이 함께 나타납니다. 진통제를 먹으면 증상이 가벼워지다가 시간이 지나면 통증이 재발하는 일이 잦다면 담음일 가능성이 높습니다.

몸이 잘 붓는다

몸이 붓는 것을 '부종浮腫'이라고 합니다. 부종과 함께 꼭 따라다니는 것이 비만입니다. 몸이 붓고 체중이 늘어나는 것이 공식과 같이 돼 있어서 부종은 건강의 적이라고 할 수 있습니다. 부종은 노권, 식적, 칠정, 방로, 담음 등 모든 병인에서 나타날 수 있는데 그중 담음과 식적에서 가장 많이 발생합니다.

아픈 곳이 여기저기 돌아다닌다

한의학에는 '담음유주痰飮流注'라는 말이 있습니다. 담이 있으면 몸 여기저기를 돌아다닌다는 뜻입니다. 가슴에 담음이 있으면 갑자기 가슴과 등짝, 팔과 다리, 허리의 근육이 참을 수 없이 아프다가 계속해서 뼈와 인대가 당기며 아픈 증상이 반복됩니다. 통증이 가슴, 등, 팔, 다리 등으로 돌아다니면서 아픈 것 역시 담음이 원인입니다.

손발이 저리거나 마비감이 있다

손발이 저리거나 마비감이 있는 증상은 노권과 담음 두 가지 때문입니다. 일을 많이 해서 노권이 되면 기운이 빠지고 피곤하며 혈액순환에 문제가 생겨서 손발에 마비 증상이 나타납니다. 담음이 있으면 건강한 혈액순환에 지장을 주기 때문에 손발이 저리거나 마비 증상이 있다면 결코 가볍게 여겨서는 안 됩니다.

눈이 침침할 때가 있다

담음이 돌아다니다가 머리로 올라가면 눈이 침침해지기도 하고 비염이나 두통, 어지럼증을 만들기도 합니다.

담음 자가 진단표

증상	그렇다	아니다
트림을 자주 한다.		
속이 메슥거리고 구역감이 있다.		
냉대하증이 있거나 고환 주위에 습기가 찬다.		
어지럽다.		
이유 없이 가슴이 두근거린다.		
숨이 찬다.		
배에서 꾸르륵 소리가 날 때가 있다.		
속이 쓰리거나 신물이 올라온다.		
뒷목이 뻣뻣하다.		
마음이 불안하고 초조하다.		
편두통이 있다.		
몸이 잘 붓는다.		
아픈 곳이 여기저기 돌아다닌다.		
손발이 저리거나 마비감이 있다.		
눈이 침침할 때가 있다.		

결과 보기

1~5개 건강한 편이지만 몸을 편하게 유지하려는 노력을 해야 한다.

6~10개 담음이 점차 심해지는 상태로 생활의 개선이 필요하다.

11개 이상 지금 당장 전문가와 상담하고 적극적으로 치료를 해야 한다.

병인을 다스리는 대표 처방

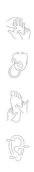

병인을 다스리는 처방은 셀 수 없을 정도로 많습니다. 같은 병인이라도 증상에 따라 처방이 달라지기 때문입니다.

오래된 질병이라면 전문 한의사의 도움으로 확실한 처방을 받아야 하겠지만, 그렇지 않을 경우 병인을 알고 있다면 우선적으로 써볼 수 있는 대표 처방을 알려드리겠습니다. 이 책을 잘 읽어보시고 현재 자신이 가지고 있는 질병이 무엇이든 그 질병을 유발한 병인에 맞게 활용해보시기 바랍니다.

노권 - 보중익기탕

보중익기탕은 체력에 비해 일을 많이 하는 사람들이 기운이 빠지고 그로 인해 노권에서 발생할 수 있는 각종 증상이 있을 때 쓰면 좋은 처방입니다. 다음은《동의보감》에 나오는 보중익기탕에 대한 설명입니다.

補中益氣湯 治勞役太甚或飮食失節身熱而煩自汗倦怠黃芪一錢半人參白朮甘草各一錢當歸身陳皮各五分升麻柴胡各三分右剉作一貼水煎服

힘든 일을 너무 많이 했거나 음식을 제때 먹지 못하고, 몸에서 열이 나고 답답하고 땀이 저절로 나며 몸이 나른한 것을 치료한다. 황기 6g, 인삼 4g, 백출 4g, 감초 4g, 당귀 2g, 진피 2g, 시로 1.2g, 승마 1.2g을 1첩으로 해 물에 달여서 복용한다.

식적 - 평위산

평위산은 너무 많이 먹고 급하게 먹는 습관이 있는 사람들이 몸이 무겁고 피곤하고 잘 부으며 살이 찌는 증상들을 치료하는 처방입니다. 다음은《동의보감》에 나오는 평위산에 대한 설명입니다.

平胃散 治脾胃不和不思飮食心腹脹痛嘔噦惡心噫氣呑酸面黃肌

瘦怠惰嗜臥常多自利等證

蒼朮二錢陳皮一錢四分厚朴一錢甘草六分右剉作一貼薑三片棗二

枚水煎服或爲末取二錢薑棗湯點服

(음식을 지나치게 많이 먹어서 식적이 발생하면) 비위가 고르지 못하여 음식 생

각이 없어지고 명치 아래에 통증이 있으며 구역질, 딸꾹질, 메스꺼움, 트림이 나

고 신물이 올라오고 얼굴빛이 누렇게 뜨고 몸이 여위고 피곤해서 눕기를 좋아하

고 설사를 하는 등의 증상을 치료한다. 창출 8g, 진피 5.6g, 후박 4g, 감초 2.4g을

1첩으로 하여 생강 3쪽, 대추 2개를 넣고 달여 먹는다. 혹 가루를 내어 1회 8g씩

생강과 대추를 달인 물에 타 먹기도 한다.

칠정 - 귀비탕, 분심기음

귀비탕과 분심기음은 생각이 많고 스트레스가 많은 환경에서 발생하는
칠정의 병인을 다스리는 처방입니다. 둘 사이의 차이점은 귀비탕은 부
종이 없고, 분심기음은 부종이 있다는 것입니다. 같은 칠정의 병인이라
도 몸이 붓지 않으면 귀비탕을 쓰고, 잘 부으면 분심기음을 씁니다. 다
음은 《동의보감》에 나오는 귀비탕과 분심기음에 대한 설명입니다.

歸脾湯 治憂思勞傷心脾健忘怔忡當歸龍眼肉酸棗仁炒遠志製人

參黃芪白朮茯神各一錢木香五分甘草三分右剉作一貼薑五片棗二

枚水煎服

근심이 많고 생각이 많아서 심장과 비장이 상하여 생기는 건망증과 심장이 벌렁
거리는 증상을 치료한다. 당귀 4g, 용안육 4g, 산조인(검게 볶은 것) 4g, 원지 4g,
인삼 4g, 황기 4g, 백출 4g, 복신 4g, 목향 2g, 감초 1.2g을 1첩으로 해 생강 5쪽,
대추 2개를 넣고 달여 먹는다.

分心氣飮 治七情痞滯通利大小便淸而疎快紫蘇葉一錢二分甘草灸
七分半夏製枳殼各六分靑皮陳皮木通大腹皮桑白皮木香赤茯苓檳
榔蓬朮麥門冬桔梗桂枝香附子藿香各五分右剉薑三片棗二枚燈心
十莖煎服

칠정으로 막혀서 순환에 문제가 생기는 것을 치료한다. 대변을 잘 나가게 하고 소
변을 맑게 하면서 시원하게 나가게 한다. 자소엽 4.8g, 감초(살짝 볶은 것) 2.8g,
반하 2.4g, 지각 2.4g, 청피 2g, 진피 2g, 목통 2g, 대복피 2g, 상백피 2g, 목향 2g,
적복령 2g, 빈랑 2g, 봉출 2g, 맥문동 2g, 길경 2g, 계피 2g, 향부자 2g, 곽향 2g에
생강 3쪽, 대추 2개, 등심 10줄기를 함께 넣고 달여 먹는다.

방로 - 육미지황탕

육미지황탕은 방로로 인해서 몸 안의 진액이 고갈되고 기운이 없으면서
열이 나는 증상을 다스리는 처방입니다. 다음은 《동의보감》에 나오는

육미지황원에 대한 설명입니다.

六味地黃元 治虛勞腎氣衰弱久新憔悴寢汗發熱五藏齊損瘦弱虛煩骨蒸痿弱脉沈而虛(方見五藏)○此藥專補左尺腎水兼理脾胃少年水虧火旺陰虛之證最宜服之○凡人年幼被誘慾太早者根本受傷及稟賦薄者又�喪之過隱諱不敢實告以致元氣虛憊或遺精盜汗神疲力怯飮食不生肌肉面白五心發熱夏先惡熱冬先怕寒腰疼膝重頭暈目眩故曰水一虧則火必勝火動則肺金受剋而痰嗽作矣或勞汗當風面生粉刺則虛損成矣宜服此藥可保無虞

양기를 너무 많이 소모하여 신장의 기운이 약해져서 얼굴이 초췌하고 밤에 잘 때 땀이 나며 열이 나는 것과 장기가 상해 마르고 약해져서 허열이 오르고 골증열이 있어 팔다리가 나른해지고 약하며 맥이 가라앉고 허한 것을 치료한다. 이 처방은 신장을 보하면서 비위를 이롭게 해주는데 젊었을 때 신장의 물기운이 줄어 화기가 왕성해지는 음허증에 먹는 것이 가장 좋다.

젊은 나이에 너무 일찍 성생활을 시작해서 정기가 말랐거나 타고난 체질이 약한 사람이 지나치게 성생활을 많이 하여 몸이 약해졌는데 이것을 숨기고 솔직하게 말하지 않아 원기가 더욱 허약해졌거나 가만있어도 정액이 흐르고 식은땀이 나고 심신이 늘어지며 음식을 먹어도 살로 가지 않으며 얼굴빛이 희고 가슴과 손바닥에서 열이 난다.

여름에는 더위를 유난히 많이 타고, 겨울에는 추위도 유난히 많이 탄다. 허리와 무릎이 아프고 어지럽고 눈앞이 아찔해진다. 그래서 신장의 물기운이 한번 소모되면 심장의 화기가 왕성하게 되고 심장의 화기가 일어나면 폐가 피해를 받아서 가래가 끓고 기침이 난다. 땀을 흘리면서 일하다가 바람을 맞아 얼굴에 여드름이 생기는 수도 있다. 이 약을 먹으면 근심할 것이 없다. 숙지황 16g, 산약 8g, 산수유 8g, 백복령 6g, 목단피 6g, 택사 6g을 1첩으로 해 물에 달여서 복용한다.

담음 – 이진탕

이진탕은 몸 안의 노폐물이 정체돼서 배출되지 못하고 남아 있는 병리적인 산물인 담음을 다스리는 처방입니다. 다음은《동의보감》에 나오는 이진탕에 대한 설명입니다.

二陳湯 通治痰飮諸疾或嘔吐惡心或頭眩心悸或發寒熱或流注作痛半夏製二錢橘皮赤茯苓各一錢甘草灸五分右剉作一貼薑三片水煎服

담음으로 토하거나 메스껍거나 어지럽거나 심장이 두근거리거나 열이 여기저기 왔다 갔다 하면서 아픈 것을 치료한다. 반하 8g, 귤피 4g, 적복령 4g, 감초(살짝 볶은 것) 2g에 생강 3쪽을 넣어서 달여 마신다.

공진단

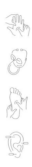

요즘 건강에 대한 관심이 높아지면서 효과적으로 체력을 관리할 수 있는 한약을 문의하시는 분이 많습니다. 그중 가장 대표적인 처방이 공진단입니다. 《동의보감》에서 설명한 내용을 일단 보겠습니다.

凡男子方當壯年而眞氣猶怯此乃稟賦素弱非虛而然借燥之藥尤宜速戒滋益之方羣品稍衆藥力細微難見功效但固天元一氣使水升火降則五藏自和百病不生此方主之

대체로 남자들이 장년기에 진기가 몹시 약한 것은 타고날 때부터 허한 것이 아니기 때문에 성질이 건조한 약재를 쓰면 안 된다. 몸을 보한다고 하는 처방들의 약품들은 많이 있지만 약의 힘이 미력해서 효과를 보기가 어렵다. 단지 타고난 원기를 튼튼히 해서 수승화강이 잘되게 해주면 오장이 스스로 조화로워지고 모든 질병이 사라지게 하는 데 이 처방을 쓴다.

원래 그렇게 타고난 것이 아니라면 도대체 무엇 때문에 몸이 허해졌을까요? 그 이유가 바로 다섯 가지의 병인 때문입니다.

1 체력에 비해서 일을 많이 할 때 발생하는 노권
2 과도한 음식으로 비위 기능이 상했을 때 발생하는 식적
3 스트레스를 지속적으로 받을 때 발생하는 칠정
4 양기를 지나치게 소모할 때 발생하는 방로
5 몸 안의 노폐물이 제대로 배출되지 않고 남아 여러 가지 병리현상을 일으키는 담음

이러한 병인 때문에 진액이 고갈되고 오장의 균형이 깨지게 됩니다. 우리 몸이 건강하려면 신수腎水는 위로 올라가고 심화心火는 아래로 내려가는 수승화강水升火降이 돼야 하는데 병인으로 인해 진액이 고갈되면 그 기능이 사라지며 열이 위로 오르고 아래는 차가워지는 상열하한上熱下寒이 되면서 장기의 균형은 깨지고 여러 가지 질병이 발생합니다.

공진단은 신수를 올려주고 심화를 내리는 기능이 탁월하여 건강한 생리 상태인 수승화강이 잘 이루어지게 해 오장육부를 조화롭고 튼튼하게 해줍니다. 또한 음혈을 보하고 원기를 강화해주는 기능이 있어서 질병 예방과 체력 증진에 탁월한 효과가 있습니다.

공진단은 녹용, 당귀, 산수유, 사향을 주재료로 만듭니다. 공진단 약재의 개별적인 효능을 보자면 녹용은 기와 혈을 동시에 보하는 최고의 약재입니다. 보양하는 효능이 뛰어나기 때문에 팔다리에 힘이 빠지거나 면역이 약해 잔병치레를 자주 하는 분들에게 효과가 좋습니다.

녹용은 어린이들에게는 면역력 향상과 성장 촉진, 청소년들에게는 체력 보강과 집중력 향상, 남성들에게는 원기 보충, 여성들에게는 빈혈 예방과 튼튼한 자궁 기능, 노인들에게는 근력 향상과 치매 예방에 도움을 줍니다.

당귀는 깨끗하고 맑은 피를 만들어주는 기능이 있으며, 혈액순환을 원활하게 해서 손발 저림, 수족냉증에 효과가 있으며 두통이나 어지럼증에도 효과가 좋습니다.

산수유는 몸 밖으로 기운이 빠져나가는 것을 막아주는 수렴 작용이 탁월한 약재입니다. 산수유는 신장의 기능을 도와주기 때문에 허리를 튼튼하게 해주고 강장제로 많이 사용합니다.

사향은 사향노루의 사향주머니에서 채취하는 자연 약재입니다. 수승화강 기능을 돕고 막힌 것을 뚫어주는 기능이 커서 집중력 저하, 뇌졸중, 심장병 등 각종 순환장애 증상에 효과가 있습니다. 마음을 편하게 해주고 머리를 맑게 해주어 어린이, 청소년부터 성인, 노년층까지 다양하게 효과를 볼 수 있는 명약입니다. 사향은 중추신경의 기능을 항진시키고 정신을 맑게 해주며 심장을 강하게 하고 호르몬의 분비를 왕성하게 합니다. 이 약재들을 곱게 갈아서 꿀로 반죽하고 금으로 싸서 만든 것이 바로 공진단입니다.

　그러면 공진단은 누가 복용하면 좋을까요? 공진단은 성장이 부진한 어린이, 시력이 약한 어린이, 집중력과 체력이 떨어지는 청소년 수험생, 양기가 떨어지고 면역이 약해지는 성인 남성, 피부 미용과 노화 방지에 관심 많은 성인 여성, 중풍과 심장병, 치매 등이 걱정되는 노년 등에 광범위하게 활용할 수 있습니다. 병인을 해결하고 공진단을 복용한다면 가장 좋은 건강 해결책이 될 수 있습니다.

PART 3

병인에 따른 치료법

CHAPTER 1

노
화
와

병
인

여성의 갱년기와 '월국환'

대부분의 여성들은 40대 후반부터 폐경을 시작합니다. 폐경은 난소가 더 이상 일을 하지 않아서 그로 인해 생리가 끊어지는 것을 말합니다. 적당한 시기에 아무 증상 없이 폐경이 왔다면 그렇게 서운할 일은 아닙니다. 그 나이에 아이를 가질 것도 아니고 생리하는 수고도 사라지니 오히려 감사한 마음이 들 수 있습니다. 하지만 대부분의 여성들은 폐경이 가까워지면서 몸에 여러 가지 이상 증상을 느끼고, 심지어는 마음의 병까지 생겨서 고생을 합니다. 이것을 호르몬 분비가 점차 줄면서 발생하는 갱년기 증상이라고 합니다.

　나이를 먹을수록 호르몬 분비는 당연히 줄어들기 때문에 정도의 차이는 있을지언정 갱년기 증상은 누구에게나 찾아온다고 할 수 있습니다.

그런데 어떤 분은 갱년기 증상을 거의 느끼지 못하고, 어떤 분은 극심하게 겪는다는 데 문제가 있습니다. 그 차이는 어디에서 오는 것일까요?

한의학적으로 설명하자면 평소 담음이나 칠정, 음허 등의 병인을 가지고 있던 분이라면 호르몬 분비가 급격하게 줄어드는 갱년기가 도래했을 때 가지고 있던 증상들이 증폭되면서 증상이 심해진다고 할 수 있습니다. 또한 갱년기 장애가 심한 분 중에는 자율신경 실조증을 가지고 있는 분들이 많습니다.

자율신경이란 교감신경과 부교감신경을 말하는데, 이 두 가지 신경이 음양의 조화와 같이 함께 어우러져 균형을 잘 맞추어야 각종 장기들이 상생하면서 원활한 기능을 합니다. 그런데 자율신경 실조증이 되면 두 신경 간의 균형이 깨지면서 여러 가지 증상들이 나타납니다. 특히 병인이 있는 분들이 갱년기를 맞아서 자율신경 실조증에 걸리면 '병인+갱년기 증상+자율신경 실조증'의 삼중고로 인해 각종 증상들이 한 번에 폭발하듯 발생합니다.

가장 많은 증상은 열이 오르고 어지럽고 숨이 차고 심장이 두근거리는 것입니다. 손발이 차고 몸이 잘 붓고 만성피로에 우울증도 올 수 있습니다. 심한 경우 호흡 중추나 연수의 기능 저하가 발생해서 체내의 산소 부족으로 뇌 건강에도 문제가 생길 수 있으며, 그것을 보상하기 위해 심장박동 수는 더 증가할 수 있습니다. 제때 치료하지 않으면 고혈압, 심장병, 중풍, 치매로까지 연결되기 때문에 갱년기 장애는 그냥 내버려 두기에는 매우 위험한 병이라고 할 수 있습니다. 이런 증상을 가지고 있는 40대 여성이라면 하루빨리 치료를 하는 것이 바람직합니다.

다음은 갱년기 장애와 관련된 치료 사례와 처방에 대한 설명입니다.

미국에 거주하는 43세 한국 여성이 있었습니다. 외국 생활을 하다 보면 당연히 스트레스가 많겠지요. 부부 사이는 비교적 괜찮은데 자녀들과의 갈등이 심해서 짜증나고 화나고 우울하고 불면증에 꿈자리도 사납고, 몸에서 열이 오르고 기운도 없고 삶의 의욕도 없다고 했습니다. 그러던 중 갑자기 생리가 끊어졌다고 합니다. 아직 갱년기가 되려면 몇 년 더 남은 걸로 알고 있는데 조기 폐경이 아닐까 걱정이 된다며 문의를 해왔습니다.

호르몬의 문제라면 조기 폐경이라고 할 수 있겠지만 그분의 현재 상황을 보자면 스트레스, 즉 칠정의 병인으로 인한 생리불순이라고 할 수 있었습니다. 이분은 '월국환'을 복용한 후 가슴이 시원하고 마음이 편해졌고, 보름 뒤부터는 다시 생리를 하기 시작했습니다.

불면증과 우울증이 있는 51세의 어느 부인은 갱년기가 다가오면서 불면증이 심해져서 수면제를 늘려도 잠을 자기가 더 힘들다고 했습니다. 불면증이 심해지니 우울감은 더 깊어지고 체중은 점점 빠지고 얼굴빛도 검게 변해서 결국 병원에 입원을 하기도 했는데 그래도 여전히 몸이 힘들다고 했습니다. 이분은 담음과 노권으로 진단해 치료를 하고, 증상이 어느 정도 회복된 후 월국환을 꾸준히 복용하고서 건강을 회복하셨습니다.

월국환은 마음이 억눌렸을 때 발생하는 울증을 치료하는《동의보감》처방으로 칠정의 병인을 다스리는 기능이 있는데, 갱년기 여성들의 각종 증상에 도움을 주는 효과가 있습니다. 스트레스에 반복적으로 노출되면 우울뿐만 아니라 학습과 기억에 손상을 미치는데 창출, 향부자, 천궁, 신국, 치자 등 다섯 가지 약재를 곱게 갈아 환으로 빚어 만든 월국환이 효과가 좋습니다.

국내 한 대학의 실험 논문에서 월국환은 '우울증을 포함한 정신 장애의 치료에 오래전부터 임상적으로 이용되어왔으며 항우울증제의 작용을 하며, 해마의 시냅스가소성을 증가시킴으로써 반복적인 스트레스에 의한 기억 손상을 회복시키는 데 유효하다'는 결과를 보였다고 발표했습니다. 갱년기 전후 화병이나 우울증, 공황장애, 불면증 등의 신경 증상이 있거나 만성 피로, 생리 불순(조기 폐경이나 과다 출혈) 등의 증상에 많은 도움이 될 수 있습니다.

갱년기의 화병

화병은 그 자체로도 질병이고, 2차적으로도 다른 질병이 병발할 수 있어서 주의해야 합니다. 갱년기에는 화병의 증상이 더 심해지기 때문에 심각하다고 할 수 있습니다. 한의학에서 보는 화병의 진행 과정은 다음과 같습니다.

1 화를 끓여서 분노하면 간이 상하게 된다. 怒傷肝

2 간이 상하면 곧바로 비장이 상한다. 木克土

3 비장은 땅의 역할을 하며 만물을 소생시키고 키운다. 비장이 상하면 폐장, 신장, 심장 등등 모든 장기를 자양하지 못하고 온몸이 병든다.

화병으로 건강 자체를 잃어버릴 수 있다는 것입니다. 화병의 가장 큰 원인은 사람과의 관계와 주변 환경이기 때문에 나이와는 큰 상관이 없습니다. 그런데 화병이 있는 분들이 갱년기가 되면 몸 안의 진액이 고갈되기 때문에 몸이 건조해지면서 증상이 증폭됩니다.

40~50대 이후 찾아오는 화병은 필연적일 수 있습니다. 나보다는 가족이나 이웃 등 다른 사람을 위해 사는 경우가 많고, 다른 사람을 위해 내 생각을 양보하는 상황이 많으면 스트레스가 쌓이는데 그것을 풀 수 있는 시간적인 여유 없이 바쁘게 일하는 나이다 보니 더욱 그렇습니다.

갱년기에 화병이 발생하면 일반 화병이 가지고 있는 증상에 몸 안의 진액이 부족한 증상이 더해지기 때문에 입이 마르고 눈물이 마르는 등 몸에서 분비되는 각종 분비물이 급격하게 줄고, 피부가 건조해지고 얼굴 주름이 많이 생기고 머리카락 굵기가 얇아지고 탈모가 심해지고 손톱이 얇아지거나 잘 깨지는 등의 증상이 발생할 수 있습니다. 심리적으로도 불안증과 우울증 등이 더 심해질 수 있으며, 분노조절 장애나 불면증도 심해질 수 있습니다.

갱년기의 화병은 일반 화병과 동일하게 치료하는데 거기에 보혈, 보음 등 부족한 진액을 보충하는 치료를 함께 합니다. 덧붙여 갱년기 화병을 치료하는 데 가장 중요한 것은 주변 사람들의 관심과 도움입니다. 특히 가족의 도움이 무엇보다 절실합니다. 아내나 엄마의 상태가 예전과 다르다고 해서 성격이 나빠진 것으로 생각하는 경우가 있는데 이것은 질병이라고 인식하고 보다 세심한 주의를 기울이는 자세가 필요합니다.

화병을 스스로 다스릴 수 있는 방법 중에 호흡법이 있습니다. 긴장과 스트레스에 대항해서 반응하는 것을 교감신경이라고 합니다. 긴장을 이완하고 스트레스를 풀어주는 것은 부교감신경입니다. 이 두 가지를 자율신경이라고 하는데, 내가 직접 관여하지 않아도 스스로 지켜주는 신경인 것입니다. 호흡을 하거나 심장이 뛰는 것은 내가 명령을 내리지 않아도 자율신경에 의해서 스스로 기능을 합니다. 그런 이유로 우리는 맘 편히 잠을 잘 수 있습니다. 의식이 없을 때 심장이 뛰지 않거나 숨을 쉬지 않는다면 생존에 심각한 문제가 발생할 것입니다. 그런데 화병이 발생하면 자율신경의 균형이 깨지면서 소화불량, 우울증, 두통, 어지럼증, 고혈압, 당뇨, 비만, 심혈관 질환, 중풍, 치매 등 병리적 문제가 발생하기 쉽습니다. 이때 호흡을 잘하면 화를 가라앉히고 자율신경 체계를 정상으로 잡아줄 수 있습니다.

한의학에서 호흡을 강조하는 이유는 자율신경 중 스스로 어느 정도 컨트롤을 할 수 있는 유일한 것이기 때문입니다. 호흡은 의식을 잃고 쓰러졌을 때에도 자율신경에 의해서 하지만, 의식이 있는 상태에서 의도적으로 빠르게 하거나 느리게 하거나 잠시 멈추거나 하는 등의 컨트롤이 가능합니다. 심장박동은 호흡과 같이 인위적으로 멈추게 하거나 빠르게 또는 느리게 하는 것이 불가능합니다.

호흡법을 배우기 전에 기본적으로 알아야 할 것이 있습니다. 숨을 들이마실 때에는 코로 하고 내쉴 때에는 입으로 하는 것입니다. 그 이유는 공기가 들어올 때에는 코를 통해서 외부의 나쁜 기운이 걸러져야 하고,

나갈 때에는 입을 통해서 몸 안의 나쁜 기운을 막힘없이 모두 배출해야 하기 때문입니다.

제가 소개해드릴 호흡법은 두 가지입니다. 모두 화를 다스리고 스트레스를 풀어주는 방법이므로 잘 배워서 틈날 때마다 한다면 좋은 효과를 얻을 수 있을 것입니다.

첫 번째, 전통적인 호흡법인 '육자결 호흡법'이 있습니다. 이것은 퇴계 이황 선생이 쓴 《활인심방》에도 소개되어 있는데, 여기서는 가장 기본이 되는 동작을 알려드리겠습니다.

- 편안한 마음으로 양다리를 어깨너비로 벌리고 팔을 늘어뜨려 똑바로 선다.
- 코로 숨을 들이마시면서 손바닥을 위로 향한 자세로, 바깥쪽으로 크게 머리 위까지 원을 그린다.
- 잠시 숨을 멈춘다.
- 숨을 입으로 내쉬면서 손바닥을 아래로 향한 자세로, 머리 위에서 아랫배까지 몸의 가운데를 따라 내린다. 이 동작을 3회 반복한다.

두 번째, 중국 《양생서》에 나오는 호흡법이 있습니다. 갱년기에는 생리가 끊어지면서 심리적으로 불안정해지고 허리 통증이나 어깨 결림, 히스테리, 정서 불안, 불면증 등의 증상이 발생할 수 있는데 이런 증상들을 완화시킬 호흡법입니다.

- 두 다리를 쭉 펴고 앉아서 입으로 숨을 천천히 내쉬며 양손은 펴서 앞으로 밀어낸다.

- 숨을 다 내쉰 후에는 코로 천천히 공기를 들이마시면서 주먹을 쥐며 양팔을 옆구리로 끌어당긴다.

- 숨이 가빠지기 전에 숨을 내쉬면서 두 팔을 다시 편다. 이 동작을 3분간 1회 한다.

누구에게나 찾아오는 갱년기의 화병을 가라앉혀줄 호흡법을 잘 익혀서 건강하게 이겨내시기 바랍니다.

탈모

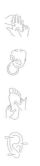

한의학에서 신장肾臟은 모발을 주관하며 뼈와 연관이 있는데 뼈의 상태는 머리털에 나타난다고 설명합니다. 모발은 스타일뿐만 아니라 몸의 기능과도 밀접한 관련이 있다는 것을 알 수 있습니다. 모발이 윤택한 사람은 신장 기능이 튼튼하고 뼈도 튼튼할 것이기 때문입니다. 반대로 근래에 모발이 얇아지고 잘 빠지고 건조하다면 단순히 탈모의 문제라기보다는 신체의 건강과 깊은 관련이 있기 때문에 주의해서 살펴봐야 합니다.

《동의보감》에서는 혈이 풍부하면 머리털에 윤기가 있고 혈이 부족하면 윤기가 없으며, 혈이 열을 받으면 머리털이 누렇게 되고 혈이 상하면 머리털이 희어진다고 설명합니다. 그러므로 탈모를 예방하고 치료하려면 무엇보다 먼저 혈이 건강해야 합니다. 여기서 혈이란 우리가 알고 있는 혈액만을 이야기하는 것이 아니라 혈액을 포함한 영양물질을 모두 포함한 개념입니다. 혈이 풍부하고 열받지 않고 제 기능을 발휘한다면 탈모 걱정 없이 탐스러운 모발을 유지할 수 있습니다. 그러면 어떤 경우에 이렇게 중요한 혈에 문제가 발생할까요?

먼저 몸 안의 진액이 빠져나가서 발생하는 '허손병虛損病'이 있을 때 혈에 문제가 발생합니다. 허손병은 산후에 몸조리를 못 했거나 습관적으로 유산을 많이 한 부인들에게서 발생하고, 남자의 경우는 어릴 때부터 정을 많이 소모했을 때 나이를 먹으면서 정이 고갈되며 발생하는데 주로 피부가 쭈글쭈글해지면서 탈모가 진행됩니다. 이것은 방로의 병인으로 볼 수 있으며, 기혈을 골고루 보해주는 한방 치료를 해야 합니다.

식사를 제때 못 하고 영양 공급이 충분히 되지 않은 상태에서 체력에 비해 일을 많이 하면 기운이 빠지고 노권의 병인이 발생하면서 피부와 모발이 마르고 건조해집니다. 이때는 반드시 기운을 도와주어야만 탈모를 치료할 수 있습니다.

정력을 과도하게 소모한 것도 아니고 일을 심하게 하지도 않았는데 머리털이 빠지거나 젊은 나이에 일찍 탈모가 오는 경우는 칠정이 병인일 가능성이 높습니다. 젊을 때부터 발생하는 탈모는 지속적인 스트레스로 몸 안에 화火가 성하면 혈을 마르게 하면서 발생합니다. 이때는 화를 내려주고 진액을 보충해주는 처방으로 치료합니다.

기름지고 맛 좋은 음식을 습관적으로 많이 먹으면 가슴에 열과 습담이 생기는데 그것이 머리털 뿌리까지 영향을 미치고 피가 점차 마르고 모발이 빠집니다. 이것은 식적의 병인으로 발생하는 탈모이기 때문에 습열을 다스리고 진액을 보충하는 치료도 중요하지만 그보다 먼저 먹는 습관을 바꾸어야 합니다.

탈모가 왔을 때 가장 먼저 해야 할 것은 탈모의 원인이 되는 자신만의 병인을 반드시 확인하고, 그러한 병인이 오게 된 잘못된 습관이나 환경을 바꾸는 것이 무엇보다 중요합니다. 그렇게 하지 않는다면 치료가 됐더라도 반드시 재발할 수 있다는 것을 알아야 합니다.

탈모 예방 팁 3가지

1 머리를 자주 빗어보세요. 머리를 자주 빗으면 눈이 밝아지고 모근이 튼튼해집니다. 건강한 모발을 갖고자 한다면 매일 새벽마다 빗질을 120번 정도 하는 것이 좋습니다.

2 백회에 뜸을 뜹니다. 뜸에는 직접구와 간접구 두 가지가 있는데 탈모에는 직접구가 훨씬 더 효과가 좋습니다. 근처 한의원에 가서서 백회혈을 잡고 그곳에 올바른 방법으로 뜸을 떠보세요.

3 비만이면서 탈모가 왔다면 우선적으로 살을 빼는 것이 효과적입니다. 모발은 모근의 미세혈관으로부터 영양을 공급받아 자라기 때문에 피가 맑고 깨끗해야 잘 자랍니다. 그런데 살이 찌면 혈액이 기름지고 탁해지므로 모발로 가는 영양 공급이 줄어서 탈모를 유발합니다.

전립선 질환

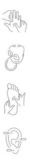

전립선은 방광 아래에 위치하고 있는 조직입니다. 크기는 밤톨만 한데 여기서 전립선액을 만듭니다. 전립선액은 정액의 30% 정도를 차지하는데 정액에서 밤꽃 특유의 냄새가 나는 이유가 바로 전립선액 때문입니다. 전립선액은 정자에 영양을 공급하고 정자가 원활하게 이동할 수 있도록 도우미 역할을 합니다.

세균 감염 또는 면역 기능 저하로 전립선에 염증이 발생했거나, 나이가 들면서 남성호르몬의 변화로 전립선이 비대해지면 요도의 정상적인 컨디션에 영향을 미치면서 여러 가지 증상들이 나타나는데 그것을 전립선염, 전립선 비대 등의 전립선 관련 질환이라고 합니다. 전립선염은 전립선이나 전립선 주변 기관에 염증이 생기는 것인데 대장균과 같은 세균 감염이나 요도염, 방광염이 제때 치료되지 않아서 발생하는 경우가 많습니다. 전립선염은 염증성 질환이기 때문에 면역이 떨어지면 나이에 관계없이 발병할 수 있어서 젊은 사람들도 주의를 해야 합니다. 전립선 비대는 나이가 들면서 남성호르몬의 분비가 감소해 발생하는 증상입니다. 개인의 건강 상태에 따라 증상의 차이가 심하기 때문에 앞서 말씀드린 전립선 증상들이 있다면 나이 탓이라 생각하지 말고 제때 치료하는 것이 무엇보다 중요합니다.

전립선 질환이 발생하는 한의학적 원인은 병인에 있습니다. 먼저 성생활을 지나치게 많이 하면 진액이 고갈되고 화기가 치밀어 올라 방로의 병인이 발생하고 전립선 질환이 발생합니다. 또 몹시 성을 내면 기가 동하여 칠정의 병인이 발생하고 전립선 질환이 발생합니다. 기름진 음식을 많이 먹어도 습한 기운이 동하여 식적의 병인이 발생하고 전립선 질환이 발생합니다. 생활이 불규칙하거나 독한 술을 많이 마시면 담음의 병인이 발생하고 정상적인 혈액순환을 막아 전립선 질환이 발생합니다. 체력에 비해 일이 많아 과로가 쌓이면 노권의 병인이 발생하는데 이때 면역 기능이 급격히 떨어지면서 전립선 질환이 발생합니다.

전립선 질환의 구체적인 증상은 다음과 같습니다.

- 소변을 보고 싶어서 화장실에 갔는데 한참을 서 있어도 잘 나오지 않는다.
- 소변을 보고 싶을 때 바로 보지 못하면 참을 수가 없다.
- 소변 줄기가 요즘 들어 많이 약해졌다.

- 소변을 보고 나서 돌아서는데 덜 본 것같이 잔뇨감이 남는다.

- 자다 말고 3회 이상 일어나서 소변을 본다.

- 낮에도 남들보다 훨씬 자주 소변을 본다.

- 소변 볼 때 통증이 있다.

- 최근 들어 양기가 급격히 떨어졌다.

- 사정을 할 때 통증이 동반된다.

- 허리나 항문, 회음부, 고환, 치골 주위 등에 통증이 있다.

이러한 증상 중 두 가지 이상에 해당된다면 일단 전립선 비대나 전립선 염증을 의심할 수 있습니다. 전립선 질환의 치료는 무엇보다 먼저 현재 자신이 가지고 있는 병인을 치료하고, 병인을 유발한 잘못된 습관과 환경을 개선하는 것이 가장 중요합니다. 전립선염은 염증의 단계에 맞춰 초기에 열이 나고 통증이 극심한 경우 열의 속성에 따라 피부를 통해 발산하거나 소변과 대변을 통해 배설하는 한약으로 치료하고, 만성적인 염증으로 기능이 떨어지는 경우는 보음, 보양 등 몸의 기능을 도와주는 한약으로 치료합니다.

전립선 비대는 결국 양기가 떨어지면서 나타나는 증상이므로 양기를 올려주고 면역을 개선하는 한약으로 치료합니다. 그와 함께 전립선 질환에 특별히 효과가 좋은 병인 면역 뜸 요법을 함께 하면 더욱 효과가 좋습니다. 뜸은 기혈순환을 원활하게 해주고 심부 체온을 올리고 면역을 올려서 질병을 치료하는 데 많은 도움을 줍니다. 특히 전립선 질환에 뜸 요법은 탁월한 효과를 발휘합니다. 원인과 증상에 맞는 한약 처방과 함께 뜸 요법을 시행하면 전립선 비대와 전립선염은 물론 전립선암 치료에도 많은 도움이 됩니다.

이명증

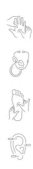

이명耳鳴이란 '귀가 운다'는 뜻으로, 귀에서 소리가 나는 것입니다. 정작 들어야 할 소리는 잘 들리지 않고 매미 소리, 기차 소리, 휘파람 소리 등 옆에 있는 사람이 듣지 못하는 각종 잡소리가 들린다면 여간 심각한 일이 아닐 수 없습니다. 이명증은 귀가 잘 들리지 않는 이롱耳聾, 즉 난청으로 이어질 확률이 높고 정신적으로도 나쁜 영향을 미쳐서 우울감이나 심리적 위축 등을 동반할 수 있습니다. 또 심한 경우 자살 충동까지 발생할 수도 있어서 귀에서 소리가 나는 증상이 있다면 반드시 초기에 치료를 하는 것이 중요합니다.

　한의학적으로 볼 때 이명증의 가장 큰 원인은 몸 안의 진액이 부족한 것입니다. 한의학의 고전《황제내경》에서 신장은 귀를 주관한다고 설명합니다. 신장의 기운이 귀와 통하므로 신장 기능이 조화로워야 소리를 명확히 들을 수 있습니다. 신장은 진액을 저장하는데 진액이 부족하면 이명이 발생하고 귀가 어두워집니다. 정기가 조화로워야 신기가 왕성해져서 맑고 깨끗하게 소리를 들을 수 있습니다.

《동의보감》에서는 이명의 가장 큰 원인을 기혈의 부조화라고 설명합니다. 달이 햇볕을 받아서 빛을 내는 것과 같이 사람의 귀는 양기를 받아야 밝아질 수 있는데, 진액이 부족하면 양기를 받아들일 수 없으므로 듣는 것이 밝지 못하고 이명증이 발생할 수 있습니다. 또한 진액이 정상이라도 그것을 움직이는 양기가 부족하다면 진액을 활용할 수 없기 때문에 역시 귀가 밝지 못합니다. 그러므로 이명증이 발생하지 않고 귀가 밝아지려면 진액도 풍부하고 양기도 충실해야 합니다.

이명증이 귀에서 발생하는 증상이기는 하지만 중이염과 같은 특정한 질병을 제외하고 귀 자체의 원인으로 생기는 경우는 많지 않습니다. 귀 자체의 문제가 아닌 우리 몸의 기혈 부조화로 인해 이명증이 생기는 것입니다.

이명증이 귓병이기는 해도 귀를 치료해서 해결될 문제가 아니므로 몸 전체를 봐야 합니다. 허준 선생님이 이명을 난치병이라고 말씀하신 것처럼 이명증은 쉽게 치료되지 않습니다. 그 이유는 단순히 귓병이 아니라 몸 전체의 기혈 부조화에서 오는 것이라 그 원인을 명확히 알아야 하기 때문입니다.

성생활을 지나치게 많이 하는 경우

성생활을 지나치게 많이 하면 방로의 병인이 발생하는데, 이때 진액이 고갈되고 진액을 담고 있는 신장의 기능이 약해집니다. 신장 기능이 약해지면 허열이 상승하면서 이명증이 발생합니다. 진액이 부족하면 양기를 제대로 받아들일 수 없는 이치입니다. 평소에는 잠잠했다가 성생활만 했다 하면 증상이 심해질 경우 방로에서 오는 이명증이라는 것을 알 수 있습니다.

방로의 원인으로 발생하는 이명은 소리가 크지 않지만 복잡하고 지저분한 경우가 많습니다. 성생활 횟수를 줄이고 신장의 정을 보충하는 치료를 해야 회복될 수 있습니다.

과로가 누적되었을 때

체력에 비해 지나치게 일을 많이 하면 노권의 병인이 발생합니다. 노권이란 기운이 없는 것인데, 앞서 설명한 것과 같이 진액이 부족하지 않더라도 기운이 없으면 제대로 진액을 활용할 수 없으므로 이명이 발생합니다. 과로하고 일하느라 땀을 많이 흘린 날 유난히 이명이 심하다면 노권으로 인한 것임을 알 수 있으며, 일을 줄이고 영양 공급을 규칙적으로 해야 치료할 수 있습니다.

중년이 지나서 중병을 앓고 난 이후

젊을 때에는 기혈이 충실해서 별 문제가 없으나 중년 이후 노화로 인해 체력이 떨어진 상황에서 중병을 앓으면 진액이 소모된 것이 쉽게 회복되지 않아 이명이 발생할 수 있습니다. 진액을 보충해주는 치료와 함께 심신의 안정을 취하는 것이 중요합니다.

바람이 많이 불거나 춥거나 더운 환경에 오래 노출되었을 때

예를 들어 새벽에 스키장에 가서 신나게 스키를 탄 이후 이명증이 발생했다면 그것은 외감外感으로 인한 이명증이라고 합니다. 특별히 진액이 부족하거나 기운이 없는 등 기혈의 부조화가 없다면 거풍祛風, 산한散寒, 청열淸熱 등의 원인에 따른 외감을 치료하는 방법으로 치료합니다.

지속적인 스트레스

지속적으로 스트레스를 받으면 화기로 인해서 몸 안의 진액이 끓어오르고 마르게 됩니다. 진액이 마르면 허열이 오르는데 이것이 스트레스로 인한 화기와 합해져서 여러 가지 심각한 질병들을 만들어냅니다. 심하게 열받았거나 근심, 걱정을 한 이후 이명증이 발생했거나 열받으면 이명증이 더 심해지는 것을 느낀다면 원인을 스트레스로 인한 칠정으로 보고 치료해야 합니다.

몸에 담음이 있을 때

이명증이 있는데 어지럽거나, 심장이 두근거리거나, 숨이 차거나, 속이
울렁거리거나, 냉대하와 같은 증상이 함께 있다면 담음으로 인한 이명
증이라고 볼 수 있습니다. 담음이란 정상적인 진액이 병리적으로 변한
것으로, 이것이 밖으로 배출되지 못하고 몸 안에 정체해 있는 것을 말합
니다. 이때는 담음을 다스리는 치료를 해야 하고 규칙적인 생활 습관을
가지려는 노력을 해야 합니다. 담음으로 인해 생기는 이명은 비교적 크
고 심한 소리가 납니다.

귀는 노화의 척도라는 말이 있습니다. 특별히 질병이 없는데 이명증
이 발생하거나 귀가 어두워지면 그만큼 노화가 진행됐다고 볼 수 있습
니다. 그래서 이명증이 있다면 지체하지 말고 빨리 치료를 하는 것이 무
엇보다 중요합니다. 이명을 치료하면 여러 증상이 사라지는 것과 동시
에 몸이 건강해지고 노화가 예방되기 때문에 일석이조라고 할 수 있습
니다.

다른 감각기관에 비해 이명, 난청 등 귀의 기능에 문제가 발생했다면
다양한 이유로 인하여 신장 기운이 약해진 사람이라고 볼 수 있습니다.
귀 주변에는 200여 개의 경혈이 모여 있으며, 그 경혈들은 오장육부와
긴밀하게 연결돼 있습니다. 귀만 잘 자극해도 이명뿐만 아니라 웬만한
질환들도 다스릴 수 있습니다.

집에서 할 수 있는 귀 자극법

이명증이 있을 때 집에서 할 수 있는 귀 자극법에 대해 설명해드리겠습니다. 도인법과 지압법, 약차 요법도 잘 참고해서 이명증을 예방하시기 바랍니다.

도인법 3종 세트

1. 코로 숨을 들이마신 후 내쉬기 직전 손으로 코를 막습니다. 이 상태에서 천천히 1부터 5까지 셉니다. 그 후 손을 떼고 입으로 숨을 내쉽니다. 이 동작을 3회 반복합니다.

2. 양쪽 검지를 귓구멍에 넣어 꼭 막습니다. 1부터 5까지 센 후 두 손가락을 동시에 뺍니다. 이때 진공됐다 공기가 들어가듯 펑 하고 소리가 나면 더 좋습니다. 이 동작을 3회 정도 반복합니다.

3. 엄지와 검지로 귀 위를 잡고 아래까지 죽 내려가면서 마찰합니다. 이 동작을 20회 정도 반복합니다.

지압법 2가지

중저혈(손등 넷째와 다섯째 손가락 뼈 사이의 오목한 곳)과 완골혈(귀 유양돌기 아래 뒤쪽의 오목한 곳)을 손가락으로 약간 통증이 있을 만큼 한 번에 5회, 하루에 여러 차례 수시로 꾹꾹 눌러줍니다.

이명증에 도움이 되는 약차

산수유차

과도한 성생활로 진액이 고갈되었을 때 발생하는 이명에 효과가 있습니다. 산수유 20g을 물 1리터에 넣고 500cc가 될 때까지 끓여서 하루에 2~3회 나누어 마시면 좋습니다.

인삼차

과로로 땀을 많이 흘리고 입맛이 없고 기운도 없고 이명이 있을 때 좋습니다. 마른 인삼 10g을 물 1리터에 넣고 500cc가 될 때까지 끓여서 하루에 2~3회 나누어 마시면 좋습니다.

귤피차

지속적인 스트레스로 진액이 마르거나 몸에 담음이 있어서 이명이 발생했을 때 좋습니다. 귤껍질 20g을 물 1리터에 넣고 500cc가 될 때까지 끓여서 하루에 2~3회 나누어 마시면 좋습니다.

복분자차

이명증이 있을 때 병인과 관계없이 누구나 활용하면 효과를 볼 수 있는 약재입니다. 복분자 20g을 물 1리터에 넣고 500cc가 될 때까지 끓여서 하루에 2~3회 나누어 마시면 좋습니다.

CHAPTER 2

임신과 병인

난임

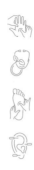

미리 점검해야 할 것들

한의학은 자연의학입니다. 자연의학은 자연에서 나온 재료로 질병을 치료한다는 의미지만 사람을 자연의 일부라 생각하고 자연과 사람의 법칙을 동일하게 적용한다는 뜻도 됩니다. 겨울에 먹는 냉면이 여름보다 더 맛있고 배탈도 덜 나는 이유는 날씨가 추워서 피부 온도가 떨어지면 상대적으로 배 속은 따뜻해지기 때문입니다. 추운 겨울에 지표면은 차가워도 동굴 속에서 더운 바람이 나오는 것과 같은 이치입니다. 더운 여름에 차게 먹으면 배탈이 잘 나는 이유는 피부가 더울수록 배 속은 차가워지기 때문인데, 지표면이 뜨거울수록 동굴 속에서는 찬바람이 나오는 것과 같습니다. 그래서 여름에는 따뜻한 음식으로 장을 달래야 하니 이열치열以熱治熱이라 하고, 겨울에는 찬 것을 먹어도 큰 탈이 없는 것입니다.

난임이야말로 인체와 자연의 특성을 잘 이해해야 극복할 수 있기 때문에 서론이 좀 길었습니다. 요즘은 양육비용이 무서워 임신을 미룬다는 사람도 있지만, 아기를 갖고 싶은데 임신이 되지 않아 고통받는 부부도 많습니다.

과거에 비해 모든 환경이 좋아진 요즘 이렇게 난임이 늘어난 이유가 무엇일까요? 난임은 남자 요인과 여자 요인이 반반쯤 됩니다. 씨앗이 부실해도 싹이 나기 힘들고 밭이 부실해도 싹이 나기 힘듭니다. 하지만 가중치를 둔다면 씨앗은 약간 부실해도 땅이 비옥하면 싹을 틔울 수 있는데, 씨앗이 좋아도 땅이 척박하면 싹을 틔우기 쉽지 않습니다. 그래서 난임이라고 하면 우선적으로 여성의 몸 상태를 확인하는 것입니다.

과거에 비해 요즘 난임이 많아진 가장 큰 원인은 생활 습관과 환경의 변화입니다. 플라스틱 사용 증가로 환경호르몬 노출이 많아지면서 생식 기능이 떨어지고, 인간관계가 복잡해지면서 스트레스를 받는 일이 많아지는 등의 원인도 있지만 난임과 관련해서는 그보다 더 중요한 것이 의식주의 변화입니다. 그럼 구체적으로 의식주의 어떤 변화가 난임을 유발할까요?

첫 번째 '의'를 보면 과거와 현재의 옷과 관련해서 가장 두드러지는 것은 한복과 양장의 차이라고 볼 수 있습니다. 여성의 한복을 보면 치마는 몇 겹으로 두껍게 입어서 풍성하고 저고리는 얇게 입어서 가냘프게 보입니다. 이것은 멋을 위한 것이라고 볼 수도 있지만 실은 자궁과 하체를 따뜻하게 보호하고 가슴과 머리는 시원하게 함으로써 인체의 건강 상태인 수승화강을 유지하는 데 도움을 줍니다. 그런데 요즘은 어떤가요? 겨울철 젊은 여성들의 옷을 보면 걱정이 앞섭니다. 날이 추울수록 상의는 패딩이나 털옷 등 두꺼운 방한복을 입는데 하의는 오히려 짧은 치마에 스타킹이나 레깅스 등을 얇게 입습니다. 하체는 차갑고 상체는 더우니 병리적 상태인 상열하한을 도와주는 꼴이 되고 이것은 난임을 유발할 수 있습니다.

두 번째 '식'을 보면 현재는 물질적으로 풍요롭기 때문에 영양 공급이 좋을 수밖에 없습니다. 과거에는 못 먹어서 병이 났기 때문에 보약이 필요했지만 지금은 너무 먹어서 병이 되니 노폐물을 제거하고 신진대사를 원활하게 하는 약을 처방하는 경우가 많습니다. 이렇게 잘 먹는데 몸을 움직이는 일은 과거에 비해서 훨씬 적습니다. 자연히 습과 담이 몸 안에 정체하고 복부비만이 발생할 확률이 높아졌습니다. 실제로 난임의 원인이 정확히 나오지 않는 여성 중에 살을 빼고 자연임신이 된 경우가 많았던 것을 보면 음식은 임신에 있어 매우 중요한 요소라고 할 수 있습니다.

세 번째 '주'를 보면 과거와 현재의 생활에 있어 가장 큰 변화는 난방의 방식입니다. 과거에는 아랫목과 윗목의 구분이 확실한 온돌방이었는데 요즘은 방 전체가 따뜻한 보일러 구조입니다. 방 안 공기도 예전에 비해서 많이 따뜻해졌습니다. 그런데 이상하게도 요즘 사람들에게 감기, 비염 등의 호흡기 질환이 더 많이 발생합니다. 한옥에서는 윗목에 있는 걸레가 얼어도 아랫목만 지글지글 끓으면 큰 병 없이 추운 겨울을 날 수 있었는데 말이지요. 그럼 어디에 문제가 있는 것일까요?

한의학에서 말하는 '두무한통 복무열통'에서 답을 찾을 수 있습니다. 머리는 차가워서 병이 생기지 않고 배는 뜨거워서 병이 생기지 않는다는 뜻으로, 머리는 더울 때 병이 나고 배는 차가울 때 병이 난다는 말입니다. 결국 다리와 배를 따뜻하게 하고 머리와 가슴을 시원하게 해서 원활한 기혈순환을 도와주고 정상적인 수승화강이 될 수 있게 만들어주었던 과거의 난방 방식인 온돌은 최고로 과학적인 구조라고 할 수 있습니다.

그렇다고 현재의 보일러 구조를 바꾸기는 어려울 것이기 때문에 잠잘 때 하체와 복부는 이불을 덮어서 보온하고, 가슴과 머리는 시원하고 통풍이 잘되게 하는 것이 중요합니다. 난임으로 고민이 많거나 건강한 임신을 원하는 분이라면 우선적으로 현재 나의 의식주가 임신을 잘할 수 있는 상태인지를 먼저 돌아보는 것이 중요합니다.

난임과 월경

난임에서 가장 먼저 확인해야 하는 것이 월경月經입니다. 매달 찾아오는 월경에 문제가 있다면 이것을 반드시 해결해야 합니다. 여성에게 월경은 건강의 90% 이상을 가늠할 수 있는 매우 중요한 것이기 때문에 우리는 이것을 '생리生理'라고도 합니다. 그러면 임신을 방해하는 생리의 문제는 구체적으로 어떤 것들이 있을까요?

첫 번째는 생리 주기입니다. 여성의 평균 생리 주기는 28일입니다. 30일을 한 달로 계산하면 날짜가 이틀씩 당겨지는데 이것은 정상적인 주기입니다. 사람에 따라 약간 느리기도 하고 빠르기도 한데 보통 하루 상관이기 때문에 만약 30일이 넘거나 26일 이하로 빠르다면 자궁에 어떤 문제가 있는지 살펴볼 필요가 있습니다.

대체적으로 자궁이 냉冷하거나 허虛하면 생리 주기가 길고, 열熱이 있거나 실實하면 생리 주기가 짧기 때문에 그런 문제로 영향을 미쳤다면 반드시 바로잡아야 합니다. 하지만 자궁에 문제가 없는데 주기가 다른 경우도 있으므로 전문 한의사의 진찰을 받는 것이 좋습니다. 생리 주기가 차이 나더라도 항상 그 날짜를 지키면서 진찰 소견에서도 특별한 문제가 없다면 크게 걱정할 필요는 없습니다.

생리 주기에서 가장 큰 문제는 날짜가 들쑥날쑥한 것입니다. 어떤 달은 두 번 하고 또 어떤 달은 거르는 등 날짜를 종잡을 수 없다면 이 증상은 그 자체가 질병이므로 반드시 치료해야 합니다. 아래는 차갑고 위로는 열이 오르는 상열하한의 병리상태가 되면 생리 주기도 경우에 따라 빨라지기도 하고 느려지기도 하는데, 이때 육체적인 증상과 더불어 심리적인 증상도 합세하면서 난임이 될 가능성이 매우 높아집니다.

두 번째는 생리혈의 색입니다. 가장 바람직하고 좋은 것은 밝고 붉은 색입니다. 이것을 건강한 생리 혈색이라고 하는데 만약 검붉거나 짙을

삶은 물같이 누르스름하거나, 또는 액체가 아니고 덩어리져 나오거나 심한 악취를 풍긴다면 어혈瘀血, 담痰, 염증炎症 등이 섞여 있는 것이기 때문에 자궁 내의 환경이 취약한 것이고 난임이 발생하기 쉬우므로 난임 극복을 위해서 반드시 치료해야 합니다.

세 번째는 생리통입니다. 생리를 시작하면서 하루 정도 잠시 아픈 것은 문제가 없지만 생리 시작일부터 끝날 때까지 통증이 지속된다면 문제가 될 수 있습니다. 생리통은 기간도 문제지만 통증의 정도도 확인해 보아야 합니다. 마음을 안정시키고 쉬면 견딜 수 있는 경우에는 괜찮지만, 진통제를 먹지 않으면 일상생활이 힘들 경우 난임의 원인이 될 수 있습니다. 이것은 혈허血虛와 혈열血熱, 어혈瘀血 등의 원인이 대부분인데 반드시 치료해서 바로잡아야 합니다.

이렇게 생리 상태를 정상으로 돌려놓았다면 이미 60% 이상 난임이 해결된 것입니다.

난임과 칠정

근심, 걱정이 많거나 짜증을 잘 내거나 유난히 잘 놀라고 겁이 많은 사람들은 칠정의 병인이 발생할 가능성이 높습니다. 자신에게 칠정이 있는지 알기 위해서는 감정 조절이 잘되는지 확인해보면 됩니다. 칠정이 있으면 이쯤에서 화를 풀고 싶은데 결국 끝까지 몰고 가서 심신에 충격을 모두 주고 나서야 가라앉고 후회하는 경향이 있습니다. 화내고 근심하고 잘 놀라고 겁이 많은 등의 정신작용을 자신의 이성으로 조절하기 힘든 상황이라면 칠정의 병인이 발생했다고 볼 수 있는 것입니다.

칠정이 발생하면 갱년기가 아닌데도 더웠다 추웠다 하는 증상을 반복합니다. 가슴은 더운 기운으로 끓어오르는데 발은 얼음같이 차가워집니다. 신경이 날카로우니 불면증이나 우울증, 공황장애로 이어지는 경우도 많습니다.

30대 중반의 부인이 난임으로 찾아오셨습니다. 병원 검사에서는 임신을 못 할 아무런 이유가 없다고 했답니다. 월경을 체크해보니 생리 주기도 잘 맞고 생리통도 심하지 않으며, 밥도 잘 먹고 소화도 잘되고 비만도 아니고 어혈이나 담음 등의 특별한 소견이 보이지 않았습니다. 병원에서 말한 대로 특별한 이유 없이 아기가 생기지 않는 것으로 보였습니다. 이분이 난임이 된 이유는 칠정의 병인 때문이었습니다. 친절하고 착한 성격으로 보이는데 항상 심장이 두근거린다고 했습니다. 남편이나 시부모와의 관계는 원만한 편이었지만 항상 좋을 수는 없었는데 제대로 불만을 표현하지 못하고 살다 보니 가슴에 뭔가 맺힌 듯한 기분이 자주 들었다고 합니다. 이렇게 칠정의 병인을 가지고 있으면 단전에 모여 있던 기가 상부로 올라가면서 따뜻한 열기도 함께 가지고 올라가기 때문에 머리와 가슴은 뜨거워지고 자궁은 차가워지는 상열하한 현상이 발생합니다. 칠정으로 자궁이 차가워질 수 있다는 것입니다.

자궁이 냉하고 약해지는데 그 원인을 알 수 없다면 제대로 해결하기 어렵습니다. 자궁은 무조건 열을 가한다고 따뜻해지는 것이 아닙니다. 반신욕이나 아랫배에 뜨거운 찜질을 해도 잠시 따뜻해질 뿐 외부로부터 공급되는 열이 사라지면 다시 원상태로 돌아가기 때문에 효과를 보기가 어렵습니다. 결국 자궁이 차가워지면서 기능이 약해진 문제를 해결해야 하는데 그 원인이 칠정이라는 것입니다. 이 부인은 칠정을 다스리는 한약 처방과 자궁을 덥히고 심장의 열을 내리는 침뜸 요법, 스트레스를 푸는 이완 요법 등을 시행해 치료 3개월 만에 임신에 성공했습니다.

칠정과 임신에 관해서 한 가지 팁을 드리겠습니다. 집 안에 먼지 하나 떨어져 있는 것을 못 보고 청소는 하루에 세 번 이상, 샤워도 하루에 세 번 이상 하며 깔끔을 떠는 사람은 난임이 될 가능성이 큽니다. 공자님도 너무 맑은 물에서는 고기가 살 수 없다고 말씀하셨듯이 마음의 여유를 가지고 적당히 지저분하게 살아야 임신 성공률을 높일 수 있습니다. 그래서 저는 그런 부인에게 '적당히 지저분하게 살기 운동'을 제안합니다. 아기도 엄마가 마음의 여유를 두고 빈틈을 보여야 그 틈을 비집고 들어올 수 있는 공간이 있다는 것을 아서야 합니다.

난임과 습담

《동의보감》에서는 난임의 이유를 '자궁허한子宮虛寒'과 '습담濕痰' 두 가지로 설명합니다.

먼저 자궁허한은 의식주와 관련된 생활 습관으로 발생합니다. 잘못된 생활 습관으로 노권, 칠정, 방로, 식적 등의 병인이 만들어지고 병인은 상열하한의 병리상태를 만들기 때문에 이 과정에서 자궁은 차가워지고 기능이 저하되면서 난임이 됩니다.

난임의 또 다른 원인은 습담입니다. 습담은 비만, 동맥경화, 고혈압, 심근경색, 당뇨, 중풍, 암 등을 유발하는 대사 질환의 가장 큰 원인이라고 할 만큼 건강에 매우 안 좋은 요소입니다. 습담이 발생하는 이유는 음식, 스트레스, 운동 부족입니다. 이것은 현대인의 생활 방식으로 볼 때 많이 발생할 수 있는 구조를 가지고 있습니다. 음식은 과거에 비해서 더 많이 자주 먹고, 기름지고 달고 짜게 먹는 사람이 많아졌습니다. 일과 사람의 관계가 복잡하니 과거보다 스트레스도 더 많이 받습니다. 일이 많고 바쁘면 운동 시간은 점차 줄어듭니다. 많이 먹고 덜 움직이고 스트레스를 받는 일이 지속되면 몸에는 습濕과 담痰이 차곡차곡 쌓이게 됩니다.

습담은 대사 장애는 물론이고 난임의 원인이 됩니다. 습담이 있는데 다행히 임신을 했다면 임신중독증 때문에 고생할 확률이 높습니다. 몸이 습담으로 가득 차 있는데 그것을 모르고 임신만 하고자 한다면 실패할 확률이 높기 때문에 건강한 임신을 하려면 습담을 먼저 다스려야 합니다.

그러면 내게 습과 담이 있는지 확인해야 하겠지요. 습담은 위에서 설명했듯이 스트레스를 받고 많이 먹고 잘 움직이지 않을 때 생기므로 자신의 생활 습관을 먼저 되돌아보는 것이 중요합니다. 습이 있으면 몸이 무겁습니다. 같은 부피의 스펀지라도 마른 것과 젖은 것은 무게에서 현격한 차이가 납니다. 그래서 습이 있는 사람들은 항상 몸이 무겁고 눕고 싶어 하고 만성 피로를 호소합니다. 몸이 습하기 때문에 잘 부으면서 소변을 찔끔찔끔 자주 보는 증상이 생깁니다. 이런 증상들을 가지고 있다면 습이 있다고 할 수 있습니다.

담은 노폐물의 일종입니다. 가래 같은 것들은 빨리 바깥으로 배출해야 할 노폐물입니다. 그래서 가래를 객담이라고 합니다. 이러한 노폐물들이 바깥으로 배출되지 않고 몸 안에 정체해 있으면 여러 가지 병리현상들이 나타납니다.

담이 있는지 알기 위해서는 몇 가지 증상을 확인하면 됩니다. 냉대하증도 일종의 담입니다. 근래에 냉대하가 심해졌다면 그것은 담이 심해진 것입니다. 담은 정상적인 혈액순환을 저해하기 때문에 어지럼증, 두통, 심장, 두근거림 등의 증상이 발생합니다. 내장에 담이 있으면 속이 미식거리거나 아랫배에서 소리가 납니다.

습과 담 중에 한 가지만 있더라도 난임의 원인이 될 수 있는데 둘 다 있다면 난임의 가능성은 매우 크기 때문에 한의학에서는 습담을 묶어서 같이 설명합니다. 난임인데 습담이 있다면 규칙적인 식생활과 같은 생활습관의 개선과 더불어 반드시 습담을 치료해야 합니다.

난임과 식적

평소 대하가 심해서 증상이 있을 때마다 병원 치료를 받던 20대 여성이 있었습니다. 약을 먹고 치료를 하면 바로 좋아졌기 때문에 걱정이 없었는데 일정 기간이 지나면 재발하고 치료하기를 반복하다 보니 제대로 치료해야겠다는 생각이 들었다며 내원을 했습니다.

《동의보감》에서 '대하는 위장의 담적이나 습열 때문에 발생하는데 붉은색 대하는 혈이 상한 것이고, 백색 대하는 기가 상한 것이다. 그리고 이것을 치료하려면 습을 제거해야 한다'고 설명합니다. 대하의 원인이 담적과 습열인데 이것을 다스리려면 우선적으로 습을 제거해야 한다는 것입니다. 그런데 습이 발생하는 원인이 바로 식적입니다.

식적은 급하게 많이 먹거나 달고 기름진 음식을 좋아하는 습관이 있을 때 비장에 나쁜 영향을 미쳐서 발생합니다. 자궁에 특별히 문제가 없는데도 대하가 있다면 일단 식적이 있는지 확인하고 그것을 유발하는 생활 습관을 개선해야 합니다. 이 여성은 식적을 다스리고 치료됐습니다. 그런데 여기서 한 가지 의문이 듭니다. 대하는 자궁과 관련된 증상인데 왜 위장의 담적이나 습열로 설명할까요?

한의학에서는 인체를 하나씩 분리하지 않고 모든 기능이 연관되어 있다고 설명하는데 그것을 '전일개념'이라고 합니다. 특히 위장과 자궁은 밀접한 관계를 가지고 있어 위장에 문제가 생기면 바로 자궁에 영향을 미칠 가능성이 높아집니다. 만성 소화불량으로 고생하는 사람이 소화제로 해결이 안 되면 자궁을 치료해야 하는데 아궁이 역할을 하는 자궁이 냉하거나 약하면 밥솥 역할을 하는 위장에서 밥이 제대로 익지 않기 때문입니다. 임신도 자궁과 관련된 문제이므로 난임의 원인 중 상당수가 식적일 수 있습니다. 안타까운 것은 식적을 다스리면 자궁이 정상적으로 작동할 텐데 식적을 유발하는 습관은 개선하지 않으면서 엉뚱한 노력만 하고 있는 경우가 많다는 것입니다.

30대 후반의 여성이 난임으로 찾아왔습니다. 이분은 결혼한 지 3년이 지났는데 아직 임신이 안 됐다고 합니다. 생리도 잘하고 남편도 건강해서 불임 걱정은 없었는데 피임을 하지 않았는데도 임신 소식이 없어서 왔다고 했습니다. 이분의 병인은 식적이었습니다. 식적이 있는 사람은 보기만 해도 알 수 있는 부분이 많습니다. 일단 숨소리가 거칩니다. 얼굴이 부어 있으며 말하는 중에도 몹시 피곤해합니다. 살이 많이 쪘는데 결혼 이후 20kg이 불었다고 했습니다. 이분 역시 식적의 병인을 해결하고 임신에 성공했습니다.

난임과 혈허

'혈허血虛'는 말만 들으면 어떤 의미인지 명확히 알기 어렵습니다. 혈이 부족하면 빈혈이라는 건지, 얼마나 부족하다는 건지 생각할수록 복잡합니다. 한의학에서 말하는 혈이란 혈액을 포함한 우리 몸을 영양하는 모든 진액을 말합니다. 호르몬과 각종 분비물이 모두 혈에 포함됩니다. 침도 분비물이기 때문에 혈에 속합니다. 그래서 혈허가 되면 입이 마르는 증상이 발생합니다. 눈물도 분비물이라서 안구건조증의 원인이 혈허일 때가 많습니다. 각종 호르몬 분비의 문제도 혈허와 밀접한 관계가 있습니다.

혈허를 보다 쉽게 이해할 수 있도록 등잔불로 한 번 더 설명해드리겠습니다. 등잔불이 잘 타는 것이 건강을 유지하고 생명현상이 활발한 것이라고 한다면, 심지는 기의 역할을 하고 기름은 혈의 역할을 합니다. 즉, 심지가 충분히 길어야 불이 잘 타면서 강력한 에너지를 만들어낼 수 있으므로 심지가 길면 기가 충실하다고 할 수 있습니다. 등잔불의 기름은 항상 충분한 상태를 유지해야 심지가 제 역할을 할 수 있습니다. 건강한 생명현상을 유지하려면 기름이 충분해야 하는데 사람으로 볼 때 그것이 혈의 역할입니다.

심지와 기름이 조화로워야 등잔불이 잘 타오르듯 기와 혈이 조화롭고 충분해야 생명현상이 건강하게 오래 유지됩니다. 하지만 사람에 따라서 혈이 부족하게 타고났거나 살아가면서 칠정과 방로 등의 병인이 생기면서 혈을 더 많이 소모했다면 혈허 상태가 되고 기혈의 조화가 깨지면서 질병이 발생합니다. 혈허는 등잔불로 볼 때 기름이 마르고 상대적으로 심지가 길어지는 것이기 때문에 이상과열 현상이 일어납니다. 사람으로 보면 열이 상초 쪽으로 확확 타오르는 것입니다. 상초에 열이 몰리면 폐렴, 결핵, 기관지염, 두통, 어지럼증, 안질, 중이염, 비염, 인후염 등이 발생하고 하초가 차가워지면서 요통, 전립선 질환, 방광염 등과 더불어 난임이 발생합니다. 그래서 난임의 경우 혈허가 있다면 반드시 이것을 먼저 해결해야 합니다.

혈허를 방치하고도 운 좋게 임신했다면 혈을 태아와 함께 나누어 써야 하기 때문에 혈허 증상은 더욱 심해집니다. 혈허인 경우 임신을 했을 때 오는 대표적인 증상이 부종, 갑상선 기능 항진, 혈압 이상 등인데 이런 증상이 발생하면 임신 기간 동안 고생할 수도 있기 때문에 혈허는 난임이든 아니든 임신을 준비한다면 반드시 먼저 해결해야 합니다. 혈허는, 입맛은 좋은데 유난히 기운이 없거나 오전보다는 오후에 체력이 떨어지거나 심리적으로 불안하거나 우울증이나 불면증이 있거나 열이 오르거나 눈물이나 침이 마르거나 특별한 이유 없이 살이 빠지는 등의 증상을 가지고 있습니다.

난임 극복을 위해 반드시 챙겨야 할 것

난임 극복을 위해 반드시 챙겨야 할 첫 번째는 임신해야겠다는 마음을 내려놓는 것입니다. 노력을 했는데도 임신이 쉽게 안 되면 걱정이 앞섭니다. 걱정하는 마음은 사람을 조급하게 만들어 음식이나 생활방식 등에서 예민하게 반응할 수 있습니다. 마음이 불안하고 조급하면 상초로 열이 끓어오르며 심장이 두근거리거나 머리가 아프고 불면증이나 우울중 등으로 발전할 위험성이 커집니다. 난임 극복을 위해서 점검할 사항을 꼼꼼히 챙기고 병인을 해결했다면 그다음은 노력 자체에만 집중하고 임신에 대한 생각은 내려놓아야 합니다.

두 번째는 배우자를 진심으로 사랑하고 배려하는 마음자세를 가져야 합니다. 진료를 하다 보면 임신을 하고 싶기는 한데 배우자에 대한 불신이나 원망이 많은 분을 보게 됩니다. 그러면 '왜 그 사람의 아이를 가지려고 하지? 의무감 때문에?' 등등 진료하는 의사로서 여러 가지 생각을 하게 됩니다. 배우자를 진심으로 사랑하고 존경하고 배려하는 마음이 클수록 자연임신에 성공할 확률이 높습니다.

남편은 똑똑하고 건강한 아이를 위해 술, 담배, 스트레스 등 정자에 나쁜 영향을 미치는 것들을 피하려는 노력을 해야 합니다. 그리고 향후 10개월 동안 배 속에서 자신의 아이를 키울 배우자의 심리적인 안정을 위해 최선의 노력을 다해야 합니다. 부인의 마음이 불안하거나 우울하거나 배우자에 대한 분노가 있다면 설령 임신을 했더라도 그 마음이 그대로 아이에게 전달돼서 심리가 불안할 수 있기 때문에 자신의 마음을 다스리는 것이 매우 중요합니다. 잔잔한 호수와 같은 마음으로 사랑하고 배려하며 노력하면 사랑의 결실은 반드시 보게 돼 있습니다.

남성 불임

스마트폰으로 5초 만에 남성 불임을 검사할 수 있는 기기가 미국에서 개발됐다고 합니다. 미국의 의학 학술지 〈사이언스 중개의학Science Translational Medicine〉에 따르면 하버드대의 한 연구팀이 스마트폰으로 남성의 정자를 검사해 불임 여부를 판단할 수 있는 장치를 개발했는데 남성 불임 검사를 집에서 간편하게 시행하기 위한 목적으로 이 장치를 개발했고, 정액 채취 용도인 1회용 칩과 스마트폰을 끼우는 광학 장치로 간단하게 구성돼 있는데 칩에는 정액 샘플이 들어가는 미세관과 양을 조절하는 고무 버튼이 달려 있으며 광학 장치에는 정액 샘플을 확대해 볼 수 있는 렌즈와 LED가 탑재돼 있다고 합니다.

이 기기의 임상실험을 통한 검사 결과가 세계보건기구 기준으로 98%

의 정확도를 보였다고 밝혔고 곧 판매될 예정이라고 합니다. 1세트의 가격이 우리나라 돈으로 5천 원 정도라고 하니 남성 불임 검사로는 가장 간단하고 좋은 방법이 될 것 같습니다. 세상의 반은 남자, 반은 여자이기 때문에 불임의 원인도 남자와 여자의 원인이 각각 반반입니다. 그것도 모르고 옛날 여성들은 아이가 안 생기면 모든 것이 자신의 책임인 줄 알고 맘고생을 많이 하셨지요.

위의 리포트를 보면 요즘 들어 남성 불임이 급격히 늘고 있다는 것을 알 수 있습니다. 오죽하면 간편하게 검사하는 방법을 만들어냈을까 하는 생각이 듭니다. 남성 불임이 늘어난 이유가 뭘까요? 건강한 정자를 생산하려면 우선적으로 몸이 건강해야 하는데 현대로 올수록 막중한 업무로 인한 만성 피로, 복잡한 인간관계에 의한 스트레스, 나쁜 공기와 환경호르몬, 술과 담배, 지구 온난화로 인한 고온현상 등등 건강한 정자의 생산에 나쁜 영향을 미치는 조건들이 점점 늘어나고 있기 때문입니다.

그렇다면 이것을 근본적으로 해결하려면 어떻게 해야 할까요? 무엇보다 먼저 그러한 외부 환경으로부터 남성의 기능을 보호할 수 있는 면역력을 높여주어야 합니다. 외부 환경의 변화에 대한 면역력, 스트레스에 대한 면역력 등을 높여주려면 정확한 병인 진단이 반드시 필요합니다. 기허인지, 혈허인지, 음허인지, 양허인지, 식적인지, 담음인지, 칠정인지 등등 분명한 이유를 밝혀내 치료를 하는 것이 중요합니다.

요즘 들어 급격히 늘고 있는 남성 불임! 고민하지 마시고 정확한 병인 진단을 통해 치료하시길 바랍니다.

산후풍

산후풍은 출산 후 발생하는 것으로 가볍게는 몸이 무겁고 피곤한 정도지만 사람에 따라서 허리 통증, 무릎 통증, 손가락 관절 통증, 어깨 결림과 시리고 저리고 땀이 나거나 몸이 붓고 불안감, 우울감, 유방 통증 등다양한 형태의 증상으로 나타나는 것이 특징입니다. 산후풍이 무서운이유는 제때 치료하지 않으면 평생 따라다니기 때문입니다. 산후풍에서 가장 중요한 것은 이 병이 발생하지 않도록 주의하는 것입니다. 증상이 있다면 지체하지 말고 빨리, 완전히 좋아질 때까지 충분히 치료해야합니다.

그럼 산후풍이 발생하는 이유는 무엇일까요? 당연히 출산을 해서입니다. 출산을 하면 정도의 차이는 있지만 누구나 산후풍이 발생할 수 있습니다. 요즘은 산후 조리에 대한 인식이 높아서 출산 후 관리를 잘하고 있지만 그럼에도 산후풍은 발생할 수밖에 없는 구조를 가지고 있습니다.

출산을 하면 자궁 문이 열리면서 산모의 골반과 모든 관절이 함께 늘어납니다. 땀구멍도 활짝 열리고 열린 모공을 통해서 식은땀이 줄줄 흐릅니다. 출산 직후 산모의 몸은 외부의 어떤 저항에도 거의 무방비한 상태가 되는 것입니다. 이런 몸 상태가 완전히 예전으로 돌아가는 기간이 49일입니다. 49일이 지나면 아기를 키우느라 커졌던 자궁이 원래의 크기로 수축되는데, 이때 출산 시에 벌어졌던 골반과 관절이 원래 상태로 돌아오고 열렸던 땀구멍도 닫히는 것입니다.

산후풍 발생이 산모로서 당연한 이유는 아기에게 모유를 수유할 때 양팔로 안는 자세가 몸에 무리를 주기 때문입니다. 어깨나 허리 등의 관절이 원활하지 않을 때 수유하는 것이므로 당연히 관절에 문제가 생길 수 있습니다. 아기가 울거나 보채면 일어나서 안고 달래야 하고, 열이 나거나 아프면 한밤중에라도 품에 안고 병원으로 달려가야 합니다. 이때 모공이 열려 있는 피부에 찬바람을 맞거나 약해진 관절에 무리를 준다면 산후풍이 발생합니다. 그래서 출산 후 49일 동안은 최대한 산모의 몸에 무리가 가지 않도록 조심해야 합니다. 그와 더불어 출산은 혈허를 가속하기 때문에 우울증, 불면증도 함께 올 수 있으며 산후풍으로 인한 고통은 이런 심리적 증상을 더욱 악화시킬 수 있습니다.

이렇게 필연적으로 오는 산후풍을 예방하려면 주변에서 산모가 안정된 마음으로 몸 관리를 할 수 있도록 도와주어야 합니다. 산모 스스로도 산후풍에 대한 위험성을 잘 인식하고 조심해야 합니다. 갑자기 몸을 격하게 움직이거나 무거운 물건을 들거나 하는 것을 주의해야 합니다. 특히 피부가 공기 중에 직접 노출되지 않는 것이 중요합니다. 옷을 덥게 입는 것도 문제지만 덥다고 피부를 외부에 노출시키는 것은 매우 위험한 일입니다.

모공이 열려서 가만 두어도 땀이 줄줄 새는 산후 49일 이전에 맞는 바람은 시리고 저리고 붓고 아픈 산후풍으로 가는 지름길입니다. 특히 샤워 후 물기를 닦지 않고 밖으로 나오면 기화열로 인해 체온이 급격히 떨어지고 한기를 느끼면서 심각한 상태에 빠질 수 있으므로 샤워부스 안에서 물기를 닦고 옷을 입고 나오는 것이 중요합니다.

한의사 입장에서 보면 산욕기의 산모들은 가벼운 산책 이외에는 아무것도 하지 않는 것이 가장 좋지만 현실은 그렇지 않습니다. 그래서 출산 이후에 오로 배출이 끝나는 일주일 후부터 산후풍 예방과 면역 회복을 위해서 3개월 이상 꾸준히 한약을 복용하는 것이 좋습니다. 이미 산후풍 때문에 문제가 발생했다면 더욱 꾸준한 치료가 필요합니다.

산후풍 증상 중에 산후 1~2주가 돼서 산모가 조금씩 걷기 시작할 때 종아리에서부터 허벅지까지 혈전이 생기고 혈전 부위에 통증이 있으면서 점차 붓는 것을 산욕기의 하지혈전증이라고 합니다. 이것은 오로가 완전히 배출되지 않은 상태에서 혈이 울체되거나 기운이 없어서 심장이 두근거리고 허열이 뜰 때 발생합니다. 이때는 울혈을 풀고 기운을 도와주고 오로 배출을 원활하게 해주는 한약으로 치료합니다.

산후에 감기도 아닌데 열이 오르내리고 덥고 추운 증상이 발생할 수 있는데 이때 감기인 줄 알고 해열진통제나 감기약을 복용해서는 안 됩니다. 이것은 산후풍으로, 산후에 기혈이 허한 상태에서 무리할 때 발생하는데 기와 혈을 보하는 치료를 해야 합니다. 만약 감기약을 함부로 복용하면 땀이 끊임없이 흐르면서 체력이 고갈되고 산후풍은 더 심해지므로 주의해야 합니다.

산후에 과로하면 산후풍이 발생하면서 건강이 회복되지 않고 늘 피곤하고 허리, 어깨, 무릎, 손가락 관절이 아프고 두통과 어지럼증이 나타납니다. 이때는 산모의 병인에 따라 보기, 보혈, 보음, 보양 등의 기능을 가진 한약으로 꾸준히 치료해야 합니다. 산후풍인 줄 모르고 증상에 따른 약을 함부로 복용한다면 비위 기능이 상하고 면역이 떨어지면서 증상이 더욱 악화될 수 있습니다.

부종은 산후풍에서 가장 심각한 증상이라고 할 수 있습니다. 부종이 제대로 치료되지 않으면 체중 조절에 실패해서 비만이나 당뇨병, 심장병 등으로 고생할 수 있고 관절에 무리를 주어 퇴행성관절 질환이 생길 수 있습니다. 또 비장 기능이 상해서 만성 피로, 건망증, 불면증이나 우울증과 같은 신경 질환까지 나타날 수 있기 때문에 반드시 해결해야 합니다. 일반적인 부종은 심장성과 신장성으로 구분하지만 산후 부종은 이런 것들과는 원인을 달리합니다. 무조건 물을 빼는 약을 쓰면 곤란합니다. 산후 부종 시 대변이나 소변으로 수분을 배출하는 약을 함부로 쓰면 증상이 악화될 수 있으므로 주의해야 합니다.

산후에 기혈이 부족하면 신진대사 기능이 급격히 떨어지는데 이때 밖을 돌아다니거나 힘든 일을 하거나 찬바람을 쐬거나 감기가 걸리는 등 몸 관리가 잘 안 되면 허한 증상이 증폭되고, 기혈순환과 수액대사가 막히면서 부종이 발생합니다. 이때는 기혈을 보충하는 처방으로 몸을 보해주면서 적절하게 습기를 제거해야 하는데 반드시 병인을 확인하고 그에 맞는 치료를 해야 합니다.

평소 칠정이나 노권 등의 병인이 있는 부인이 출산을 하면 외부 환경 요인에 의해 산후풍이 올 수 있는데 그와 관련된 산후풍 치료 사례 두 가지를 소개해드리겠습니다.

산후풍 치료 사례 1

출산한 지 2주 후 무렵 갑자기 온몸이 붓고 팔다리가 아프고 저리고 시린 증상이 생긴 부인이 내원했습니다. 아기가 태어나자마자 건강에 문제가 생겨 산후조리원에서 병원으로 몇 번이나 왔다 갔다 하느라 정작 자신의 몸을 제대로 챙기지 못했다고 합니다.

이분의 경우 산후풍이 발생한 원인은 과로에서 오는 노권이었습니다. 노권을 해결하기 위해서 기운을 도와주는 한약 위주로 처방해드린 결과 한 달 만에 부기가 빠지고 기운이 나고 팔다리의 아픈 증상도 좋아졌습니다. 만약 몸이 붓는다고 원인은 고려하지 않고 이뇨제를 복용했다면 기운은 더 빠지고 진액이 빠져나가 고통스러운 생활을 오래 했을 텐데 다행히 한방 치료를 잘해서 좋아졌습니다.

출산 후 온몸이 붓고 심장이 두근거리고 우울하고 잠도 오지 않고 팔다리가 쑤시고 저리다는 부인이 내원했습니다. 이분은 평소에도 생각이 많고 예민했는데 출산 후 시댁 식구와의 갈등이 커지고 나서부터 신경이 더 날카로워지면서 증상이 심해졌습니다.

이분의 병인은 칠정이었습니다. 칠정을 다스리는 한약을 복용한 후 3개월 만에 모든 증상이 사라졌습니다. 칠정을 다스리는 처방 약재를 보면 이뇨제 역할을 하는 것은 한 가지도 없습니다. 그런데 한약을 복용하고 부종이 빠지고 저리고 시리는 증상이 좋아진 이유는 바로 병인이 해결되었기 때문입니다. 칠정의 병인이 있는데 출산으로 혈허가 심해지고 거기에 스트레스가 더해지면서 급격한 혈허와 함께 산후풍 증상이 발생한 것이었습니다.

출산 후에는 산후 조리를 잘하고 산후풍이 발생하지 않도록 생활 관리, 습관 관리, 환경 관리를 잘해야 합니다.

요실금

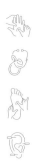

요실금이란 스스로 소변을 조절할 수 없는 상태를 말합니다. 우리나라 여성의 40%가 겪고 있어 여성의 감기로 불리는 요실금은 자신의 의지와 무관하게 소변이 새어나오는 대표적인 요로尿路 질환입니다. 여성 환자가 남성보다 약 10배 이상 많고 현재도 점점 늘어나는 추세여서 요실금은 이제 여성들이라면 누구나 한 번쯤 겪을 수 있는 질환이 됐습니다.

처음에는 증상이 방광염, 오줌소태 등으로 나타나다가 제때 치료가 안 될 경우 만성이 되면서 요실금으로 발전합니다. 산후에 가장 많이 발생하지만 요즘은 갱년기나 육아, 자녀 교육, 직장생활 등에서 오는 과로, 스트레스, 음식 조절 실패 등으로 전 연령층에서 고르게 발생하는 추세입니다.

요실금을 의심할 수 있는 증상들은 다음과 같습니다.

- 줄넘기를 하거나 뛸 때 소변을 참기가 힘들다.

- 소변을 오래 참지 못해서 실수하는 때가 있다.

- 소변을 볼 때 따갑거나 작열감이 있다.

- 재채기나 기침할 때 소변이 나온다.

- 앉았다가 일어설 때 소변이 나온다.

- 차를 타면 소변 때문에 걱정이 앞선다.

- 극장에서 소변을 힘들게 참거나 도중에 화장실을 간다.

- 소변만 생각하면 우울하다.

- 소변 문제 때문에 화가 난다.

- 집에서 나가는 순간부터 소변 때문에 걱정된다.

- 요실금 때문에 수면장애가 생겼다.

- 몸에서 소변 냄새가 날까봐 스트레스가 많다.

- 어디에 있든 화장실 위치부터 확인한다.

- 나이 들수록 요실금이 점점 더 심해진다.

- 요실금 증상이 있을 때 심장이 두근거린다.

- 요실금 증상이 있을 때 자주 어지럽다.

- 과로하고 기운이 없을 때 요실금 증상이 더 심해진다.

- 과식하면 요실금 증상이 더 심해진다.

- 요실금 때문에 물 마시는 양을 조절한다.

- 요실금 문제로 아무 옷이나 입기 힘들다.

- 요실금 문제로 성관계에 지장을 받는다.

- 성관계를 하면 요실금 증상이 더 심해진다.

- 자기도 모르게 소변을 지리는 때가 있다.

요실금은 질병이라기보다는 증상에 가깝지만 그 특성으로 볼 때 부끄러워하거나 심리적인 위축이 생기기 쉽고, 일상생활을 원활하게 하기 어려운 점이 있습니다. 또 냄새와 감염 등이 발생하기 쉬워 개인 위생에 문제가 됩니다. 때문에 증상이 발생하는 즉시 치료해야 합니다.

요실금은 출산과 노화로 인한 기능의 저하로 골반 근육이 약해지면서 가벼운 움직임에도 방광에 영향을 주어 발생하는 것입니다. 요실금의 종류에는 가장 많은 분포를 차지하고 있는 '복압성 요실금', 방광이 과민해지면서 발생하며 급하게 소변을 보러 가다가 실수를 한다거나 소변을 보고도 시원치 않은 절박뇨 현상이 특징인 '절박성 요실금', 요도나 전립선의 기능 저하로 방광 조절 능력이 떨어지면서 소변이 자주 넘쳐흐르는 '일류성 요실금' 등이 있습니다.

요실금의 발생 원인을 한의학적으로 보면 역시 다섯 가지 병인이 있다고 할 수 있습니다.

노권(기허) 과로로 면역력이 약해졌거나 선천적으로 기운이 부족한 것으로, 괄약근이 약해서 만성 방광염이 자주 발생하며 요실금으로 이어집니다.

식적(음식 관계) 음식을 급하게 먹거나 불규칙한 식습관으로 인해 발생하며, 배뇨기관에 습열이 발생하여 배뇨통 요실금이 생깁니다.

방로(음허) 지나친 성생활이나 노환으로 인한 기능 저하로 발생하는데 진액이 고갈돼서 호르몬 분비에 문제가 생기거나 자궁과 생식기, 배뇨기 주위 근육과 인대가 약해지면서 요실금이 발생합니다.

칠정(스트레스) 지속적인 스트레스로 인해 우울하거나 분노하거나 예민해지면 방광이 예민해지면서 요실금이 발생합니다.

담음(체내 노폐물) 기름진 음식이나 술, 담배, 커피 등 탈수와 이뇨를 유발하는 음식을 많이 먹거나 운동 부족으로 체액이 탁해지면 혈액순환이 잘 안 되고 혈류량의 장애를 유발하여 요실금이 발생합니다.

한의학에서는 병인별 탕약 요법, 병인별 면역 뜸 요법, 병인별 약침 요법, 병인을 유발하는 개인별 생활 습관 관리, 도인술과 케겔운동 요법, 호흡 훈련을 통한 스트레스 관리 등을 통해 보다 효과적으로 요실금을 치료하고 있습니다.

CHAPTER 3

안 구 질 환 과 병 인

안검내반

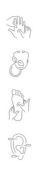

속눈썹 방향이 눈 쪽으로 향한다면 큰일이 아닐 수 없습니다. 속눈썹의 역할은 안구 건조를 방지하고 자외선이나 먼지와 같은 이물질로부터 눈을 보호하는 것인데 오히려 눈을 공격한다면 심각한 일입니다. 이것을 '안검내반'이라고 합니다.

속눈썹은 눈의 아래와 위 두 군데에 있는데 주로 아래쪽이 안으로 향하면서 문제가 발생합니다. 눈썹이 눈을 찌르니 눈에 나쁜 영향을 미치고, 눈이 아프고 눈물이 나오고 눈곱도 낍니다. 이것이 지속될 경우 안구에 스크래치가 생기면서 안구건조증, 결막염, 시력 저하와 같은 증상들이 발생합니다. 안검내반은 인공눈물이나 안구보호용 콘택트렌즈를 착용하는 등의 방법을 통해 치료하는데 시간이 지나도 호전되지 않을 경우에는 안과병원에서 수술을 하는 것이 안전합니다.

그렇다면 한방에서는 이 증상을 어떻게 볼까요? 한방에서도 증상이 심하다면 어떤 이유에서 왔든지 빠른 시일 내에 수술을 하는 것이 좋다고 설명합니다. 하지만 수술 이후에도 증상이 완전히 개선되지 않거나 아직 수술할 정도가 아니라면 한방 치료를 해보는 것이 도움이 될 수 있습니다.

한방에서는 눈썹이 있는 눈두덩이 부분을 비장의 기운이 흐르는 곳으로 봅니다. 아기가 태어났을 때에는 눈을 보호하기 위해서 속눈썹이 밖으로 향해 있었는데 그것이 언제부턴가 자신의 눈을 공격한다면 그 이유가 반드시 있습니다.

비장에 문제가 생기면 눈두덩이에 염증이 생기거나 붓거나 하는 등의 문제가 발생하는데 그것이 지속되면 눈썹의 방향이 비정상적으로 바뀔 수 있습니다. 비장에 문제가 발생하는 원인은 두 가지가 있는데 그것이 바로 식적과 노권입니다.

식적은 달고 기름진 음식을 많이 자주 먹었을 때 발생합니다. 하루에 처리할 수 있는 음식 용량을 넘어서면 비장의 습열 증상으로 이어지고 그 결과 눈두덩이가 부으면서 속눈썹의 방향에 왜곡이 생길 수 있는데 주로 식탐이 많은 어린이들에게서 볼 수 있습니다.

노권은 체력에 비해서 하는 것이 많고 바쁘다 보니 제때 잘 먹지 않는 습관이 생긴 사람에게서 발생합니다. 그것을 비장이 허한 증상이라고도 합니다. 비허증이 되면 눈두덩이의 기능이 약해지면서 눈썹의 방향에 문제가 발생합니다.

눈 건강과 시력에 나쁜 영향을 미치는 안검내반! 우리 아이에게 어떤 병인이 있는지 점검해보고 문제가 커지기 전에 최대한 빨리 치료하는 것이 유리합니다.

녹내장

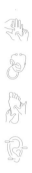

녹내장은 눈 주위의 안압이 높아져서 압력에 의해 시신경이 손상되거나 시신경 주위로 흐르는 혈류순환에 장애가 발생하여 시신경이 손상되는 것을 말합니다. 시신경은 눈으로 받아들인 빛을 뇌로 전달하는 신경이므로 시신경에 장애가 생기면 시야의 결손이 일어나다가 회복이 되지 않으면 결국 시력을 잃게 됩니다.

녹내장은 초기에는 증상을 거의 느끼지 못하다가 점점 진행되어 길거리에서 사람들과 부딪히기 시작하면서 알게 되는 경우가 많습니다. 시야의 결손이 일어나기 때문에 모서리 같은 곳에 잘 부딪히기도 하고, 시야가 주변부터 서서히 좁아지기 때문에 처음에는 뚜렷하게 잘 느끼지 못하다가 서서히 답답하게 보입니다.

녹내장의 주요 발병 원인

녹내장의 주요 발병 원인은 안압 상승으로 인한 시신경의 손상입니다. 안압이란 눈(안구)의 압력을 말하는데 안구를 축구공에 비유했을 때 축구공 안에 공기가 너무 적어도 안 되고 너무 많이 들어가도 안 되는 것처럼 눈의 형태를 유지하기 위해서는 안구의 내부에 적절한 압력이 유지되어야 합니다.

안압은 주로 방수(눈 안에서 만들어지는 물을 말하며, 눈의 형태를 유지하고 눈 내부에 영양분을 공급하는 역할을 담당한다)에 의해 결정되는데 방수는 매일 조금씩 생성되었다가 순환하고 눈 외부로 배출되는 흐름을 갖습니다. 방수가 너무 많이 생성되거나 흐름의 장애가 생길 때 안압이 올라가고 녹내장을 일으키게 됩니다.

녹내장의 병인

한방에서는 간에서 열이 발생하거나 간이 피로하여 간에 혈이 부족할 때 녹내장이 일어난다고 보고 있습니다. 간은 우리가 숙면을 취할 때 스트레스를 해소하고 혈액을 맑게 해주고 노폐물을 해독해주는 기능이 있습니다. 보통 현대인들이 받는 스트레스는 신체적 운동을 통해 해소하거나 명상과 같은 쉼과 휴식을 자주 가짐으로써 해소하는 시간이 필요합니다. 또한 무분별한 가공식품 섭취도 대사증후군을 유발하여 안압을 상승시킬 수 있으므로 비만인 분들은 살을 빼고 혈당을 조절하는 것이 만성 녹내장을 치료하는 첫걸음이라고 할 수 있습니다.

녹내장의 원인

잘못된 생활 습관	병인	녹내장 전구 질환
평소 술과 기름진 음식을 많이 먹는다.	식적	당뇨, 비만, 심혈관 장애
책임 있는 위치에 있는 사람들의 스트레스 과중	칠정	안압 상승
과로하고 잠자는 시간이 일정하지 않음	노권	안구 순환 장애
무분별한 인스턴트 음식 섭취, 설탕 과다	담음	체내 노폐물 축적
무분별한 성생활	방로	진액 고갈, 안구건조증, 안압 상승

급성 녹내장과 만성 녹내장의 차이

급성 녹내장	만성 녹내장
안구에 통증을 동반하여 안압을 떨어뜨리면 일시적으로 치료가 된다.	지속적으로 안구의 통증이 발생하면 안압을 떨어뜨리는 치료만으로는 근본적인 해결이 되지 않는다.
눈의 압력이 올라가면 눈이 아프고 머리가 아프면서 구토가 나기도 한다.	초기에는 시야가 점점 좁아진다.

녹내장 자가 진단표

구분	증상	예(2점)	보통(1점)	아니요(0점)
1	시력이 점점 떨어지는 것 같다.			
2	머리가 무겁거나 자주 아프다.			
3	속이 울렁거리거나 구토 증세가 있다.			
4	눈이 점점 단단하고 딱딱해지는 느낌이 든다.			
5	불빛을 보면 그 주위에 무지개 비슷한 것이 보인다.			
6	눈이 무겁고 피곤하다.			
7	눈이 깔끄럽거나 통증이 있다.			
8	눈에 이물질이 들어간 듯한 느낌이 있다.			
9	안구 충혈이 점점 심해진다.			

※10점 이상이면 진단과 치료가 필요합니다.

녹내장 치료 방법

혈압, 당뇨, 고도근시인 경우 녹내장에 걸리기 쉬우므로 평소 혈압과 혈당을 잘 관리하고, 고도근시라면 주기적으로 검진을 받아서 안압과 안저에 이상이 없는지 살펴보아야 합니다. 안압이 높아지는 이유는 방수의 흐름이 원활하지 못하기 때문이므로 안구의 순환을 개선시켜주면 호전될 수 있습니다. 초기에는 비교적 치료가 쉬우므로 빨리 치료를 시작하는 것이 좋습니다. 방수의 흐름을 원활하게 해서 안구의 순환을 개선시키는 가장 확실한 방법은 병인 치료이며, 병인이 만들어질 수밖에 없었던 생활 습관과 환경의 개선이 반드시 필요합니다. 병인 치료를 통해 녹내장을 제대로 다스리시기 바랍니다.

눈 시림과 눈물

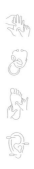

눈 건강이 좋을 때에는 눈을 뜨고 있을 때 눈이 시리거나 눈물이 자꾸 흘러 시야를 괴롭히는 일이 없습니다. 이런 증상은 눈 건강에 문제가 있을 때 발생하는 것이기 때문에 눈 건강의 척도로 볼 수 있습니다.

서양의학에서 눈 시린 증상은 교감신경 항진으로 동공이 과도하게 열릴 때 발생하고, 눈물이 많이 나는 것은 눈물구멍이 막혔을 때 발생한다고 설명합니다. 그런데 이게 쉽게 고쳐지지가 않습니다. 교감신경이 항진되는 이유도 여러 가지이고, 눈물구멍은 뚫으면 또 막히는 것이 반복되기 때문입니다.

한의학에서는 평소 별다른 문제가 없었던 눈이 시리고 눈물이 흐른다면 일단 화가 있는 것으로 진단합니다. 한의학 고전인 《황제내경》에서는 '몸에 화와 열이 성하면 눈이 부시며 깔깔하고 눈물이 멎지 않는다'고 했습니다.

바람을 맞으면 눈물이 나오는 증상이 있습니다. 바람이 많이 부는 봄이나 겨울에 많이 발생하는 증상인데, 이것을 한방에서는 '충풍루출衝風淚出'이라고 합니다. 바람이 불면 찬바람이 몸 안으로 밀고 들어오는데 이때 몸 안의 화기가 밖으로 밀고 나오면서 충돌을 하면 눈에서 눈물이 주르륵 흐르게 됩니다. 이것도 역시 화가 문제입니다. 화라고 진단했다면 이 증상들의 치료는 당연히 화를 다스리는 것으로 해야겠지요. 화가 어디에서 일어나는지를 알면 이것을 더 확실하게 치료할 수 있을 것입니다.

흰자위가 벌겋게 된 것은 화가 폐를 억누른 것이고, 눈두덩이가 벌겋게 부은 것은 화가 비장을 억누른 것이고, 검은자위에 예막이 생긴 것은 화가 간을 억누른 것이고, 눈동자에 예막이 생긴 것은 화가 신장을 억누른 것이고, 벌건 핏줄이 눈알을 지나간 것은 심장에 열이 심해진 것입니다. 화를 내리고 억눌린 해당 장기를 튼튼하게 해주면 잘 치료됩니다.

그럼 제가 지금까지 말씀드린 그 화기란 놈은 도대체 어디서, 왜, 어떻게 만들어진 것일까요? 그것이 바로 병인입니다. 과로로 발생하는 노권, 과식으로 발생하는 식적, 화를 끓여 발생하는 칠정, 성생활 과도로 발생하는 방로, 몸 안의 노폐물이 제대로 배출되지 않아서 발생하는 담음 등 이런 병인을 하나 또는 두 개 이상 가지고 있으면 기혈순환에 문제가 발생하고 몸 안의 진액이 마르면서 화기가 눈을 향해서 돌진하게 됩니다. 그래서 눈 시림과 눈물이 많이 나오는 증상이 있다면 어떤 이유로 내 몸에 화기가 발생했는지를 밝혀 그 원인이 되는 병인을 반드시 먼저 치료해야 하며, 동시에 화기로 인해서 약해진 오장육부를 튼튼하게 만들어주어야 합니다.

다래끼

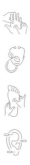

아이 눈에 다래끼가 나면 가렵고 붓고 아프기 때문에 아이도 힘들고 부모님 마음도 힘이 듭니다. 다래끼가 한번 생겼던 사람은 치료를 하더라도 재발하는 일이 많기 때문에 치료와 더불어 다시 생기지 않도록 주의를 기울이는 것이 중요합니다. 다래끼가 생기는 가장 큰 원인은 면역력 저하입니다. 특히 식적, 노권, 음허 등의 병인을 오래 가지고 있으면 면역이 떨어지면서 다래끼가 발생합니다.

한방에서 보는 다래끼 발생 요인은 크게 세 가지입니다.

첫째, 체력에 비해서 활동량이 많은 경우 만성 피로로 노권의 병인이 발생하고 열이 상승하면서 다래끼가 발생합니다.

둘째, 달고 기름진 음식을 많이 먹으면 비장과 위장이 힘들어지면서 식적의 병인과 함께 발생합니다. 다래끼가 발생하기 이전에 평소에 먹지 않던 음식을 먹었다거나 평소보다 훨씬 더 많은 양의 음식을 먹었다거나 유난히 기름진 음식을 먹었다면 그것이 발생 요인이 될 수 있습니다.

셋째, 선천적으로 진액이 부족한 음허의 경우 더위를 많이 타고 찬 것을 좋아하다 보면 발생할 수 있습니다.

다래끼는 병인으로 인한 면역 저하에 따라 발생하는 것이므로 눈병은 아닙니다. 눈병이 아니기 때문에 다른 사람에게 전염되는 일은 없으나 이것을 자주 반복하다 보면 안구 건강에 영향을 줄 수 있으므로 주의해야 합니다. 다래끼로 염증이 생기면 붓고 아프고 가려울 수 있는데 가려워서 무의식중에 손으로 비비면 2차 감염을 일으키고 증상이 악화될 수 있습니다. 따라서 손 씻기 등의 개인 위생에도 주의해야 하고, 절대 손으로 직접 눈 주변을 비비지 않도록 주의해야 합니다.

다래끼 초기에는 눈꺼풀에 염증이 생기기 전에 발갛게 붓는데 이때 지체하지 말고 침 치료를 하면 좋아질 수 있습니다. 초기에 치료 시기를 놓쳐서 증상이 심해지고 농이 생겼다면 짜내거나 더 심한 경우는 수술을 해야 하기 때문에 반드시 초기에 치료하는 것이 좋습니다.

다래끼의 예방 방법은 발생 원인인 병인이 발생하지 않도록 주의하는 것입니다. 체력에 비해서 활동량이 많다면 휴식 시간을 충분히 갖도록 해야 합니다. 달고 기름진 음식을 좋아한다면 반드시 음식 먹는 습관을 바꿔야 합니다. 감기 이후에 발생하는 경우도 있기 때문에 평소 다래끼가 자주 나는 어린이라면 감기가 걸리지 않도록 주의해야 하고, 감기에 걸렸다면 초기에 빨리 치료를 해주어야 안전합니다.

　마지막으로 집에서 예방할 수 있는 방법을 한 가지 알려드리겠습니다. 다래끼는 평소에 눈 주변의 기혈순환이 안 돼서 발생하는 이유도 있기 때문에 따뜻하게 눈 찜질을 하는 것이 좋습니다. 면으로 된 손수건으로 직사각형의 주머니를 만들어서 그 안에 팥을 적당량 넣고 꿰맨 다음 그것을 전자레인지에 30초 정도 가열해 눈 위에 올려주면 훌륭한 눈 찜질 요법이 됩니다. 눈 찜질은 눈 주변의 순환을 도와주기 때문에 습관적으로 다래끼가 나는 사람들의 평소 예방 관리에 많은 도움이 됩니다. 따뜻한 팥 주머니로 하루에 한 번 10분간 찜질을 꼭 해보시기 바랍니다.

백내장

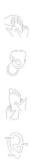

백내장이란 수정체가 혼탁해져서 흐린 유리창을 통해 바깥을 바라보는 것처럼 물체를 정확하게 보기 힘든 시력 장애 증상 중 하나입니다. 백내장은 노화로 인한 원인이 가장 많은데, 근거리와 원거리 구분 없이 시야가 흐릿해지며 밝은 장소에서는 눈이 부시고 잘 보이지 않습니다.

우리나라의 백내장 환자는 2016년 약 126만 명으로 2012년에 비해 17% 증가했습니다. (건강보험심사평가원 자료) 65세 이상 노인 입원 질환 1위가 백내장이고, 우리나라 사람들이 가장 많이 하는 수술 1위도 백내장입니다.

백내장이 발생하는 원인은 다음과 같습니다.

- 외상으로 수정체가 다쳐서 수정체 혼탁이 오는 것

- 선천적인 백내장

- 당뇨병 후유증

- 눈병을 오래 앓으면서 속발성으로 발생

그렇다면 한의학적으로 백내장의 원인을 살펴보겠습니다. 노권, 식적, 칠정, 방로, 담음 등의 병인을 가지고 있는 경우 면역이 떨어지고 기운이 부족해지면서 안구의 기혈순환에 장애가 발생합니다. 안구의 기혈순환이 불량하게 되면 노폐물 배출에 문제가 생기고 축적된 노폐물이 수정체의 단백질을 변성시키는데 이 과정에서 백내장이 발생합니다.

백내장 초기에 병인을 다스리고 면역력을 높여준다면 노폐물이 잘 배출되고 안구의 혈액순환이 잘되면서 백내장의 진행을 막을 수 있습니다. 치료 시기를 놓쳐 수정체 색이 하얗게 바뀌면 외과적인 수술을 해야 하지만 백내장이 심해지지 않았고 초기에 백내장이 의심되거나 노인성, 당뇨병성의 경우에는 한방 치료가 가능합니다.

백내장의 증상은 다음과 같습니다.

- 시력이 떨어진다.

  ⇨ 별다른 이유 없이 이상하게 시력이 떨어진다.

- 비문증이 생긴다.

  ⇨ 눈앞에 날파리 같은 것이 날아다니는 현상인 비문증이 생긴다.

- 야맹증 또는 주맹증이 생긴다.

  ⇨ 예전 같지 않게 밤이나 낮에 잘 보이지 않는 경우가 생긴다. 백내장이 심해지면
   수정체가 혼탁해지면서 명암만 구별할 수 있다.

- 수정체가 부분적으로 혼탁해진다.

  ⇨ 한쪽 눈으로 봐도 사물이 두 개로 겹쳐 보이는 증상이 나타날 수 있다.

- 수정체 중심부가 딱딱해진다.

  ⇨ 수정체의 굴절률이 증가해 근시 상태가 되어 근거리가 이전보다 잘 보이게 된다.

백내장과 노안의 차이

노안	백내장
가까운 거리는 침침해 보이지만 먼 거리는 비교적 잘 보인다.	가까운 거리, 먼 거리 모두 침침하다.
수정체를 지탱하는 근육이 노화되면서 발생한다.	수정체 자체의 노화로 오는 질환이다.
돋보기나 안경을 쓰면 잘 보인다.	돋보기나 안경을 껴도 선명하게 보이지 않는다.

　한방에서의 백내장 치료는 면역력을 키우는 데 가장 중점을 두고 있습니다. 면역력은 음식을 골고루 먹은 뒤 비장과 위장에서 섭취한 영양소가 에너지로 전환되면서 생깁니다. 면역력이 높을 때에는 눈뿐만 아니라 근육과 내장 말초에 이르기까지 기운이 충만해지고 전신의 순환이나 신진대사가 활발해지면서 안구 주위의 혈액과 림프 순환이 좋아져 안구의 노화를 방지하고 백내장을 예방할 수 있습니다.

면역을 키우고 기운을 올리기 위해 가장 중요한 것은 병인을 다스리는 것입니다. 병인을 치료하고 습관과 환경을 개선하면 백내장은 치료할 수 있습니다.

안구건조증

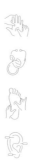

짙은 선글라스를 쓰고 내원하신 40대 여성분이 있었습니다. 진찰을 받으려면 선글라스를 벗어야 한다고 말씀드리자 선글라스를 벗으면 눈이 부시고 모래알이 들어간 듯 따가워 집 밖에 나오면 항상 쓰고 다닌다고 했습니다. 이분은 어떤 질환을 가지고 있는 것일까요?

첫 번째는 자율신경 실조증이고, 두 번째는 안구건조증입니다. 교감신경이 항진되면 밝은 곳으로 나와도 동공이 잘 닫히지 않아 눈이 부신 것이고, 스트레스로 인해서 칠정의 병인이 발생하면 몸 안의 진액이 마르면서 입도 마르고 눈물도 함께 마르는 것입니다. 이분은 결국 칠정의 병인을 치료하고 나서야 선글라스 없이 생활을 할 수 있게 됐습니다.

안구건조증이 발생하는 이유

요즘 황사와 미세먼지 때문에 눈 건강에 문제가 잘 발생하고, 특히 안구건조증으로 고생하는 분이 많습니다. 안구건조증의 원인은 눈물이 부족한 것이고, 증상은 안구 표면이 손상돼서 눈이 시리고 눈 속에 모래알이 들어간 것 같은 자극감입니다. 그런데 여기서 생각해봐야 할 것이, 눈물이 부족한 것이 안구건조증의 진짜 원인일까 하는 것입니다.

그렇다면 인공눈물을 넣는 것이 치료법인데 그것을 가지고 안구건조증이 치료됐다고 할 수는 없습니다. 안구건조증이 발생하는 근본적인 원인은 따로 있습니다. 어떤 원인에 의해 눈물이 부족해지고 그 결과 안구건조증이 나타난 것이기 때문에 눈물이 부족한 것 또한 원인이라기보다는 증상이라고 할 수 있습니다. 그래서 인공눈물을 사용하는 것을 단순히 증상에 대한 치료라는 뜻으로 대증 치료라고 합니다.

그럼 눈물이 말라서 안구건조증이 발생하는 진짜 원인은 무엇일까요? 안구건조증이 발생하는 첫 번째 원인은 과거와 달라진 생활 습관과 환경 때문인데 크게 세 가지 정도가 있습니다.

전자기기 사용의 증가

스마트폰과 같은 전자기기에 집중하다 보면 눈을 깜박이는 횟수가 급속하게 줄고, 눈이 건조해지는 증상이 빨리 나타납니다. 일상적인 생활에서 정상적인 눈 컨디션을 유지하려면 1분에 15회에서 20회 정도 눈을 깜박여야 하는데, 스마트폰이나 컴퓨터 모니터에 집중하면 1분에 5회 미만으로 줄어들고 안구건조증이 발생하는 시기가 빨라지는 것입니다.

대기오염

황사와 미세먼지는 직접적으로 눈을 자극하고 눈의 기름샘을 막는 역할을 해 눈물이 빨리 마르게 합니다.

음주량 증가

술을 많이 마시면 몸 안의 수분이 빨리 빠져나가고 진액이 마르면서 눈물 분비량이 급속도로 줄어들고 안구건조증이 쉽게 발생하게 됩니다.

결론적으로 스마트폰을 자주 보고, 술을 자주 마시고, 미세먼지가 심한 날 야외활동을 많이 하는 분이라면 안구건조증이 발생할 확률은 매우 높아지는 것입니다.

안구건조증이 발생하는 두 번째 원인은 병인입니다. 한의학에서는 안구건조증이 몸 안의 진액이 고갈되고 열이 눈에 몰려서 발생하는 것이라고 설명합니다. 노권, 식적, 칠정, 방로, 담음 등의 다섯 가지 병인 모두 진액이 고갈되면서 열이 위로 오르는 근본 이유가 되기 때문에 안구건조증이 있는 분들은 자신이 가지고 있는 병인을 치료해야 합니다. 앞서 말씀드린 40대 여성은 병인이 칠정이었기 때문에 칠정을 다스려서 안구건조증을 치료했습니다.

안구건조증 자가 진단법

나에게 안구건조증이 어느 정도 있는지 알려면, 물론 자신이 현재 얼마나 괴로운가 하는 것으로 알 수 있지만 객관적으로 판단하기 위해서는 눈을 깜박이지 않고 얼마나 버틸 수 있는지 측정해보면 됩니다. 눈을 뜬 상태에서 5초 미만에 바로 눈을 깜박인다면 안구건조증이 매우 심한 것이기 때문에 바로 한의원에 가서 치료를 받아야 합니다. 10초 미만으로 견딘다면 안구건조증이 진행되는 상황이므로 눈 건강에 각별히 신경을 써야 합니다. 15초 이상 눈을 깜박이지 않고 버틸 수 있다면 일단 안구건조증을 걱정하지 않아도 됩니다.

다음은 한의원에 가서 전문적인 치료를 받기 전에 집에서 할 수 있는 방법에 대해 말씀드리겠습니다.

온찜질

안구 주변에는 눈의 기능을 돕기 위한 수많은 혈관들이 있습니다. 이 혈관들이 건강해서 혈액순환이 잘되면 눈에 영양 공급이 잘되면서 눈의 기능이 좋은 컨디션으로 잘 유지될 것입니다. 평소에 따뜻한 물수건으로 눈 주위를 찜질해주는 것은 눈 건강과 안구건조증 예방에 많은 도움이 됩니다. 여기서 주의할 것은, 눈에 열이 몰린다고 해서 차가운 찜질을 하는 분이 있는데 절대 그렇게 하면 안 됩니다. 차가운 찜질은 눈 주변에 타박상을 입어서 염증으로 붓고 열이 나는 이유를 제외하고는 오히려 혈액순환에 방해를 주어 눈 건강에 해로우므로 주의해야 합니다.

눈 주변 경혈 지압

눈 주변에는 안구의 기능을 도와주는 경혈이 많이 모여 있습니다. 그중에서도 찬축혈, 동자료혈, 영향혈 부위를 손가락으로 눌러주듯이 마사지를 하면 도움이 됩니다. 특히 건조한 증상이 심할 경우에는 손가락을 모아서 눈썹 뼈와 눈알 사이의 움푹 들어간 부위를 5초 정도 지그시 눌러주면 좋은 효과를 볼 수 있습니다.

눈 기름샘 청소

면봉으로 눈꺼풀의 아랫부분과 윗부분의 기름이 나오는 기름샘을 잘 닦아주는 방법이 있습니다. 이곳을 잘 닦아주면 황사나 미세먼지로 인해서 기름샘이 막히는 것을 막아주어 기름이 잘 나올 수 있도록 해주고, 이것이 눈물이 마르지 않게 잘 막아주는 역할을 해줍니다.

비문증

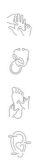

비문증은 눈앞에서 평소에는 없던 벌레 같은 것이 날아다니는 증상을 말합니다. 이것을 '날파리증'이라고도 하는데 큰 것은 풍뎅이만 한 것도 있고 작은 것은 하루살이만 한 것도 있습니다. 이것을 날파리증이라고 하는 이유는 둥둥 떠다니며 시선을 따라 움직이면서 잡히지 않기 때문입니다. 그러다 보니 신경이 좀 예민한 분들은 스트레스를 많이 받을 수 있으며 그 때문에 2차적으로 신경쇠약이나 교감신경 항진, 심장 두근거림, 어지럼증 등의 증상이 나타날 수 있고 속이 울렁거리거나 소화가 안 되는 경우도 있으니 빨리 치료를 해야 합니다.

젊은 사람들은 일시적으로 나타났다가 안정을 취하면 며칠 뒤 사라지는 경우도 있지만, 노안 등의 이유로 눈의 기능이 약한 경우에는 증상이 쉽게 가라앉지 않고 점점 더 심해지기도 합니다. 이 증상의 비밀은 유리체에 있습니다. 유리체란 눈알 속을 채우는 투명한 액체를 말합니다. 나이가 들거나 특정한 질환이 발생하면 유리체가 혼탁해지면서 눈으로 들어가는 빛의 일부분을 가려서 눈앞에 날파리 같은 것이 어른거리는 것처럼 느끼는 것입니다. 영화관에서 필름이 돌아가는데 그 앞에 파리 한 마리가 왔다 갔다 하면 스크린에 파리 그림자가 어른거리는 것과 같습니다.

한방에서는 비문증을 신진대사 기능 저하로 오는 순환 장애로 봅니다. 유리체는 림프액의 일종인데 림프는 혈액순환과 같이 순환이 잘돼야 맑고 투명한 상태를 유지합니다. 정상적인 순환에 문제가 발생하면 유리체가 혼탁해지고 그 결과 비문증이 발생하는 것입니다. 그럼 비문증을 유발하는 순환 장애는 왜 만들어질까요?

첫 번째는 노화 때문입니다. 나이가 들면 특별한 병이 없더라도 노화가 진행되면서 기운이 빠지는데 기운이 약해지면 당연히 순환도 잘 안 됩니다. 이 경우 한방에서는 간과 신장의 기능이 저하됐다고 설명합니다. 간과 신장의 기운은 노화와 관련이 깊고 노안과도 관련이 있기 때문에 간장과 신장을 보하는 한약을 복용하면 효과를 볼 수 있습니다.

두 번째로 노화와 관계없이 병인이 있을 때에도 눈의 순환에 문제가 발생합니다. 이때는 비문증이 언제 발생했는가 하는 것이 가장 중요합니다. 일을 과도하게 많이 한 이후 발생했다면 노권을 치료해야 하고 과식을 한 이후 발생했다면 식적을, 과도한 성생활 이후 발생했다면 방로를, 지속적인 스트레스를 받은 이후 발생했다면 칠정의 병인을 치료해야 합니다.

　비문증 자체가 시력에 큰 영향을 주는 것은 아니지만 심리적인 위축이 올 수 있고 건강의 지표가 될 수 있기 때문에 일단 발생했다면 자신이 어떤 유형의 비문증인지 살펴보고 반드시 치료를 해야 합니다.

CHAPTER 4

대
사
장
애
와
병
인

대사 장애

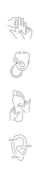

고혈압, 당뇨, 비만, 심장병, 뇌졸중은 어떻게 예방해야 할까요? 고혈압 한 가지만 해도 머리가 복잡해지는데 다섯 가지 질환을 어떻게 한꺼번에 생각할 수 있을까요? 그런데 이 질환들은 한 가지 공통적인 특징이 있습니다. 바로 대사 장애라는 것입니다. 대사 장애는 몸 안의 신진대사에 문제가 발생하면서 생기는데 오장육부의 유기적인 관계인 신진대사가 망가지면서 오는 것입니다. 오장육부의 유기적인 관계가 망가지는 이유는 잘못된 생활 습관과 환경 탓입니다.

잘못된 생활 습관과 환경으로 오장육부의 유기적인 관계가 깨지고 그로 인해 신진대사에 문제가 발생하면서 고혈압, 당뇨, 비만, 심장병, 뇌졸중과 같은 질환이 발생하는데 이것을 대사 질환이라고 하는 것입니다. 그런 이유로 대사 질환을 치료하거나 예방하고자 한다면 반드시 현재 자신이 가지고 있는 나쁜 습관이나 환경들을 개선하려는 노력을 가장 먼저 해야 합니다.

생활 습관의 개선이 없다면 대사 질환이 발생할 확률이 높고 질병이 발생했을 때 단순히 당뇨약, 비만약, 심장병약, 뇌졸중약을 먹는 것으로만 치료한다면 사상누각이 되고 올바른 치료는 점점 더 멀어지는 것입니다. 술을 많이 마셔서 위염이 왔는데 술을 계속 마시면서 위장약만 먹는다면 제대로 된 치료는 이미 물 건너간 것이나 마찬가지입니다.

대사 질환을 설명해드리기 위해서 우리 몸을 자동차에 비교해보겠습니다. 우리 인체에서 가장 중요한 장기가 어디일까요? 뇌, 심장, 자궁, 신장, 간 등등 많은 답이 나올 수 있겠지만 한의학적 관점에서 볼 때에는 심장이 가장 중요합니다. 한의학에서는 심장을 '군주지관'이라고 해서 인체를 하나의 국가로 볼 때 왕의 역할을 한다고 설명합니다. 한 나라의 왕이 무너지면 나라 전체가 무너지기 때문에 우리 몸에서 심장이 가장 중요하다고 할 수 있습니다.

자동차의 관점으로 볼 때 심장은 엔진입니다. 심장이 힘차게 박동해야 혈액이 온몸 구석구석 잘 통하듯이 엔진이 힘이 좋고 잘 돌아가야 자동차 구석구석 모든 기능의 작동이 원활합니다. 그런데 자동차의 엔진이 건강하지 못하고 고장이 잘 난다면 그것은 무엇 때문일까요?

1 쉬지 않고 너무 오랫동안 먼 길을 가다 보면 엔진에 무리가 생긴다.

2 깨끗하지 못한 기름을 넣어주었을 때도 엔진은 고장이 난다.

3 기름을 제때 넣어주지 못하면 엔진은 결국 서버리고 말 것이다.

4 적정한 양을 넘겨 엔진오일을 너무 많이 넣어주어도 문제가 발생한다.

5 정원을 초과해서 너무 많은 승객을 태운다면 부하가 많이 걸리면서 엔진에 무리
가 오고 고장의 원인이 될 수 있다.

6 냉각수의 기능에 문제가 발생하면 엔진에 열이 넘쳐 고장의 원인이 된다. 엔진은 기
본적으로 열을 받는 곳이라서 그 열을 식혀줄 수 있는 냉각수의 기능이 반드시 필요
하다.

이런 이유들로 고장이 발생한다면 사람의 심장도 이와 같을 것입니다.

1 쉬지 못하고 오랫동안 일을 하거나

2 건강에 좋지 않은 음식을 먹거나

3 음식을 제때 먹지 못하고 허기지거나

4 기름진 음식을 너무 많이 먹거나

5 일하는 시간이 길지 않더라도 일 자체가 체력에 비해서 많이 힘들거나

6 사람들 사이에서 스트레스를 많이 받는데 그것을 제대로 풀 만한 시간이나 상황
이 안 되거나

1번에서 6번까지 서로 비교해가면서 보면 거의 비슷하게 일치합니

다. 그런 상황에서 엔진이 고장 난다면 우리 심장에 문제가 발생하는 이유도 똑같은 것입니다. 심장을 튼튼하게 하려면 무엇보다 먼저 현재 자신의 생활 습관이나 환경부터 개선하려는 노력이 중요합니다.

대사 질환으로 심장이 안 좋은데 내 생활을 들여다보니 쉬지 않고 일을 너무 오래 하는 상황(1번)이라면 무작정 심장약을 먹기에 앞서 그 생활을 먼저 개선해야 합니다. 심장이 안 좋은데 평소에 술과 기름진 음식을 유난히 좋아한다면 우선 그 습관부터 과감히 바꿔야 합니다. 엔진 열을 식혀줄 냉각수를 채우기 위해서는 스트레스 없는 환경으로 도망가거나, 아니면 스트레스를 풀어줄 무엇인가를 해야 합니다.

다음은 간입니다. 간을 자동차의 무엇과 비교할 수 있을까요? 이건 좀 어려워서 제가 바로 말씀드리겠습니다. 간은 자동차의 연료통과 같은 역할을 합니다. 연료가 떨어지면 자동차가 움직이지 못하기 때문에 연료통이 의외로 중요합니다. 엔진이 자동차의 심장이라고 할 만큼 중요하지만 실상 연료를 담고 있는 연료통에 기름이 한 방울도 없다면, 또는 기름을 채우려고 해도 연료통이 너무 작아 기름을 담는 용량이 아주 적다면 한 번에 갈 수 있는 거리는 한계가 있을 것이며 조금만 가다가도 푸드득하며 바로 멈춰버릴 것입니다.

이 정도 설명을 듣다 보면 간이 우리 몸의 영양소를 저장하고 그것을 나누어주는 일을 한다는 것을 바로 알게 될 것입니다. 한의학에서는 '간장혈肝藏血'이라고 해서 간의 기능은 혈을 저장하는 것이라고 합니다. 혈은 혈액뿐 아니라 우리 몸을 영양하는 모든 진액을 포함합니다. 그래서 자동차가 오랫동안 좋은 컨디션으로 잘 굴러가려면 크고 견고한 기름통이 있어야 하고, 사람도 그런 간을 가지고 있어야 하는 것입니다. 간의 기능이 약해지면 금방 피로해지고 지치는 이유가 여기에 있습니다.

다음은 비장입니다. 한의학에서 말하는 비장은 양방의 비장과 췌장을 합한 기능과 유사합니다. 비장은 자동차로 비교하면 두 가지로 설명할 수 있는데, 첫 번째는 자동차에 있는 수많은 관과 같습니다. 오일이 지나가는 관, 공기가 통하는 관, 전선이 들어 있는 관, 물이 지나가는 관 등 수많은 관이 있는데 이것이 사람의 비장에 해당합니다. 한의학에서는 비장이 우리 몸의 기혈을 곳곳으로 전달하고 순환시키는 일을 한다고 설명합니다. 이것을 '비주운화脾主運化'라고 합니다. 비장에 문제가 발생하면 모든 순환 기능에 문제가 발생하면서 질병이 악화됩니다.

두 번째는 브레이크와 액셀 역할을 합니다. 제가 한의학에서 설명하는 비장은 양방에서의 비장과 췌장 두 가지를 모두 포함한 개념이라고 했는데, 여기서 액셀과 브레이크는 췌장의 역할을 한다고 보면 됩니다. 휘발유가 엔진으로 들어가면 기화하고 폭발하면서 그 힘이 자동차 바퀴로 갑니다. 이때 액셀을 밟으면 기름을 소모하면서 자동차를 빨리 달리게 합니다. 하지만 차가 빨리만 달리면 바로 사고로 이어지겠지요. 당연히 설 때는 기름을 차단하고 차를 세워야 하는데 이때 브레이크를 사용합니다.

우리가 음식을 먹으면 탄수화물은 몸 안에서 포도당으로 바뀌게 되는데 우리 몸의 세포는 포도당을 주원료로 해서 힘을 씁니다. 그런데 과식을 해서 포도당이 너무 많이 만들어진다면 쓰고 남은 포도당은 글리코겐 형태로 만들어져서 간에 저장됩니다. 그 역할을 바로 췌장에서 분비되는 인슐린이 합니다. 인슐린이 포도당을 제어해서 몸 안에서 적정 포도당 농도로 만드는 브레이크 역할을 하는 것입니다. 그리고 음식을 먹지 않은 상태에서 운동을 오래 하면 혈액 속의 포도당 수치가 떨어지게 되는데, 이때 떨어진 포도당의 농도를 맞추기 위해 간에 글리코겐 형태로 저장해놓았던 것을 다시 꺼내 포도당으로 쓸 수 있게 해주는 역할을 하는 것이 췌장에서 분비되는 글루카곤입니다. 글루카곤이 액셀 역할을 해서 우리가 힘차게 운동을 지속할 수 있게 만들어주는 것입니다.

당뇨병은 이런 브레이크와 액셀의 역할이 무너지면서 혈당이 올라가도 인슐린 브레이크가 작동되지 않아서 과속으로 깨지고, 혈당이 떨어져도 글루카곤 액셀이 작동되지 않아서 결국 차가 더 이상 가지 못하는 것입니다. 이렇게 중요한 비장의 기능을 가장 많이 망가뜨리는 생활 습관은 바로 스트레스를 많이 받는 것과 운동 부족, 그리고 음식을 함부로 먹는 것입니다.

다음은 폐입니다. 폐는 자동차의 공조장치입니다. 자동차로 치면 공조장치는 엔진으로 들어가는 것과 자동차 실내로 들어가는 것이 있습니다. 다시 말씀드리자면 공조장치에 문제가 발생하면 엔진에 문제가 발생하고 실내 공기에 문제가 발생합니다. 폐에 문제가 발생하면 첫 번째로 심장에 가장 많은 영향을 미칩니다. 그리고 두 번째로는 폐나 기관지, 그러니까 폐 자체의 기능에 문제가 발생합니다. 밖에서부터 들어온 공기를 제대로 걸러주지 못하기 때문에 질병에 노출될 확률이 매우 높습니다.

이런 경우 가장 중요한 것은 나쁜 공기가 있는 환경에서 벗어나는 것입니다. 벗어나기 힘들다면 마스크를 쓰거나 공기정화기 등을 사용해서 개인 위생을 철저히 해야 합니다. 그리고 평소 유산소 운동을 열심히 해서 폐와 심장의 기능을 튼튼히 하는 것도 매우 중요합니다.

마지막으로 신장입니다. 신장은 자동차로 볼 때 배기 머플러와 같습니다. 배기 머플러가 자동차에서 얼마나 중요한지 아신다면 우리 몸의 신장이 참 고마운 것이구나 하고 생각하실 겁니다. 만약 배기통이 막혔다고 생각해보세요. 기름을 잘 태울 수 없고 시동을 걸자마자 엔진은 바로 정지할 것입니다.

신장을 왜 배기 시스템과 비교하느냐면 우리 몸에서 신장은 밖으로 나가는 것을 관장하기 때문입니다. 한의학에서는 신장이 대변, 소변 등 몸 밖으로 나가는 기능을 관장한다고 설명합니다. 그렇기 때문에 신장 기능이 나빠지면 노폐물이 제대로 나가지 못하고 몸 안에 정체되면서 여러 가지 대사 질환을 유발합니다. 이런 문제를 예방하고 치료하기 위해서는 적절한 운동 습관, 음식 습관 등 건강한 생활 관리를 철저히 해야 하는 것입니다. 대사 장애 역시 개인의 습관이나 잘못된 환경에서 비롯된다는 것을 알고 건강에 좋은 습관을 가질 수 있도록 노력해야 합니다.

고혈압

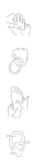

혈압이란 혈액이 혈관 벽에 가하는 압력을 말하는데, 심장의 수축과 확장 시에 수축기 혈압과 확장기 혈압이 결정됩니다. 어지럼증이나 두통 같은 증상이 동반되지 않더라도 수축기 혈압이 140mmHg 이상이거나 확장기 혈압이 90mmHg 이상인 경우를 고혈압이라고 합니다.

최근 조사에 의하면 우리나라 30대 성인 중 30% 정도가 고혈압을 가지고 있으며, 65세 이상 고령층에서는 절반이 넘는 분들이 고혈압 증상을 보이고 있습니다. 이렇게 주변에서 흔히 볼 수 있는 증상이기 때문에 가볍게 생각할 수도 있겠지만 고혈압이 발생하는 원인을 보면 건강 자체가 나빠지면서 발생하는 경우도 많기 때문에 고혈압은 반드시 해결해야 합니다.

고혈압에 대처하는 가장 쉽고 효과적인 방법은 혈압약을 복용하는 것입니다. 혈압약은 혈관을 확장해서 혈압을 낮추는 데 좋은 방법이긴 합니다. 하지만 이렇게 혈압약을 먹는 것은 사람이 모두 같다는 생각에서 나온 해결책입니다. 모든 사람의 혈압이 반드시 80~120mmHg이어야 한다는 일률적인 진단 방식에서 온 것입니다. 사실 어떤 분들은 약간 높은 혈압을 가지고 있더라도 특별한 증상을 느끼지 못하고 건강하게 잘 살기도 하고, 또 혈압이 좀 낮더라도 큰 문제 없이 지내는 분들도 있습니다.

혈압이 조금 높아도 문제가 없는 분들의 경우 혈압 가이드라인에 따라 혈압약을 복용한다면 정상적인 혈액순환 기능이 떨어지면서 혈류 장애가 발생하고 생각지도 않았던 질병이 발생할 수도 있기 때문에 문제가 됩니다. 반대로 혈압이 조금 낮아도 문제없이 지내는 분들이 혈압을 정상 범위로 올리는 약을 먹는다면 혈관에 과부하가 생기면서 오히려 건강에 문제가 발생할 수도 있습니다.

다른 한편으로 혈압의 상승은 어떤 원인에 의해 발생한 결과인데 치료는 결과에 대한 것만 하기 때문에 문제가 됩니다. 혈압이 오른 원인은 그대로 두고 혈압이 오른 증상을 다스리는 치료만 한다면 그저 큰 문제 없이 유지만 한다는 목적으로 볼 수 있습니다. 그리고 더 큰 문제는 혈압이 오를 수밖에 없는 원인이 혈압만 오르게 하는 것이 아니고 다른 여러 가지 질환들을 유발하기 때문에 혈압약 하나로 건강을 지키기에는 부족하다는 것입니다.

그렇다면 고혈압이 발생한 근본적인 이유가 뭘까요? 그것이 바로 병인입니다. 식적, 노권, 칠정, 방로, 담음 등의 병인을 가지고 있는 분들은 시간이 지날수록 고혈압증이 발생할 확률이 높아집니다. 평소 음식을 급하게 먹고 과식하고 기름진 음식을 즐겨 먹는 분들이라면 식적의 병인이 만들어지고 혈압이 오를 수 있습니다. 이런 경우 식적을 다스리면서 식적을 유발하는 습관들을 개선한다면 치료가 가능합니다.

일이 많다 보니 식사를 제때 하지 않거나 잠자는 시간과 일하는 시간이 일정하지 않은 분들이 있습니다. 이런 분들은 항상 피곤하고 기운이 없는데 이것을 노권이라고 합니다. 노권이 지속되면 순환 기능에 문제가 발생하면서 고혈압이 될 수 있습니다. 이때는 노권을 다스리면서 노권을 유발하는 과로와 불규칙한 생활을 바로잡아야 합니다.

입맛도 좋고 밥도 잘 먹는데 기운이 없는 분들이 있습니다. 성격도 급하고 더위도 많이 탑니다. 성생활을 자주 하면 기운이 더 많이 빠지는 특징이 있습니다. 이런 분들은 방로를 다스리면서 정을 지킬 수 있는 생활 습관을 가져야 고혈압이 치료됩니다.

평소에 스트레스를 많이 받는 분들이 갑자기 혈압이 올랐다면 그 이유는 스트레스로 인한 칠정이 됩니다. 예전에 비해서 참을성도 적어지고 짜증이 자주 난다면 칠정의 병인이 있다고 보시면 됩니다. 이런 칠정을 다스리는 치료와 함께 스트레스에서 벗어날 수 있는 환경을 만들어 주어야 고혈압이 치료됩니다.

여러 가지 병인들로 인해서 몸 안의 순환에 장애가 오고 밖으로 배출돼야 할 노폐물들이 몸 안에 남아 있으면 그것을 담음이라고 합니다. 담음이 있으면 어지럽거나 심장이 두근거리거나 숨이 찬 증상들이 기본적으로 나타나면서 혈압이 오르는데 이런 경우 담음을 다스려주어야 고혈압이 치료됩니다.

고혈압을 치료하기 위해서 가장 중요한 것은 우선적으로 자신이 가지고 있는 병인을 치료하고, 병인을 만든 나쁜 생활 습관과 환경을 개선하는 것입니다. 한의학에서는 혈압이 오르는 원인인 병인을 해결하고 개인의 생활 습관 관리와 환경 관리 등으로 고혈압을 치료합니다.

당뇨병

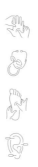

당뇨병이 무서운 이유는 혈당 수치가 오르는 것 자체보다는 합병증이 발생하기 때문입니다. 당뇨병은 발병과 동시에 혈관 질환이 진행됩니다. 특히 뇌혈관이나 심장혈관 질환에 직접적인 영향을 미쳐서 사망률을 높이는 무서운 요인으로 작용합니다. 따라서 혈당 조절을 잘하고 당뇨병을 치료하는 것은 건강한 신체를 위해 무엇보다도 중요합니다.

당뇨를 한방에서는 '소갈'이라고 하며 대표적인 증상은 소변을 많이 보고(다뇨), 먹는 양이 많고(다식), 물을 많이 마신다(다음)고 해서 '삼다병三多病'이라고도 합니다. 일상에서 이런 세 가지 증상이 갑자기 나온다면 우선적으로 당뇨를 의심하고 검사를 해야 합니다.

당뇨는 '소변이 달다'는 뜻입니다. 당뇨를 잘 이해하려면 우선 혈당이 무엇인지 이해할 필요가 있습니다. 혈당은 혈액 속에 들어 있는 포도당입니다. 포도당은 우리 몸의 세포가 힘을 쓰는 데 가장 필요한 에너지원입니다. 포도당 공급이 안 되면 세포는 더 이상 일을 할 수 없고 세포로 구성되어 있는 조직이나 기관들의 기능은 모두 정지됩니다. 특히 당을 에너지 공급원으로 움직이는 뇌는 혈당 공급이 없으면 뇌세포가 바로 죽기 때문에 포도당은 우리 몸에 반드시 필요한 영양소입니다. 그런데 이렇게 중요한 포도당도 공급과 소비의 균형이 이루어지지 않는다면 문제가 발생합니다.

그럼 혈당은 어떻게 공급이 될까요? 혈당의 2대 공급처가 있습니다. 먼저 밥을 씹다 보면 달달한 맛이 나고 탄수화물이 소화되면 포도당이 만들어집니다. 배고프고 기운이 없을 때 밥을 먹으면 떨어졌던 당이 보충되고 기운이 나는 것입니다. 그다음 배고픈데 음식으로 당을 보충해주지 않는다면 간에서는 글리코겐을 분해해서 포도당으로 만들어 공급해줍니다.

혈당의 균형은 어떻게 맞춰질까요? 혈당 균형의 두 가지 인자가 있습니다. 먼저 과식으로 필요 이상의 혈당이 공급되었다면 간에서는 포도당을 글리코겐 형태로 만들어 저장하게 되고 적절한 혈당을 유지할 수 있도록 합니다. 그다음 췌장에서 분비되는 인슐린 호르몬은 포도당의 이용 효율을 높여주는 기능을 합니다. 인슐린 호르몬 분비가 원활하다면 포도당 이용률이 높아지면서 체내에 고혈당이 만들어지는 일은 없습니다.

이렇게 혈당의 2대 공급처와 혈당 조절의 2대 인자가 원활하게 잘 돌아간다면 당뇨 걱정 없이 건강이 잘 유지됩니다. 그러면 당뇨병이 발생하는 이유는 명확해집니다. 바로 간장과 췌장의 기능 이상이라고 할 수 있습니다.

그렇다면 당뇨는 어떻게 치료해야 할까요? 간장과 췌장의 기능에 문제가 발생한 원인을 다스려야 하겠지요. 무엇 때문에 이 두 장기의 기능에 문제가 발생했을까요? 그 원인이 바로 식적, 노권, 칠정, 방로, 담음, 즉 병인입니다.

음식을 많이 먹는 분들은 대부분 급하게 먹는 습관이 있습니다. 달고 기름진 음식도 매우 좋아합니다. 이런 경우 식적의 병인이 발생하는데 만성 피로, 부종, 소변 이상, 관절통, 복부비만 등의 증상과 함께 당뇨병이 발생합니다.

체력에 비해서 일이 많은 분들은 바쁘다 보니 밥을 제때 먹지 못하고, 잠자는 시간도 일정하지 않은 경우가 많습니다. 이런 경우 노권의 병인이 발생하는데 일을 많이 하고 나면 여기저기 아프기 쉽습니다. 배고파서 허겁지겁 밥을 먹으려 해도 입맛이 별로 없어 그리 많이 먹지도 못합니다. 입이 자주 마르고 일하면서 땀도 유난히 많이 흘리는 증상과 함께 당뇨병이 발생합니다.

과도한 성생활로 인해서 몸 안의 진액이 고갈되면 방로의 병인이 발생합니다. 입맛은 비교적 좋은데 몸은 점점 마르거나 성격이 조급해지고 더위를 많이 타고 갈증이 심해지면서 당뇨병이 생깁니다.

지속적인 스트레스와 참을 수 없는 분노를 오랫동안 겪는 분들은 칠정의 병인이 발생하는데 불면증이 있거나 더웠다 추웠다 반복하거나 심장이 두근거리거나 과거에 비해서 화를 잘 내는 등의 증상이 있으면서 당뇨가 옵니다.

　몸 안의 노폐물이 제때 배출되지 못하면 담음의 병인이 만들어집니다. 어지럽거나 숨이 차거나 눈이 침침하고 손발이 저리고 속이 울렁거리며 뒷목이 뻣뻣하고 머리가 아픈 등의 증상이 나타나는데 담음이 있을 때 당뇨가 자주 발생합니다.

　잘못된 생활 습관과 환경으로 인해 병인이 만들어지는데 병인은 간장과 췌장의 기능에 영향을 미치고 이 때문에 당뇨병이 발생합니다. 당뇨병을 치료하기 위해서는 현재 자신이 가지고 있는 병인을 치료해야 하며, 병인을 만든 생활 습관과 환경을 바로잡으려는 노력을 반드시 해야 합니다.

비만

요즘 다이어트 열풍이라고 할 만큼 살 빼기가 유행처럼 번지고 있습니다. 혼자 하기가 어렵다며 의료기관에 많은 돈을 주면서 살을 빼고 있으니 열풍은 열풍입니다. 살을 빼는 것은 단순히 미용의 차원뿐만 아니라 많은 질병들이 비만과 관계가 있고 실제로 살만 빼도 질병이 치료되는 경우가 많기 때문에 질병을 예방하고 치료하는 데 요긴한 방법입니다.

무릎 관절염을 오래 앓아온 분들을 보면 다리는 가늘어지고 무릎은 굵어지고 상체는 살이 쪄서 걷는 일이 마치 벌 서는 것같이 괴로운 경우가 많습니다. 살만 빼도 다리가 훨씬 가벼워질 것 같은데 그런 노력을 하기보다는 모든 관심이 오직 약물이나 수술 등 무릎 치료에만 집중이 돼 있으니 안타까운 일입니다. 실제로 살만 빼도 자연히 무릎 상태가 좋아지는 경우가 많습니다. 살이 찌는 이유와 무릎이 아파진 이유가 같다면 당연히 살을 빼는 치료만으로도 무릎은 좋아집니다. 덤으로 몸무게가 줄어드니 무릎에 받는 힘이 줄어들면서 치료는 더욱 빨라질 것입니다.

비만은 관절과 같은 운동기 질환에만 영향을 미치는 것이 아닙니다. 제가 치료했던 수많은 불임 환자들 가운데 비만을 해결하고서 임신이 가능했던 사례는 무수히 많습니다. 인공수정과 시험관에 모두 실패한 불임 환자들의 경우 일반병원에서는 그 이유를 뚜렷하게 말해주지 못하는 때가 많은데 사실 비만이 불임의 가장 큰 이유가 될 수 있다는 것입니다. 살이 찌는 이유와 불임인 이유가 같을 수 있기 때문인데, 그런 경우 올바른 방법으로 살을 빼주면 불임은 당연히 해결이 됩니다. 그뿐만이 아닙니다. 비만하면 불면증, 우울증, 공황장애와 같은 정신질환도 쉽게 올 수 있습니다. 갑상선 질환, 당뇨, 고혈압, 생리 불순, 정력 감퇴, 만성피로 등등 많은 질환과 증상들이 비만과 관련이 있습니다.

우리가 건강검진을 할 때 여러 가지 항목을 검사하게 되는데 평상시에 습관적으로 하는 건강검진이 있습니다. 바로 체중을 재는 것입니다. 목욕탕에 갈 때마다 하기도 하고, 어떤 분들은 집에서 매일 체중을 체크하기도 합니다. 항상 일정한 체중을 유지한다는 것은 현재 건강한 상태를 유지하고 있다는 것이기 때문에 우리는 체중의 변화를 자주 살펴봐야 합니다. 별다른 이유 없이 살이 빠진다거나 살이 찐다면 그것은 건강의 적신호입니다. 그만큼 체중 측정은 그 어떤 비싼 검사보다 건강의 정도를 직접적으로 측정하기 좋은 방법이라고 할 수 있겠습니다.

현재 몸무게가 점점 늘고 있다면 빨리 병원에 가서 그 이유를 진단받고 살을 빼야 합니다. 특별히 살을 뺀다거나 하는 노력을 하지 않았는데 몸무게가 점점 줄고 있다면 더 위험한 문제가 있을 수 있기 때문에 지체하지 말고 진단을 받아봐야 합니다. 모든 증상과 질병에는 원인이 있습니다. 적을 알고 나를 알아야 전쟁에서 승리하듯이 비만의 원인을 모르고 무조건 다이어트로 살을 빼려고 하다가는 건강을 근본적으로 해치는 우를 범할 수도 있습니다.

지피지기면 백전백승! 사람은 왜 살이 찌는가에 대해서 좀 알아야 하겠죠? 살이 찌는 이유는 신진대사가 정상적으로 이루어지지 않아서입니다. 신진대사란 새로운 것이 들어오고 묵은 것이 나가는 것입니다. 사람이 살기 위해서는 무엇이든 먹어야 하는데 음식을 먹으면 그것이 소화가 되고 영양분을 소장에서 빨아들여 간으로 저장하고 이것이 다시 온몸으로 전달되는 과정을 거치게 됩니다. 그 과정을 마치면 남은 찌꺼기는 대장을 통해서 대변으로, 그리고 신장을 통해서 소변으로 나갑니다.

신체가 건강한 상태에서는 신진대사가 자연스럽게 이루어지므로 큰 문제가 없는데, 여러 가지 이유로 문제가 발생하면 신진대사에 이상이 생기고 병이 나거나 살이 찌게 되는 것입니다. 그 여러 가지 이유가 바로 병인이라고 하는 것입니다. 병인이 발생하면 우리 몸의 건강한 상태인 수승화강이 무너지면서 신진대사의 정상적인 리듬이 깨집니다.

일단 일상생활에서 쉽게 살을 빼는 방법을 알려드리겠습니다. 살을 빼기 위해 가장 중요한 것이 무엇일까요? 절대 굶거나 배고픈 괴로움을 겪어서는 안 된다는 것입니다. 배고픈 고통을 느낀다면 그것은 쉽게 살을 빼는 것이 아니고 고통스럽게 빼는 것입니다. 그것은 호랑이와 곰에게 100일간 마늘과 쑥만 먹으라고 하는 것만큼이나 어렵고 실패할 확률이 높습니다. 그래서 살을 빼기 위해서는 반드시 두 가지의 선행조건이 필요합니다. 첫 번째는 배고픈 고통이 없어야 할 것, 두 번째는 살을 빼고 나서 더 건강해질 것입니다.

살을 빼는 데 왜 배고픈 괴로움이 없어야 할까요? 단순히 배고픈 고통이 없어야 다이어트에 쉽게 성공한다고 생각할 수도 있겠지만 거기에는 더 중요한 비밀이 숨어 있습니다.

사람은 태어날 때부터 자신의 생명을 보호하려는 본능이 있습니다. 특히 여성의 경우 인류학적으로 볼 때 항상 아기를 가질 수 있는 몸 상태를 유지하려는 본능을 더 가지고 있습니다. 그것이 없다면 인류가 역사를 이어가는 것은 불가능하겠지요. 그래서 여성이 남성보다 비교적 식탐이 더 많습니다. 그런데 다이어트를 한다고 음식의 양을 줄이고 배고픈 상태를 유지한다면 어떻게 될까요?

살아야겠다는 본능과 언제라도 아기를 만들 수 있는 몸 상태를 만들어야 한다는 본능 때문에 자기 자신이 시키지 않아도 몸 스스로가 들어오는 모든 것을 밖으로 나가지 못하게 합니다. 즉, 신진대사의 기능을 확 닫아버리는 것입니다. 특히 에너지원으로 쓰는 지방을 가장 먼저 몸 안에 가두게 됩니다. 지방이 분해돼서 물의 형태로 몸 밖으로 나가는 과정이 완전히 막혀버리는 것입니다. 그러다 보면 근육은 줄고 지방은 많아지는 이상한 체중 감소가 일어나게 되고, 신체 허약과 체중 조절 실패로 이어질 확률이 높아지는 것입니다.

두 번째로 건강한 살 빼기를 해야 합니다. 살만 빼는 것이 좋다면 아프리카 분쟁지역같이 음식이 없어서 고통받는 지역에 가서 1년만 살다 오면 완전 날씬해질 것입니다. 그 대신 건강을 잃게 되겠지요. 살을 빼는 목적은 아름다운 몸매를 갖는 것과 함께 건강한 몸을 만드는 것이어야 합니다.

여기서 질문 하나, 살을 빼는 데 있어서 가장 중요한 것은 무엇일까요? 운동? 다이어트? 둘 다 정확한 답은 아닙니다. 운동은 살을 빼는 데 그리 큰 도움이 안 됩니다. 운동을 하면 배가 빨리 고프고 그러면 음식을 더 많이 먹게 됩니다.

몇 개월 운동을 하다가 쉬면 먹는 습관은 그대로 남아 체중이 더 많이 불어나게 됩니다. 하지만 운동의 좋은 점은 운동을 하면서 체중 감량을 하면 몸매가 좋아진다는 것입니다. 살은 뺐는데 배만 볼록 나왔다거나 유독 허벅지에만 살이 많다거나 하는 것은 운동을 하지 않고 단순하게 다이어트만 한 경우 흔히 나타나는 부작용입니다.

다이어트는 얼핏 보면 체중 감량의 꽃과 같이 보이지만 실제로 할 때면 너무나 큰 괴로움에 시달리게 됩니다. 3일간 밥을 굶으면 성인군자도 담을 넘는다는 말도 있듯이 배고픈 고통만큼 큰 시련은 없습니다. 더군다나 식탐이 강한 사람들은 웬만한 결심 가지고는 성공하기가 쉽지 않습니다. 괴로움을 가지고 다이어트를 하다가 그 기간이 지나면 더 많이 먹고 음식에 대한 애착이 더 생기는 부작용이 생기기도 합니다. 그래서 살을 빼는 데 가장 중요한 것은 운동도, 다이어트도 아니고 '밥을 먹는 방법'이라는 것을 알아야 합니다.

저는 사람들에게 무엇을 먹어야 몸에 좋은지, 혹은 무엇을 먹어야 살이 빠지는지에 대한 질문을 자주 받습니다. 이때 강조해서 말씀드리는 것이 무엇을 먹는가보다는 어떻게 먹는가가 중요하다는 것입니다. 질병을 치료하거나 살을 빼기 위해서 가장 먼저 해야 할 일은 '음식을 꼭꼭 씹어서 천천히 먹는 것'입니다.

어떤 분들은 '겨우 이 말을 하려고 지금까지 서론이 길었나'라고 생각할 수도 있겠으나 진리는 단순한 것이고 단순명료한 것이 힘이 있다는 것을 아셔야 합니다. 천천히 먹는 것이 몸에 좋다는 것을 모두가 아는데 왜 그렇게 실천이 안 되는 것일까요?

제가 미국에 처음 갔을 때 가장 많이 놀란 것이 길거리에 뚱보들이 많다는 것이었습니다. 뚱보가 인종과 관계없이 정말 많았습니다. 학구적인 자세로 왜 그럴까 하고 그 이유를 찾아보았습니다. 어떤 사람들은 유전적인 특성이라고 말하기도 했지만 병인을 연구하는 저로서는 어떤 환경과 습관이 이 사람들을 뚱보로 만들었을까 하는 것에 초점을 맞추어 관찰을 했습니다. 그 답을 레스토랑에서 엄청나게 큰 수제 햄버거를 먹으면서 알게 됐습니다.

일단 이 나라 사람들은 너무 많이 먹습니다. 그리고 엄청 급하게 먹습니다. 또 무엇을 먹든 음료수와 함께 먹습니다. 햄버거나 피자를 먹어도 콜라나 맥주 등을 함께 먹습니다. 그렇게 음식을 급하게 많이 먹는 습관이 미국에 수많은 비만인을 만드는 요인이라는 것을 알게 됐습니다.

살을 빼기 위한 첫 번째 조건은 운동도 아니고 다이어트도 아닙니다. 다이어트를 심하게 해서 배가 고파지면 우리 몸의 보호본능이 작동해서 지방분해가 안 된다는 건 이미 앞에서 말씀드렸습니다. 살을 빼기 위해서는 무엇보다 음식을 천천히 꼭꼭 씹어서 먹어야 하는 것입니다. 이것을 무조건 실천해야 합니다. 이것이 안 되면 모든 살 빼는 노력은 헛수고에 불과하다는 사실을 알아야 합니다. 음식을 천천히 꼭꼭 씹어서 먹으면 가장 먼저 오는 변화는 음식의 참맛을 느낄 수 있습니다. 급하게 먹을 때에는 음식의 첫 맛만 알게 되지만 오래 씹다 보면 음식이 침과 섞이면서 여러 가지 맛을 느낄 수 있습니다.

오미자청으로도 만들어서 먹는 오미자라는 약재가 있습니다. 다섯 가지 맛이 난다고 해서 붙여진 이름인데, 저는 식사를 할 때에는 오미자 입을 가지라고 이야기합니다. 어떤 음식을 먹든 오래 씹어서 신맛, 쓴맛, 단맛, 매운맛, 짠맛 등 다섯 가지 맛을 모두 느껴보라는 것입니다. 그런데 한 가지 문제가 있습니다. 그렇게 하려고 아무리 노력을 해도 몇 번 씹지 않고 삼키는 습관이 오래되다 보니 이게 잘 안 되는 것입니다. 그럴 때 가장 중요한 것이 뭐냐 하면 식사할 때 물이나 음료수, 국물 등을 먹지 않는 것입니다. 다시 말씀드리자면 밥과 마른반찬 위주로 먹는 것입니다.

어떻게 국물이나 물을 마시지 않고 식사를 하느냐고요? 천천히 꼭꼭 씹다 보면 자연히 자기도 모르게 음식이 삼켜지게 됩니다. 햄버거를 먹는 사람을 보면 콜라 또는 다른 음료수와 함께 먹습니다. 햄버거와 같은 음식도 음료수와 함께 먹지 말고 그냥 햄버거만 먹으라는 것입니다. 어떻게 햄버거만 먹느냐고요? 천천히 꼭꼭 씹다 보면 자기도 모르게 삼킬 수 있습니다.

음식을 다 먹은 후에는 물을 마셔도 괜찮습니다. 음식을 오래 씹어서 먹으면 무엇이 좋아질까요? 우선 몸이 건강해집니다. 필요 없는 에너지 소모가 적어지기 때문에 항상 기운이 넘칩니다. 우리 몸에서 소화효소를 만드는 데에는 상당히 많은 에너지가 소모됩니다. 음식을 급하게 대충 씹어서 삼키게 되면 위장에는 음식덩어리가 그대로 들어가게 되고 그 음식을 소화시키기 위해서 더 많은 양의 소화효소를 분비해야 하기 때문에 에너지는 더 많이 소모됩니다. 그 결과 밥만 먹었다 하면 식곤증에 기운이 빠지고 눕고 싶고 힘이 들고 하는 것입니다.

천천히 먹으면 이미 입안에서 1차적인 소화가 끝나기 때문에 위장으로 들어간 음식은 그대로 소장으로, 대장으로 큰 에너지 소모 없이 흘러들어가 몸을 자양하게 되므로 언제나 힘이 남아돕니다. 그리고 중요한 또 한 가지! 천천히 먹으면 조금만 먹어도 배가 부릅니다.

우리가 다이어트를 할 때 포만감을 잃지 않아야 한다는 것은 이제 모두가 잘 아시죠? 그래야 지방 분해가 정상적으로 되는 것입니다. 음식을 먹으면 배가 부른데 이를 느끼는 건 음식이 위장으로 들어가는 속도와는 조금 시차가 있습니다. 배부른 건 뇌하수체에서 느끼는 것인데 이것이 음식이 위장에 들어가는 시간과 10~15분 정도의 차이가 있습니다. 음식을 많이 먹는 사람들은 급하게 먹습니다. 그래야 포만감이 늦게 오고 음식을 많이 먹을 수 있다는 것을 본능적으로 알기 때문입니다. 음식을 천천히 먹는다면 많이 먹지 않아도 포만감이 오고 많이 먹지 않아도 기운이 납니다.

마지막으로 병인 유형별 살 빼기에 대해서 말씀을 드리겠습니다. 병인이 있는데 그것을 해결하지 않고 무작정 다이어트로 살을 빼려고 한다면 사상누각이 됩니다. 살을 빼더라도 비만의 근본원인이 해결되지 않았으므로 요요현상이 다른 사람보다 훨씬 더 빨리 찾아옵니다. 그런 안타까운 상황이 생기지 않게 하려면 반드시 자신의 병인을 확인해야 합니다. 병인은 크게 다섯 가지가 있습니다.

노권 유형의 비만

노권은 체력에 비해 일을 많이 하는 사람들에게서 발생합니다. 낮에 식은땀이 나고 몸에서 열이 나고 입이 마르는데 갈증은 심하지 않습니다. 팔다리에 기운이 없고 여기저기 아픈 곳도 많이 생깁니다. 목소리가 작아지며 오래 걸으면 기운이 없어 다리에 힘이 빠지기도 합니다. 입맛은 별로 없지만 그렇다고 식사를 거르면 허기지고 힘들어서 무엇이라도 빨리 먹어야 기운을 차립니다.

노권 유형의 비만은 노권으로 인해서 기가 약해지고 기혈순환이 잘 안 되면서 지방이 쌓이는 것입니다. 이런 분들 중에 겉으로는 비만으로 보이지 않으나 순환 장애로 인해서 내장지방이 많은 내장비만인 경우가 많습니다. 이런 분들이 가장 먼저 해야 할 일이 식사를 규칙적으로 하는 것입니다. 다이어트를 할 때에는 인삼차나 홍삼차를 함께 마셔야 기운이 빠지지 않으면서 살을 뺄 수 있습니다.

식적 유형의 비만

식적은 음식을 급하게 먹고 많이 먹어서 발생하는 병인입니다. 음식을 많이 먹으니 당연히 살이 찌겠지요. 그런데 어떤 사람들은 음식을 아무리 많이 먹어도 살이 찌지 않는 경우도 있습니다. 모든 사람들의 부러움과 지탄을 동시에 받는 복 받은 체질이지요. 그런 사람들은 식적이 아닙니다. 음식을 많이 먹는데 언제부턴가 몸이 붓고 밥만 먹었다 하면 눕고 싶고 피곤하고 소변을 자주 보고 관절이 아프고 배가 점점 나온다면 식적이 있다고 할 수 있습니다.

식적이 발생하면 방금 말씀드린 증상과 더불어 점점 살이 찌기 시작합니다. 이것을 해결하기 위해 가장 필요한 것은 음식을 천천히 꼭꼭 씹어서 먹는 것입니다. 이것이 안 되면 식적으로 인한 비만은 절대로 치료될 수가 없습니다. 그와 함께 삽주뿌리차를 수시로 마시면 식적 유형의 비만에 도움이 됩니다.

담음 유형의 비만

담음은 몸 안의 정상적인 진액이 여러 가지 병리적인 이유로 변성을 하여 담으로 바뀐 것을 말합니다. 우리가 평소에 입에서 담이 나온다, 목에 담이 걸린다 하는 것들이 여기에 포함됩니다. 나에게 담음의 병인이 있는지 알려면 몇 가지 증상을 확인해보면 됩니다.

가장 대표적인 증상은 살이 잘 찌기도 하고 잘 빠지기도 하는 것입니다. 조금만 방심하면 살이 찌고 조금만 조심하면 살이 쉽게 빠지는 유형인데 이것도 나이가 들고 기운이 떨어지면 살이 빨리 찌기는 해도 잘 빠지지 않습니다.

담음 때문에 갑자기 어지럽거나 심장이 두근거리며 숨이 찰 때도 있습니다. 속이 쓰리거나 미식거리기도 합니다. 담음 유형의 비만인 경우 가장 중요한 것은 규칙적인 식생활과 스트레스 관리, 적절한 유산소 운동입니다. 평소에 귤껍질차를 자주 마시면 도움이 됩니다.

칠정 유형의 비만

칠정은 스트레스를 많이 받아서 만들어진 병인을 말합니다. 스트레스를 받으면 먹는 것으로 푸는 분들이 여기에 많이 속합니다. 스트레스를 받으면 많이 먹고 많이 먹으면 대소변이 잘 나오지 않으면서 붓고 살이 찌는 증상이 발생하는데 이것이 칠정 유형의 비만입니다.

가장 먼저 스트레스에서 벗어날 수 있는 환경으로 바꿔주어야 하고, 그다음으로는 열받을 때마다 음식을 먹는 습관을 버리고 운동이나 다른 취미생활을 갖는 것이 도움이 됩니다. 이런 경우 도움이 되는 것이 복령차나 산조인차입니다.

음허(방로) 유형의 비만

음허의 특징은 성격이 매우 급하고 밥도 잘 먹고 소화도 잘됩니다. 대변은 단단하고 소변은 노랗게 나올 때가 많습니다. 몸에 열이 많아서 찬 것을 좋아하고 잠잘 때 땀을 흘리는 경우도 있고 아침에 일찍 일어나는 것을 매우 힘들어합니다. 여성의 경우는 젊어서 유산을 자주 하고 조리를 잘 못 했을 때 많이 발생합니다. 이런 경우는 변비를 풀어주고 소변을 잘 나오게 하는 방법으로 살을 빼주어야 합니다. 효과가 좋은 한방차로는 차전자차 등이 있습니다.

이상 다섯 가지 비만의 병인 유형을 알아봤는데요, 자신의 병인을 세밀히 관찰하고 병인에 따른 비만을 해결하면서 올바른 다이어트를 실천한다면 살 빼는 것도 그렇게 어렵지 않습니다. 건강한 육체와 정신을 위해서 가장 먼저 해야 할 것이 바로 체중 관리라는 사실을 명심하세요.

CHAPTER 5

환경과 병인

면역과 체온

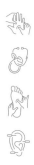

건강한 사람의 경우 피부 온도가 36.5도일 때 심부 체온은 37.2도를 유지하고 있는데 이때 면역 기능이 최고의 상태를 유지합니다. 만약 피부 온도가 36.5도 이하의 저체온이 되면 심부 체온도 떨어지면서 면역이 급격히 떨어지고 각종 질병이 발생합니다.

체온이 0.5도 떨어진 36도가 되면 몸이 떨리는 증상이 발생하고, 1도가 떨어진 35.5도가 되면 면역력이 30% 하락하여 자율신경의 교란이 일어납니다. 또 변비와 소변 감소 등의 대소변 장애와 알레르기 반응이 나타나고 고혈압, 당뇨, 암 등의 성인병 발생률과 자가면역 질환 등이 높아집니다. 1.5도가 떨어진 35도는 암세포가 가장 활발하게 증식하는 온도로 실제 암환자들의 체온을 재보면 이 온도인 경우가 많습니다.

몸 안의 체온이 떨어지는 이유

우리 몸이 건강할 때에는 수승화강水升火降의 상태를 유지합니다. 수승화강이란 신장水의 찬 기운이 위로 올라가서升 심장의 더운 기운을 식혀주고 심장火의 더운 기운이 아래로 내려가서降 신장의 찬 기운을 덥혀주는 것입니다.

수승화강의 생리작용이 원활하게 이루어지면 머리는 시원하고 배는 따뜻한 상태가 되며, 머리가 맑고 내장이 튼튼해지고 면역이 올라갑니다. 그런데 과도한 스트레스, 과로, 과식, 과도한 성생활 등으로 수승화강의 생리상태가 깨지면 위로는 열이 오르고 내장은 차가워지는 상열하한上熱下寒의 상태가 되면서 심부 체온이 떨어지고 면역도 함께 떨어집니다.

내 몸의 체온을 유지하고 건강한 체온으로 올리기 위해서는 무엇보다 먼저 체온이 떨어질 수밖에 없는 네 가지 생활환경과 습관을 개선하는 것이 가장 중요합니다. 다시 말해 과도한 스트레스를 피하고 과로하지 말며 음식은 조금씩 천천히 먹고 절제된 성생활을 하는 것이 중요합니다.

체온을 올리는 방법

잠자기 전 족욕

매일 밤 잠자기 전에 족욕을 15분 정도 하면 허리와 내장이 따뜻해집니다. 족욕 후에 발을 잘 닦아야 하는데 그 이유는 발가락 사이에 조금이라도 수분이 남아 있으면 그것 때문에 다시 냉해질 수 있기 때문입니다. 이렇게 족욕을 하고 잠자리에 들면 밤중에 온몸에서 땀이 날 수 있습니다. 그러면 마른수건으로 땀을 깨끗이 닦고 잠옷을 갈아입습니다. 이렇게 해서 몸 안의 노폐물들을 배출하면 몸이 따뜻해지고 관절통, 불면증 등도 함께 좋아집니다.

또 한 가지 주의할 것은 족욕 후에 열이 오르고 갈증이 난다고 찬물을 벌컥벌컥 마시면 안 된다는 것입니다. 갈증이 난다면 미지근한 물을 조금씩 나누어 마시는 것이 좋습니다. 발은 제2의 심장이라고 할 수 있을 만큼 온몸의 경혈이 집중되어 있습니다. 그러므로 발을 따뜻하게 해주는 것은 경락을 타고 온몸을 따뜻하게 해주는 효과가 있습니다. 반신욕의 경우 혈압이 높거나 가슴이 답답한 증상이 있는 분은 하기가 어려운 반면, 족욕은 그런 걱정 없이 누구나 간편하게 할 수 있는 좋은 방법입니다.

구체적으로 족욕을 하는 방법을 설명해드리자면 다음과 같습니다.

- 의자에 앉아서 대야에 미지근한 물을 붓고 두 발을 담근다.

- 발이 참을 수 있을 만큼만 뜨거운 물을 조금씩 더 넣어준다.
- 10분 정도 지나면 발을 꺼내고 마른 수건으로 잘 닦는다.

족욕을 하면 혈액순환이 원활해지고 부교감신경이 올라가며 스트레스가 풀리고 긴장이 풀어집니다. 몸이 따뜻해지고 혈관이 확장되어 심장의 부담이 줄고 백혈구의 활동성이 높아져서 면역도 좋아집니다. 족욕을 할 때 물에 생강을 얇게 채썰기 해 넣어주면 극심한 냉증에 도움이 됩니다. 양파를 썰어서 같이 넣어주면 양파의 더운 기운이 혈액순환을 촉진하고 알리신 성분이 신경안정제와 같은 역할을 해주어 불면증에 도움이 됩니다.

배를 따뜻하게 하고 장을 편하게 해주는 도인법

도인법은 한방에서 해왔던 불로 양생법을 말합니다. 배가 차가워지면 면역이 떨어지고 여성은 냉대하, 수족냉증, 방광염 등이 발생하기 쉽고 남성은 전립선 질환, 변비, 설사 등이 잘 발생합니다. 이제 배를 따뜻하게 할 수 있는 도인법 동작을 설명해드리겠습니다.

- 반듯하게 누워서 두 무릎을 세운다.
- 양손을 충분히 마찰하여 따뜻해진 양 손바닥으로 배 전체를 30회 이상 시계 방향으로 가볍게 비빈다.

이렇게 배를 따뜻하게 해주면 장기의 활동력이 좋아져 신진대사가 촉진되고 면역력이 향상되어 질병을 예방 및 치료할 수 있습니다. 이 동작을 열심히 하면 신진대사가 원활해지면서 묵었던 숙변이 배출되고, 대변의 양이 갑자기 많아지는 경우가 있는데 좋은 현상이므로 걱정하지 않으셔도 됩니다.

대표적인 온열 치료법, 뜸 요법

뜸은 3000년 이상의 역사를 가진 온열 치료의 대표적인 방법입니다. 인체에 열기를 직접적으로 공급함으로써 냉기를 효과적으로 몰아내고 체온을 올려 면역력을 높여줍니다. 뜸은 찬 기운을 제거하고 기혈순환을 도와 통증을 없애고 노폐물을 제거해서 배출하고 면역력을 높여주며 노화 방지와 강장 작용에 도움을 줍니다.

가장 효과적인 것은 주요 혈 자리에 직접 뜸쑥을 말아서 태우는 직접구입니다. 직접구를 하기 어려울 경우 뜸쑥과 피부 사이에 일정 부분 공간을 두고 태우는 간접구도 효과가 있습니다. 간접구 중에 집에서 할 수 있는 가장 효과적인 방법이 격강구隔薑灸입니다. 격강구는 생강을 3~5mm 두께로 자른 다음 바늘로 구멍을 몇 곳 내어 뜸 뜰 자리에 놓고 그 위에 뜸을 뜨는 방법입니다. 몹시 뜨거울 때에는 생강을 바꾸어놓거나 들었다 놓습니다. 국소 피부가 벌겋게 되고 촉촉할 때까지 뜹니다. 체온을 올리고 면역을 향상시키는 데 도움을 주는 혈 자리는 다음과 같습니다.

- 남자: 중완, 관원, 족삼리

- 여자: 중완, 중극, 족삼리

체온을 올리는 약차 요법

약차 요법으로 체온을 올리는 방법에는 강황차와 계피차를 마시는 방법이 있습니다. 먼저 강황차는 약간 매운맛으로 독성은 없고 따뜻한 성질을 가지고 있습니다. 강황차를 만들기 위해서는 강황을 적당한 두께로 썰어 그늘에서 반건조 합니다. 그런 다음 프라이팬에 살짝 덖어서(물기가 조금 있는 재료를 물을 더하지 않고 타지 않을 정도로 볶아서 익히는 것) 마시면 좋습니다.

강황차는 체온을 올리고 면역을 올려주며 항염 작용, 비만 예방, 항암 효과, 기억력 향상과 치매 예방 기능이 있습니다.

- **항염 작용**: 폴리페놀 성분인 커큐민이 강력한 항염증 효과를 발휘한다. 관절의 통증을 없애고 장염에도 효과적이다.
- **비만 예방**: 강황의 주요 성분인 커큐민은 신진대사를 증진해 체지방 연소와 지방조직 제거를 도와준다.
- **항암 효과**: 커큐민이 유방암 전이를 막아주고 자궁경부암, 위암, 간암, 백혈병, 난소암, 췌장암, 폐암 등 다양한 암의 발생 과정을 막아주는 능력이 있으며 정상적인 세포에는 독성이 없으면서 암세포만 죽도록 유도한다는 점이 밝혀졌다.
- **기억력 향상과 치매 예방**: 커큐민은 강력한 항산화 물질로 세포의 산화를 방지하

고 치매의 진행을 지연시킨다. 치매를 유발하는 물질은 아밀로이드 베타 단백질인데 커큐민이 아밀로이드 베타가 뇌 속에 쌓이는 것을 막아준다.

계피는 체온을 올려 면역 기능을 올리는 데 효과적인 재료입니다. 몸을 따뜻하게 해주기 때문에 혈액순환이 잘돼서 수족냉증에 도움이 되고, 배가 차가워서 설사와 복통을 번갈아 하거나 소화가 잘 안 될 때 효과가 좋습니다.

계피차는 잘 말린 계피 4g 정도를 끓여 2회 마실 수 있는 분량으로 해서 오전, 오후 하루에 두 번 따뜻하게 마십니다. 계피 특유의 향을 싫어하는 분이라면 계피와 대추를 1 대 2의 비율로 해서 함께 끓여 마시면 좋습니다.

미병과 경옥고

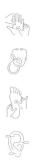

한의학의 우수한 점이 면역 기능을 도와 질병을 예방하는 것인데, 요즘 '미병'에 대한 관심이 높아진 것도 바로 그런 이유입니다. '미병未病'은 말 그대로 질병이 아직 병으로 확정되지 않은 것으로, 증상은 보이는데 검사를 해도 뚜렷한 문제가 보이지 않는 것입니다. 예를 들면 자꾸 피곤하고 몸이 여기저기 아파서 검사를 했는데 특별한 문제점을 발견하지 못한 것입니다. 이것을 아직 병에는 이르지 않았다고 해서 미병이라고 합니다. 미병의 시기에는 건강 관리를 잘하면 질병을 사전에 예방할 수 있기 때문에 예방의학 차원에서도 매우 중요하다고 할 수 있습니다.

면역을 올려주어 미병에서 효과적으로 벗어나게 하는 약 중에 '경옥고'가 있습니다. 경옥고는 예로부터 노화 방지와 장수를 위한 약으로 알려져 왔습니다. 실제 사용해보면 당뇨나 고혈압 환자 관리, 직장인과 청소년들의 만성 피로 개선 등에 많은 효과가 있으며, 특히 어린이들의 성장 발육과 시력 보호에 효과가 좋습니다. 성인의 면역이 좋아지거나 어린이가 성장이 잘되고 시력이 좋아지려면 양기 부족이나 음기 부족 등 면역이나 성장을 방해하는 요소들이 없어져야 하는데 경옥고를 구성하고 있는 약재들이 이러한 문제를 조화롭게 잘 해소하기 때문에 대부분의 사람들에게 도움이 되는 처방약이라고 할 수 있습니다.

경옥고는 생지황과 인삼, 백복령, 봉밀(꿀)로 구성되어 있습니다. 생지황은 보혈작용을 해 음기 부족을 해결해주며 피를 맑게 해주고 몸 안의 진액을 만들어주는 효과가 있습니다. 인삼은 보기작용을 해 양기 부족을 해결하며 비위 기능과 폐 기능을 올리고 몸의 저항력을 높여 상처를 빨리 아물게 하며 항균작용을 높여줍니다.

백복령은 강장, 강심, 건위, 보정, 진정 기능이 있어서 몸과 마음이 튼튼해지며 비위 기능을 튼튼하게 해주는 효과가 있고 생지황의 혈을 보하는 기능과 인삼의 기를 보하는 기능을 조화롭게 잘 섞어서 최고의 효능이 나올 수 있도록 도와줍니다.

봉밀은 항염, 항균, 항산화 기능이 있어서 면역을 올려주고 위장을 튼튼하게 해주는 효과가 있습니다. 특히 특유의 달달한 맛은 한약을 먹기 힘들어하는 어린이나 입맛을 잃은 성인들에게 경옥고를 편하게 먹을 수 있게 해줍니다. 효과 좋고 맛있는 경옥고로 미병을 예방하시기 바랍니다.

미세먼지

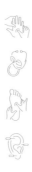

미세먼지는 우리만의 문제가 아니라 중국의 대기오염과 밀접한 관계가 있기 때문에 가까운 시일에 근본적으로 해결하기는 쉽지 않습니다. 특히 어린이들은 외부환경에 대한 저항력이 약해서 더 많은 피해를 볼 수 있기 때문에 아이를 키우는 부모님들은 걱정이 이만저만이 아닙니다. 미세먼지는 사람의 피부조직이나 혈관조직보다도 더 작은 입자로 돼 있기 때문에 일반 먼지같이 폐에서 걸러 밖으로 배출되지 않고 피부조직에서 혈관으로 그대로 투과되기 때문에 더 심각합니다. 이것을 해결하기 위해서는 미세먼지에 접촉되지 않는 것이 최선이겠지만 그렇게 작은 입자를 피해서 다닌다는 것은 물리적으로 거의 불가능한 일입니다.

집 안의 공기오염이 집 밖보다 더 심하다는 연구 결과도 있어서 무작정 집에서 창문을 닫고 있을 수만도 없는 일입니다. 미세먼지 때문에 공기청정기를 사용하는 집이 늘어났지만 필터의 종류와 관리상태에 따라 그 효능도 각양각색이어서 이것만 믿고 지낼 수도 없는 노릇입니다.

가장 중요한 것은 개인 위생을 철저히 하는 것입니다. 외출할 때에는 식약청에서 효능이 인증된 마스크를 반드시 해야 합니다. 특히 어린이들은 마스크의 크기가 얼굴에 비해서 클 수 있으므로 얼굴에 잘 밀착됐는지 반드시 확인해야 합니다. 미세먼지를 100% 차단할 수 없더라도 자주 손 씻기, 매일 3~4회 양치질하기 등을 철저히 한다면 피해를 최대한 줄일 수 있습니다. 자녀를 둔 부모님들은 아이들이 밖에 있다가 집에 들어오면 횟수에 관계없이 1분 손 씻기와 3분 양치질하기를 반드시 실천해주세요.

두 번째는 면역 기능을 높이는 것입니다. 미세먼지는 일차적으로 코를 통해서 기관지와 폐로 흘러 들어오기 때문에 폐의 면역을 키워주어야 합니다. 한방에서 폐를 윤택하게 하고 폐의 기능을 키워주는 약재로는 맥문동과 구기자가 있습니다. 이 두 가지를 각각 4g 정도 함께 끓여서 찻잔으로 두 잔 정도 나오게 해서 오전과 오후에 한 잔씩 마시면 미세먼지로 인한 기관지염, 폐렴 등의 예방에 많은 도움이 됩니다.

만약 밖에 나갔다 왔는데 목이 답답하고 따갑고 아프거나 눈이 충혈되고 열이 난다면 이때는 길경(말린 도라지) 8g과 감초 4g을 같이 끓여서 두 잔 정도 나오게 해서 하루 두 번 마시면 좋습니다. 이 두 가지 방법은 어른 용량이고 어린이들은 어른의 반을 마시면 됩니다. 눈에 들어간 황사나 미세먼지가 자연스럽게 배출되지 않고 남아서 눈곱이 끼거나 눈알이 뻑뻑하고 아플 때에는 눈 세수를 하면 도움이 됩니다.

눈 세수를 하기 위해서는 일단 세수를 깨끗하게 하고 나서 미지근한 물을 다시 받아 거기에 얼굴만 살짝 담그고 물속에서 눈을 뜹니다. 눈을 뜬 상태에서 눈을 상하좌우로 세 번 정도 굴립니다. 여기서 중요한 것은 반드시 세수를 먼저 한 다음 물을 비우고 다시 깨끗한 물을 받아서 해야 한다는 것과 물의 온도가 반드시 미지근해야 한다는 것입니다. 이 방법은 눈 안의 오염물질들을 적극적으로 배출하는 것을 도와 눈을 맑게 해주고 눈병을 예방해줍니다. 미세먼지, 무서워하거나 피하려고만 하지 말고 적극적으로 대처해서 슬기롭게 이겨나가도록 합시다.

미세먼지와 황사를 이길 약차 요법 _ 생맥차

대한민국의 겨울은 미세먼지 때문에 괴롭고, 봄은 황사 때문에 힘이 듭니다. 이 녀석들 때문에 폐와 기관지는 한시도 편할 날이 없습니다. 무차별적으로 공격받는 우리의 소중한 호흡기를 위해서 마스크도 열심히 쓰고 공기청정기도 틀어놓지만 가끔씩 가슴이 답답하거나 가래가 끓어오르거나 마른기침을 할 때면 병이라도 생기지는 않을지 불안합니다. 이럴 때 집에서 몇 가지 약재를 가지고 차로 마실 수 있는 효과적인 방법이 있다면 매우 좋을 것입니다. 미세먼지와 황사로부터 우리의 폐를 건강하게 지킬 수 있는 약차 요법으로 '생맥차'가 있습니다.

생맥차는 《동의보감》에서 생맥산生脈散으로 소개하는 처방을 차의 형태로 만들어 마시는 것입니다. 이름부터가 멋집니다. 힘들고 지쳐 가라앉은 맥을 다시 일으켜 살아나게 한다는 뜻이니 이름만 들어도 효과가 기대됩니다.

《동의보감》에서 생맥산은 여름철 더위에 땀을 많이 흘려서 기진맥진할 때 쓴다고 설명하는데 사실 이것은 여름철에만 쓰는 처방이 아닙니다. 입안에 침이 자주 마르고 마른기침을 하거나 숨이 차거나 기운이 없을 때 사용하면 좋고, 특히 기관지염이나 기관지천식, 기침 등에 쓰면 많은 도움이 됩니다. 요즘같이 나쁜 공기의 습격이 있을 때 폐와 기관지를 윤택하게 해줌으로써 건강을 지키는 데 큰 역할을 합니다.

생맥차에 들어가는 재료는 맥문동, 인삼, 오미자 이렇게 세 가지입니다. 먼저 맥문동은 아파트 주변의 화단에서도 자주 볼 수 있는 것으로 보랏빛 꽃을 피웁니다. 약재로는 덩이뿌리를 사용하는데 뿌리를 캐서 만져보면 끈적끈적한 느낌이 납니다. 폐는 건조한 상태를 매우 싫어하기 때문에 항상 윤기 있게 해주어야 하는데 이렇게 끈적끈적한 성질의 맥문동이 폐를 윤택하게 해주는 역할을 합니다.

맥문동의 맛은 달고 성질이 차며 음허의 병인으로 인해 발생하는 허열을 제거하고 폐와 심장을 보하며, 답답하면서 열이 나고 갈증이 나는 것을 제거합니다. 맥문동은 반드시 덩이뿌리 속의 심지를 빼고 쓰는

데 미온수에 하룻밤 담가놓았다가 눅눅해졌을 때 심을 빼면 잘 빠집니다. 처음부터 구입할 때 심지를 뺀 것을 사는 게 편리합니다. 심지가 들어 있는 맥문동을 섭취하면 두통이나 답답한 증상이 생길 수 있습니다.

인삼은 원기를 보충하고 갈증을 제거하고 체액을 생성하고 기혈의 기능을 원활하게 조절합니다. 특히 기운이 없어서 발생하는 발열, 두통, 빈혈, 식은땀, 피로, 권태, 소화불량, 구토 등에 효과가 좋습니다. 인삼의 성질은 약간 따뜻하고 맛은 달면서 씁니다.

인삼은 폐에 열이 있거나 음허화동陰虛火動에는 함부로 먹으면 안 됩니다. 여기서 음허화동이란 방로로 인해 음허하게 되면 열이 활활 타오른다는 것입니다. 이럴 때에는 인삼을 먹어서는 안 되고 반드시 음을 보충해주어야 합니다. 그런데 인삼을 쓰려고 할 때 맥문동이 함께 들어가면 맥문동의 찬 기운이 인삼의 더운 기운을 중화하고, 맥문동의 음을 보하는 기능이 음허화동을 억제해주기 때문에 훌륭한 조합이 될 수 있습니다.

오미자의 맛은 시고 성질이 따뜻하고 갈증, 만성 기관지염, 폐와 신장의 기능 감퇴를 치료합니다. 오미자는 열을 내리고 폐를 건강하게 하고 신장 기능을 도와 양기를 보충하는 효과가 있습니다. 오미자의 껍질은 달고 과육은 시고 씨앗은 맵고 쓰고 짠맛이 나서 오미자라고 하는데, 다섯 가지 맛이 오장육부에 골고루 들어가 작용하기 때문에 인삼과 맥문동의 기능을 더욱 상승시키는 작용을 합니다.

생맥차를 만드는 방법은 맥문동 8g, 인삼 4g, 오미자 4g을 물 600cc에 넣어서 약한 불로 끓여 200cc 나오게 만들어 하루에 2~3회 나누어 마시면 됩니다. 여기서 중요한 것은 약재의 비율인데 맥문동과 인삼, 오미자의 비율이 반드시 2:1:1이어야 합니다.

밀가루와 건강

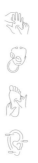

한약 복용 시 주의할 음식으로 제가 가장 많이 강조하는 것이 밀가루입니다. 한약을 복용하는 기간이 아니더라도 밀가루를 줄이면 건강에 유리한 점이 참 많습니다. 밀가루를 줄인다는 것은 빵과 면, 과자 등을 적게 먹는다는 것인데 빵 속에는 설탕이 상상 이상으로 많이 들어 있기 때문에 몸에 나쁜 설탕을 대폭 줄이는 방법이 될 수 있고, 면을 적게 먹으면 음식을 천천히 먹을 기회가 많아지기 때문에 건강에 도움이 됩니다.

밀가루는 가공 방법에 따라 조금씩 다르기는 하지만 대체로 탄수화물 75%, 단백질 10%, 지방 1% 정도로 구성돼 있습니다. 밀가루 속의 탄수화물은 75%의 아밀로펙틴과 25%의 아밀로스로 구성되어 있습니다. 아밀로펙틴과 아밀로스는 밀가루나 감자 등등 각종 식재료 속의 탄수화물을 구성하는 주요 성분인데, 아밀로펙틴이 물에 잘 녹지 않는 데 비해서 아밀로스는 물에 잘 녹는 특징이 있습니다.

밀가루 음식을 먹으면 가장 먼저 입에서 씹는 과정을 통해 1차적인 소화가 이루어지는데 이때 침 속에 들어 있는 소화 효소인 아밀라아제가 아밀로펙틴과 아밀로스를 소화시킵니다. 아밀로펙틴은 아밀라아제에 의해서 즉각 포도당으로 만들어지고 바로 혈액으로 흡수됩니다. 입안으로 들어가는 즉시 마치 설탕을 먹듯 그렇게 혈당이 올라간다는 뜻입니다.

아밀로스는 아밀로펙틴에 비해서 불완전 소화가 되기 때문에 그 성분이 장까지 도달합니다. 아밀로스가 아밀로펙틴만큼 혈당에 큰 영향을 주지는 않습니다. 그래서 우리가 주목해야 할 성분이 바로 혈당 증가에 밀접한 영향을 주는 아밀로펙틴입니다. 그러면 탄수화물의 구성성분인 아밀로펙틴에는 어떤 종류가 있는지도 알아봐야 하겠지요.

아로펙틴에는 아밀로펙틴 A, B, C가 있습니다. 아밀로펙틴 A는 소화흡수율이 가장 빠른데 밀가루가 여기에 해당됩니다. 아밀로펙틴 B는 소화흡수율이 A와 C의 중간 정도인데 감자, 바나나 등이 해당됩니다. 아밀로펙틴 C는 소화흡수율이 가장 느린데 콩 종류가 해당됩니다. 혈당으로 만들어지는 아밀로펙틴의 소화흡수율만 가지고 볼 때 밀가루가 가장 크고 그다음이 감자나 바나나, 그리고 마지막이 콩 종류인 셈입니다. 이것은 혈당 증가에 불리한 순서가 됩니다.

한 연구에서 탄수화물이 혈당에 미치는 영향을 비교할 때 사용하는

GI 수치를 비교해보니 밀가루나 통곡물로 만든 빵의 GI 수치가 초코바와 같은 달콤한 간식거리보다도 더 높게 나왔습니다. 밀가루가 초코바보다 혈당을 더 올린다니, 놀라운 사실 아닙니까?

혈당이라는 것은 혈액 속의 포도당입니다. 우리 몸은 포도당을 분해해서 에너지원으로 쓰기 때문에 힘을 내기 위해서는 포도당이 반드시 필요합니다. 그런데 포도당을 분해하기 위해 반드시 필요한 호르몬이 인슐린입니다. 인슐린의 역할은 크게 두 가지입니다. 첫 번째는 포도당을 분해해서 세포가 에너지원으로 쓸 수 있도록 하는 것이고, 두 번째는 쓰고 남은 포도당을 몸속 어딘가에 지방으로 저장하는 것입니다.

쓰고 남은 포도당이 생기는 이유는 필요 이상으로 혈당을 높였기 때문이고, 그것은 혈당 지수가 높은 밀가루 음식을 자주 먹었을 때 쉽게 발생합니다. 식사 후에 혈당 지수가 높을수록 당연히 인슐린 수치가 올라가고, 높아진 인슐린은 더 많은 양의 지방을 몸속에 저장하는 역할을 합니다. 즉, 높은 GI 지수를 가지고 있는 밀가루 음식을 자주 먹으면 몸 안의 혈당은 자연히 높아지고 혈당이 높아지면 많은 양의 인슐린이 분비되고 그것은 자연적으로 지방이 몸 안에 착착 쌓이는 결과가 됩니다. 이것은 당연히 건강에는 적신호가 되고 건강하자고 한약을 먹으면서 밀가루를 많이 먹는다면 결코 바람직한 일이 아닐 것입니다.

밀가루의 문제는 '고혈당-인슐린-복부비만-대사증후군'으로 연결되는 것 말고도 밀가루 속에 포함되어 있는 '글루텐'에도 있습니다. 글루텐은 밀가루뿐만 아니라 곡식류에도 포함되어 있는 단백질입니다. 밀가루 반죽을 해서 물속에서 계속 주무르면 탄수화물이 떨어져 나가면서 물에 잘 녹지 않는 끈끈한 덩어리가 남는데 이것이 밀 단백질인 글루텐입니다.

밀가루는 90%가 탄수화물, 10%가 단백질로 구성돼 있는데 단백질의 80%가 글루텐입니다. 잘 뭉치고 끈끈한 성질 때문에 빵을 만들 때 효모의 작용으로 공기가 발생해도 그것을 잘 감싸서 부풀어 오르게 하고 면을 뽑을 때 가늘고 길게 만들어줍니다. 곡식에 기본적으로 들어 있는 성분이기는 한데 왜 밀가루에 들어 있는 것을 꼭 찍어서 강조하는 것일까요?

옛날과 다르게 요즘 밀가루는 키를 작게 해 밀 이삭이 잘 눕지 않고 알곡이 많이 차도록 해 수확량을 늘리고, 추위와 병충해에 강하고 음식 만드는 데 더욱 유리하게 찰지도록 만들기 위해 유전적인 개량을 거듭해왔습니다. 이 때문에 우리가 미리 예측하기 어려운 여러 가지 증상들을 만들어낼 가능성이 높습니다. 밀가루 속의 글루텐이 문제가 되는 이유가 바로 거기에 있습니다. 그와 관련된 질환 중에 '셀리악병'이 있습니다. 글루텐에 민감한 사람들에게서 나타나는 질환으로 소장에서 발생하는 알레르기 반응입니다. 주 증상이 체중 증가 또는 체중 감소, 그리고 설사인데 셀리악병이 아니더라도 평소에 밀가루를 먹은 후 속이 그득하고 소화가 안 되고 뭔가 안 좋은 느낌이 있었다면 글루텐에 민감한 체질이라고 볼 수 있습니다.

앞서 말씀드린 바와 같이 밀 단백질은 밀가루 전체의 10%를 차지하는데 밀 단백질 중에서 글루텐 단백질이 80%, 비글루텐 단백질이 20%입니다. 비글루텐 단백질은 알파아밀라제, 티오레독신 외에 10여 종이 있는데 이것들도 천식이나 피부 발진의 문제를 일으킨다는 보고가 있어서 밀가루를 제대로 안다면 쉽게 먹을 수 없을 것입니다.

아토피가 있는 어린이가 밀가루 음식을 먹으면 증상이 더 심해지고, 만성 설사 또는 변비 환자가 밀가루를 끊으면서 증상의 호전 속도가 빨라지는 것은 임상에서 흔히 볼 수 있는 현상입니다. 술, 담배도 끊고 스트레스도 없고 비교적 건강 관리를 잘하는데도 만성 피로, 설사, 변비, 피부염, 천식 등이 있거나 갑자기 살이 찌고 똥배가 나오고 당 수치가 올라갔다면 우선적으로 밀가루 음식을 줄여보시기 바랍니다.

교통사고와 한방 치료

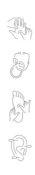

'골병'이라는 말이 있습니다. 뼈에 병이 들었다는 것인데 힘든 일을 오래 하면 발생합니다. '뼛속까지'라는 말도 있는데 이렇게 뼈와 관련된 표현은 병이 심하게 들었다는 것입니다. 골병이 들면 치료해도 잘 낫지 않습니다. 치료만 해서는 안 되고 보양을 하고 일을 줄이는 등의 생활 습관도 바꿔야 하기 때문입니다. 그런데 교통사고 후유증이 골병과 비슷합니다.

교통사고 후유증은 몸이 멀쩡했다가 사고에 의해 갑자기 문제가 발생한 것이고, 골병은 오랜 세월에 걸쳐 만들어진 것일 뿐 증상은 비슷합니다. 증상이 비슷한 이유는 바로 '어혈'이라는 공통점이 있기 때문입니다. 어혈은 혈액이 제 위치에 있지 못하고 혈관 밖으로 넘친 것입니다. 타박상이나 외상 등에 의해 많이 발생하고, 몸에서 발생하는 비정상적인 열로 혈이 상하거나 월경 이상이 있거나 외부의 습하고 찬 기운에 오래 접촉했을 때 정상적인 혈액순환이 막히면서 발생합니다.

교통사고로 수술이 필요한 심각한 손상을 입었다면 당연히 병원에서 치료해야 합니다. 하지만 외과적인 수술이 필요 없는 대부분의 교통사고와 수술 이후의 관리가 걱정된다면 한방 치료가 효과적입니다. 그 이유가 바로 교통사고 후유증이 대표적인 어혈병, 골병이기 때문입니다.

어혈의 특징은, 일단 잘 낫지 않습니다. 좋아진 것 같다가 다시 아파질 때가 많습니다. 한동안 멀쩡하다가도 과로하거나 스트레스를 받거나 날이 춥거나 비가 오거나 하면 통증이 재발해서 후유증이 몇 년 이상 가는 경우도 있습니다. 몸이 붓고 짜증이 나서 화를 쉽게 내는 등의 정서적인 문제도 발생합니다.

교통사고를 당하면 그와 동시에 어혈이 발생합니다. 어혈은 1차적으로 사고 충격이 클수록 심하게 나타납니다. 2차적으로 사고 당시 그 사람의 몸 상태와도 관련이 있습니다. 기혈이 약하거나 기존에 어혈을 가지고 있었다면 증상이 증폭돼서 더 오래 고생합니다. 그래서 교통사고 후에는 반드시 어혈을 다스리는 치료를 해야 합니다. 심한 충격 이후에 통증과 부종, 신경증 등이 발생하는 이유는 그 원인이 어혈에 있기 때문입니다.

어혈을 모르고 단순하게 물리 요법 등으로 통증을 치료하고자 한다면 고통은 줄어들 수 있겠지만 어혈의 특성상 세월이 지나면 재발 가능성이 높기 때문에 주의해야 합니다. 그런데 어혈이라는 개념이 한의학에 있는 것이어서 교통사고 후유증 치료 시 한방이 유리하다는 것입니다. 근육이 뭉쳤거나 인대가 늘어났다면 추나 요법으로 치료하고, 신경에 문제가 발생했다면 경락을 다스리는 침뜸 요법으로 통증을 다스리며, 부항 요법을 통해 타박 손상으로 인한 어혈을 직접 배출하고, 한약으로 기혈을 보충하고 어혈을 다스린다면 잘 낫지 않는 교통사고 후유증을 효과적으로 치료할 수 있습니다.

불면증

불면증이란 잠을 자려고 아무리 노력해도 잠을 이루지 못하는 증상, 일단 잠을 자는 것은 성공했지만 깊게 못 자고 수시로 잘 깨는 증상, 원하는 만큼 못 자고 너무 일찍 깨서 피곤한데도 잠이 다시 오지 않는 증상을 모두 포함합니다. 해가 뜨고 날이 밝으면 자리에서 일어나 활동을 하고 해가 지고 날이 어두우면 자리에 누워 잠을 자는 것을 하늘의 이치에 합당하다고 해서 '순천'이라고 합니다. 만약 사람이 사는 데 가장 기본적인 잠에 문제가 발생한다면 이것은 하늘의 이치에 반하는 '역천'이 되고 건강의 적신호가 되기 때문에 하루빨리 치료를 해야 합니다.

《동의보감》에서는 노인이 밤에 잘 자지 못하고 젊은이가 낮에 잘 자지 못하는 이유를 이렇게 설명합니다. '젊은이는 기혈이 왕성하고 근육이 튼튼해서 기가 도는 길이 잘 통하기 때문에 낮에는 정신이 맑고 밤에는 잠을 자는 반면, 노인은 기혈이 쇠약하고 근육이 마르고 기가 도는 길이 고르지 못하여 오장의 기운이 서로 충돌하기 때문에 낮에도 정신이 맑지 못하고 밤에도 잠을 자지 못한다.'

《동의보감》에서 설명하는 노인과 젊은이의 의미를 현대적으로 볼 때 단순히 나이를 가지고 구분하는 것보다는 그 사람의 몸 상태로 구분하는 것이 더 합당합니다. 잘못된 습관과 환경을 오래 유지하면 병인이 발생하는데, 병인을 오래 가지고 있으면 정상적인 수승화강의 생리 기능에 문제가 발생하면서 불면증을 비롯한 각종 질병이 만들어집니다. 즉, 노인이라는 의미는 병인 때문에 체력이 고갈되고 정상적인 순환이 막혀 기운이 없고 여러 질병에 노출되어 있는 상태라고 할 수 있습니다. 노인일수록 자연스럽게 기력이 떨어지면서 불면증이 올 가능성이 더 높은 것은 사실이지만, 젊은 사람이라도 병인을 가지고 있다면 노인과 같이 몸의 기능이 떨어지면서 불면증이 올 수 있습니다.

불면증을 치료하기 위해서는 우선적으로 기의 흐름을 원활하게 해야 합니다. 불면증 환자의 특징은 수승화강이 깨지고 상열하한의 상태가 돼 있습니다. 건강한 상태에서는 심장의 더운 불기운이 아래로 내려가서 내장과 하체를 따뜻하게 해주고 신장의 차가운 물기운은 위로 올라가서 가슴과 머리를 시원하게 해줍니다. 하지만 수승화강이 깨지고 상열하한이 되면 머리와 가슴은 뜨거워지고 배는 차가워지는데 이렇게 되면 열이 머리 위로 뻗치고 잠을 자기가 힘들어집니다. 그래서 불면증이 있는 경우 반드시 머리로 올라가는 열기를 내려주어야 하는데, 이렇게 상열하한이 되는 이유가 바로 다섯 가지의 병인 때문입니다.

지나친 과로로 노권의 병인이 있거나, 지나친 스트레스로 칠정의 병인이 있거나, 지나친 성생활로 인한 진액의 고갈로 방로의 병인이 있거나, 과음 또는 과식 등으로 비위 기능이 상하여 식적의 병인이 있거나, 몸 안의 노폐물이 제때 빠져나가지 못하고 몸 안에 정체해서 발생하는 담음이 있다면 정상적인 기혈순환이 막히면서 불면증이 생기는 것입니다. 불면증을 치료하려면 무엇보다 먼저 현재 자신이 가지고 있는 병인을 살펴 그것을 바로잡아야 합니다.

병인에 맞는 한약을 복용하고 뜸을 뜨고 침을 맞는 것은 불면증 치료에 많은 도움이 될 수 있습니다. 그와 더불어 병인을 유발한 습관에서 벗어나기 위한 노력을 반드시 해야 합니다. 스트레스를 받아서 칠정의 병인이 생겼다면 전문적으로 칠정을 치료하는 것도 중요하지만 생활 속에서 스트레스를 관리하는 노력도 매우 중요합니다. 불면증 치료 외에 잠을 잘 잘 수 있도록 도와주는 방법 세 가지를 알려드릴 테니 꼭 실천해보시기 바랍니다.

첫 번째, 불면증이 심한 분들은 지금부터 잠을 자야겠다는 생각을 내려놓으십시오. 그 대신 '안 자도 괜찮다'라는 명심문을 마음에 품고 계시기 바랍니다. 조금 더 심하게 '안 자도 안 죽는다'라고 해도 괜찮습니다. 절대로 잠을 청하지 말라는 것입니다. 불면증 환자의 경우 주변을 조용히 하고 불을 끄고 창문을 닫고 침대에 가지런히 시체와 같이 누우면 절대 잠이 오지 않습니다. 잠이 오지 않으면 그 시간에 잠을 청하지 말고 텔레비전을 보거나 책을 읽거나 자기가 좋아하는 취미 생활 등을 하시기 바랍니다. 안 자도 상관없지만 혹시라도 그러다가 자기도 모르게 잠이 온다면 소파가 됐건 거실이 됐건 집 안 어디서라도 그냥 누워서 자면 됩니다. 잠이라는 녀석은 잡으려면 도망가지만 무시해버리면 슬그머니 찾아오는 성질이 있는데 그것을 십분 활용하자는 것입니다.

두 번째, 잠이 올 것 같아서 잠을 청할 때에는 반드시 옆으로 누워서 무릎을 구부리는 것이 좋습니다. 그렇게 잠을 잔 뒤 아침에 일어나서 몸을 주욱 펴고 기지개를 하면 정신이 맑아집니다. 절대로 죽은 사람처럼 똑바로 누워서 자려고 하지 마세요.

세 번째, 잠자기 전에 따뜻한 물로 족욕을 하면 효과가 좋습니다. 발에는 우리 몸의 오장육부를 조절하는 경락이 모두 모여 있습니다. 발을 따뜻하게 해주면 오장육부가 편해지고 하체의 체온이 올라가면서 혈액순환이 잘되고 머리가 맑아지면서 쉽게 잠을 잘 수 있습니다.

공황장애

경기도에서 서울까지 승용차로 출퇴근을 하는 43세 남성이 퇴근 중에 갑자기 심장이 터질듯 두근거리며 손에 힘이 하나도 없는 증상이 생겨 급한 마음에 갓길에 차를 세웠다고 합니다. 도저히 운전을 할 수가 없어서 그날은 대리기사를 불러 집까지 겨우 갈 수 있었다고 합니다. 그런데 그 다음 날부터 도저히 운전을 할 수가 없었다고 합니다. 말로 설명하기 힘든 불안과 공포 그리고 답답함에 운전대에 손을 대기만 해도 등에 식은땀이 흘러 어쩔 수 없이 대중교통을 이용해 출퇴근을 한다고 합니다. 이런 것이 바로 공황장애입니다. 평소 아무리 익숙했던 것들이라도 공황장애가 발생하면 두렵고 힘들고 답답해집니다.

공황장애의 가장 큰 원인은 공포입니다. 공포는 두려움과 같은 말입니다. 예전에는 아무 일도 아니었던 것들이 모두 공포로 바뀌어 자신을 괴롭히게 됩니다.

제가 '터널 증후군'이라고 이름 지은 병이 있는데, 손목터널 증후군과는 전혀 관계가 없습니다. 운전을 잘하다가도 터널만 보면 긴장하고 들어갈지 말지 망설이고 심지어는 터널을 피해 저 멀리 돌아서 가는 증상을 말합니다. 또 '전신주 증후군'이라고 이름 지은 것도 있습니다. 예상하셨겠지만 잘 걷다가도 전신주만 보이면 멀리 피해서 돌아가는 증상을 말합니다. 이러한 것들도 공포에서 비롯된 공황장애입니다.

공황장애는 정도의 차이는 있지만 우리 모두에게 있다고 할 수 있습니다. 예를 들면 누군가와 단 둘이 있을 때에는 말을 잘하는데 사람들이 많이 모인 곳에서는 한마디도 못 한다거나, 평소에는 씩씩하지만 예쁜 여자 앞에서는 전혀 말을 못하고 쩔쩔매고, 번지점프대에 올라가면 오금이 저려서 발을 한 걸음도 못 떼고 다시 내려오는 경우 등등입니다. 이러한 증상들은 긴장하게 만드는 원인이 사라지면 다시 평온한 상태가 되기 때문에 병이라고 볼 수 없습니다. 그런데 특정한 인과관계와 상관없이 수시로 긴장되고 답답한 증상이 발생한다면 공황장애라고 할 수 있습니다.

등산을 즐겨 하던 40대 남성이 내원을 하였습니다. 산을 다니다 보면 큰 나무도 있고 전선을 연결하는 철탑도 있는데 그전까지는 잘 다니다가 언제부터인가 '전신주가 쓰러지면 어떻게 하지?' 하는 걱정으로 전신주 철탑만 보이면 지나가지 못하거나 지름길을 두고 멀리 돌아서 간다고 했습니다. 갑자기 만들어진 근심과 걱정, 그리고 불안과 공포, 이 것이 바로 공황장애입니다. 이분은 담음과 칠정으로 진단하고 4개월간 꾸준히 치료한 결과 두려움이 사라지고 마음 편하게 다닐 수 있게 됐습니다.

공황장애가 있는 분들은 높은 곳, 혼자 있는 곳, 터널과 같이 어둡거나 갇혀 있는 곳, 사람이 많은 곳 등을 원활하게 다니는 것에 많은 제약이 있습니다. 누가 발에 족쇄를 채워놓은 것도 아닌데 스스로가 그곳에 갇혀 고민하고 힘들어합니다. 그래서 우리는 공황장애를 창살 없는 감옥이라고 합니다.

우리나라의 통계를 보면 공황장애 환자가 2년 사이에 두 배나 늘었을 정도로 급증하고 있다고 합니다. 그만큼 심각성이 크다고 할 수 있는데요, 이런 식으로 늘어나다가는 전 국민이 공황장애화가 되지 않을까 하는 성급한 우려도 생깁니다.

공황장애는 두려운 것입니다. 두려운 정도가 매우 심한 것입니다. 두려운 상황이 되면 누구든지 두려울 수 있는데 공황장애가 있으면 특정한 인과관계가 없더라도 두렵고 떨리고 심장이 멎는 듯 힘이 듭니다. 전체 공황장애 환자 중 50% 정도가 40~50대에 몰려 있다고 합니다. 왜 그럴까요? 우리는 여기서 공황장애의 원인을 파악할 수 있습니다.

40대 이후가 되면 체력이 급격히 떨어집니다. 마음은 청춘인데 몸은 그것을 따라가기 힘이 듭니다. 그런데 직장이나 가정에서 해야 할 일들은 더 많아지고 책임은 무거워집니다. 사람과의 관계도 더욱 복잡해지고 문제도 많이 발생합니다. 그러다 보면 침묵의 암살자와 같이 자기도 모르게 성큼 다가오는 증상이 바로 공황장애입니다. 한의학에서는 공황장애의 원인을 칠정, 담음, 식적 등으로 봅니다. 병인을 잘 해결하고 스트레스를 푸는 이완 요법 등을 꾸준히 하면 분명히 극복할 수 있습니다. 공황장애가 있다고 해서 무조건 항우울제를 먹지 말고 정확한 병인을 찾아 치료해보는 것이 좋습니다.

현대의학에서는 공황장애의 원인을 노르에피네프린norepinephrine, 세로토닌serotonin, 가바GABA, γ-aminobutyric acid 등 신경전달물질 시스템의 이상이라고 설명하고 있습니다. 또 이것을 치료하기 위해서는 이러한 신경전달물질을 다스리는 항우울제 같은 약을 처방한다고 되어 있습니다. 하지만 한의학적 관점에서는 그것에 흔쾌히 동의할 수 없습니다.

공황장애의 원인이 과연 신경전달물질 시스템의 이상 때문일까요? 그것은 원인이 아니고 근본적인 어떤 원인에 의해 몸 안에서 발생한 1차 증상인 것입니다. 1차 증상이 발생하면 몸 밖에서 공황장애라고 하는 2차 증상이 발생하는 것이지요.

1차 증상과 2차 증상 둘 다 근본적인 원인과는 관계없는 증상이기 때문에 항우울제를 쓰면 그 당시에는 2차 증상이 편해지겠지만 아무리 오래 복용하더라도 약을 끊게 되면 증상이 재발할 확률이 높아지는 것입니다. 그렇기 때문에 공황장애를 잘 치료하기 위해서는 1차 신경전달물질의 이상이 발생하기 이전에 있었던 근본 원인을 치료해야 하는 것입니다.

그 근본 원인이라는 것이 무엇일까요? 그것이 바로 병인입니다. 공황 장애의 경우 병인으로 가장 많이 진단되는 것이 담음입니다. 그 외에 칠정과 방로 등이 많습니다. 앞서 말씀드린 43세 남성은 담음을 해결하고 치료가 됐습니다.

감기

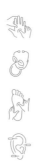

감기는 뭐니 뭐니 해도 예방이 최우선입니다. 감기에 걸리지 않으려면 우선적으로 보온에 신경을 써야 합니다. 바람이 많이 부는 날은 실내는 따뜻해도 밖은 많이 춥기 때문입니다. 기운을 돋아주는 보양 음식을 찾아서 먹거나 적절한 운동으로 면역력을 잘 유지하는 것도 매우 중요합니다. 그런데 일단 감기가 걸렸다면 어떻게 해야 할까요? 이런 경우에는 최대한 빠르게 치료를 해서 감기 증상이 2단계, 3단계로 진행되지 않도록 해야 합니다.

그렇다면 초기 감기 증상을 우리가 명확히 알고 있어야 하겠지요. 초기 감기의 대표적인 증상은 오한, 발열, 만성 피로입니다. 갑자기 열이 나고 으슬으슬 추우며 피곤이 빨리 오거나 몸이 여기저기 아프기도 합니다. 이 경우 해열진통제, 소염제, 항생제 등을 복용하는 경우가 있는데 매우 잘못된 방법입니다. 초기 감기에는 땀을 내는 한약을 이용해서 땀과 함께 피부에 머물러 있는 감기 증상을 밖으로 배출해주기만 하면 쉽게 치료할 수 있습니다

만약 초기 감기를 치료하는 시기를 놓쳐서 감기가 2단계로 들어가면 재채기, 콧물 등의 증상이 나타납니다. 이 경우에는 폐를 따뜻하게 해주고 막힌 기순환을 도와주는 한약으로 치료를 해야 합니다, 2단계에서도 제대로 치료를 하지 않아 3단계로 넘어가게 되면 끊임없이 기침과 가래를 배출합니다. 감기가 몸속 깊숙이 파고들어간 것입니다. 이때는 열을 풀어주고 가래를 풀어주는 한약으로 치료합니다. 감기는 다 나은 것 같은데 땀이 멈추지 않고 감기 기운이 여전히 남아 있다면 이것은 감기와 싸우느라 체력이 고갈된 것이므로 쌍화탕 같은 처방으로 체력을 보해줍니다. 여러분이 잘 알고 있는 쌍화탕은 감기 초기가 아닌 감기가 마무리 될 때 복용하는 처방입니다.

비염

비염이란 감기와 유사한 증상을 가지고 있는데 약을 써도 잘 낫지 않고 코 점막에 염증으로 고착화된 상태를 말합니다. 비염은 알레르기 비염과 비알레르기 비염으로 나눌 수 있습니다.

먼저 알레르기 비염은 먼지나 황사, 꽃가루, 진드기, 화학물질 등에 예민하게 반응하여 재채기, 콧물, 코막힘 등의 증상이 발생하는 것이 특징입니다. 알레르기는 인체의 면역 이상으로 외부의 자극으로부터 과민한 면역반응이 일어나는 것이므로 원인 물질에 접촉하지 않도록 주의하면서 면역을 높이는 치료를 병행하는 것이 중요합니다.

혈관운동성 비염

찬 공기 등 온도에 민감하게 반응하는 비염으로 찬바람이 불기 시작하는 초가을이나 여름철 에어컨 바람 등으로 발생합니다. 평소 몸이 냉하고 체력이 약한 여성이나 면역이 약한 어린이에게서 많이 발생합니다.

비후성 비염

코 점막이나 편도 주위가 잘 붓는 비염으로 코막힘, 답답함, 킁킁거리는 증상을 호소합니다. 비후성 비염은 편도선이나 아데노이드 비대 증상이 함께 오는 경향이 있는데 이 경우 코골이나 수면무호흡증이 발생할 수 있습니다.

위축성 비염

비염이나 축농증 수술 후 부작용이 생기거나 재발한 경우에 콧속이 건조해지면서 발생하는 비염입니다. 위축성 비염은 코딱지가 말라붙거나 코피가 잘 나고 콧속에서 악취가 나고 후각 기능이 떨어져 냄새를 잘 못 맡는 증상이 발생합니다.

축농증(만성 부비동염)

코 주위 얼굴 뼈 속에는 코와 연결되어 있어서 공기도 통과하고 콧속 분비물도 드나들 수 있는 부비동이라고 하는 빈 공간이 있습니다. 축농증이란 비염이 심해져서 비강뿐만 아니라 부비동에까지 화농한 염증 물질이 채워진 상태를 말합니다. 축농증이 생기면 누런 콧물과 코가 뒤로 넘어가는 후비루, 코막힘 증상이 생기고 심할 경우 냄새를 맡지 못하고 중이염이나 기관지염으로 발전합니다.

비염 치료의 중요성

눈이 마음의 창窓이라면 코는 인체의 면역력과 대사代謝 능력을 보여주는 지표라고 할 수 있습니다. 공기 중에는 우리 몸에 필요한 산소도 있지만 수많은 유해 바이러스와 세균, 발암물질 등이 섞여 있습니다. 이런 유해물질을 점액(콧물)을 통해 최대한 걸러내주는 첫 번째 여과장치가 코입니다. 또한 코는 영하의 차가운 바람이나 뜨거운 사막의 모래바람일지라도 모두 정상 체온(36.5도)으로 바꾸어 폐에 내려 보내주는 자동 온도, 습도 조절장치이기도 합니다.

밥은 며칠을 굶어도 살 수 있지만 숨을 쉬지 않고는 살 수 없습니다. 생명활동을 유지하는 데 이렇게 중요한 관문인 코에는 당연히 우리 인체의 면역 체계와 해독 기능이 밀접하게 연결되어 있습니다. 그렇기 때문에 비염이나 축농증과 같이 코에 질환이 생겼다는 것은 코 자체의 문제도 심각하지만 인체의 대사 기능이 현저하게 떨어졌다는 것을 의미합니다. 계절이 바뀌고 환경이 오염되었다고 해서 모두가 비염에 걸리는 것은 아닙니다. 비염은 인체 내부에 근본 원인이 있으므로 면역력과 신진대사 능력을 올려야만 재발하지 않고 좋아질 수 있습니다.

흔히 비염은 낫지 않는 병이라고 포기하면서 수술을 받거나 스테로이드 제제를 사용하는 경우가 있습니다. 이런 치료를 결심하기까지 환자 입장에서는 굉장히 답답했을 것으로 생각됩니다. 그러나 비염은 비후된 콧속 조직을 잘라내거나 부작용이 많은 스테로이드 제제를 쓰는 것으로는 제대로 치유되기 어렵습니다.

콧속 조직은 어느 것 하나 중요하지 않은 곳이 없습니다. 당장 숨 쉬기 불편하다고 더 큰 부작용을 낳는 치료를 하기보다는 인체의 면역력과 대사 능력을 높이고 비염을 관리하는 생활 요법을 활용하는 것이 오히려 빠른 치료가 될 수 있습니다.

비염의 치료 방법

한방에서 비염 치료는 비염이 발생한 원인인 병인을 다스리는 방법으로 합니다. 비염은 면역이 약해서 발생하는데 잘못된 생활 습관과 환경 때문에 병인이 만들어지면 면역에 문제가 발생하기 때문에 비염을 치료하고자 한다면 반드시 병인을 다스려야 합니다.

체력이 약해서 쉽게 지치는 노권, 진액이 부족해서 점막이 잘 위축되고 약한 음허, 과식하는 습관으로 발생하는 식적, 스트레스로 발생하는 칠정, 노폐물 배출이 원활하지 않고 정체해서 발생하는 담음 등의 병인을 해결하면서 올바른 비염 관리 생활수칙을 잘 지켜나가면 비염은 치료할 수 있습니다.

비염 관리법은 다음과 같습니다.

- 감기가 발생하면 빨리 완치한다.

- 7시간 이상의 숙면을 취한다.

- 규칙적인 식사를 하고 채소를 충분히 먹는다.

- 인스턴트 음식을 피한다.

- 찬 음식(얼음물, 아이스크림), 차가운 곳(스케이트 장)을 피한다.

- 실내 공기를 자주 환기해준다.

- 이불이나 베개 등 침구류를 자주 세탁한다.

비염에 좋은 차

이제 비염에 도움을 주는 한방차를 소개해드리겠습니다. 찬바람만 불면 비염 증상이 발생하는 풍한성 비염에 좋은 신이차와 열이 많은 사람들에게서 발생하는 열성 비염에 좋은 황련차, 이렇게 두 가지가 있습니다.

신이차

신이는 봄철에 아직 피지 않은 목련의 꽃봉오리를 채취해 말린 것입니다. 우리가 관상용으로 쓰는 신이는 약효가 없기 때문에 신이를 활용하려면 약제로 가공된 것을 구입해서 쓰는 것이 좋습니다. 특유의 매운맛이 있어 이름에도 매울 신辛이 들어 있습니다. 신이는 따뜻한 성질을 가지고 있으며 독성은 없습니다.

신이는 풍한으로 발생하는 비염에 효과적입니다. 찬바람만 불면 코가 막히고 콧물이 나오고 비염, 축농증 등이 발생하는 경우에 효과가 좋습니다. 평소 열이 많고 땀이 많은 사람들보다는 추위를 많이 타고 땀이 잘 나지 않는 사람에게 효과가 좋습니다.

신이차는 신이 5g에 500cc의 물을 넣고 200cc가 될 때까지 끓여 하루에 3회 나누어 마시는 것이 좋습니다.

황련차

황련차는 열성 비염에 효과가 좋습니다. 열성 비염의 특징은 누런 코가 진득하게 나오거나 코가 잘 막히고, 기본적으로 찬 것을 좋아하고 더위를 많이 탄다는 것입니다. 날씨가 건조해지기 쉬운 겨울철에 주로 많이 발생합니다.

황련은 위장의 열을 풀어주는 명약입니다. 위장에 열이 있으면 갈증이 있고 입냄새가 심하고 입병이 자주 나고 소변이 진하게 나오고 대변이 단단합니다. 황련은 위장의 열을 풀어주면서 코가 잘 막히는 열성 비염에 효과가 매우 좋으므로 증상을 잘 파악하여 활용하시기 바랍니다.

황련차는 황련 3g에 뜨거운 물 200cc를 붓고 3분 정도 우려서 하루에 3회 나누어 마시는 것이 좋습니다.

장염

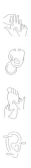

장염은 위장이나 소장, 대장 등 우리 몸속 소화기관이 바이러스, 박테리아 등에 감염돼 설사, 구토, 발열 등의 증상이 발생하는 것을 말합니다. 증상이 급격하게 발생하는 급성 장염과 장염을 오랫동안 앓으면서 체력이 떨어져 복통과 대변 이상이 지속적으로 반복되는 만성 장염으로 나눌 수 있는데, 장염은 주로 음식으로 인해 발생하기 때문에 '식중독'이라고도 합니다.

장염의 원인균은 바이러스와 박테리아입니다. 바이러스 중 '노로바이러스'는 전체 장염의 70% 이상을 차지하기 때문에 가장 문제가 됩니다. 노로바이러스는 추위에 강한 성질이 있어서 겨울철에 많이 발생하는 특징이 있습니다. 음식물을 익혀 먹지 않을 때 발생하는데 손이나 타액들을 통해 전염되기 때문에 익혀 먹기와 손 씻기가 가장 중요합니다.

박테리아 중 대표적인 것이 병원성 대장균입니다. 병원성 대장균 식중독은 고온 다습한 여름에 주로 발생합니다. 오염된 물로 키운 채소나 도축 과정에서 오염된 육류 등을 통해 감염됩니다. 식재료를 깨끗하게 씻어서 바로 조리하기, 조리기구를 위생적으로 관리하기, 음식물을 충분히 익혀 먹기, 음식 만들기 전에 손 씻기, 마스크 하기 등 개인 위생을 철저히 하는 것이 중요합니다.

여름에 장염이 잘 일어나는 이유

여름에는 지표가 뜨거워지고 땅속은 차가워지는데 사람의 몸도 자연의 일부이므로 피부가 더워지면서 내장은 차가워집니다. 내장은 차가워지면 기본적으로 장 기능이 떨어집니다. 이때 찬 음식이나 상한 음식을 먹으면 음식물의 흡수에 문제가 발생하면서 설사하거나 토하는 증상이 발생합니다. 그렇기 때문에 여름철에 빈발하는 장염을 예방하려면 음식을 따뜻하게 먹어야 합니다. 이것을 이열치열이라고 합니다.

그렇다면 장염은 어떤 사람에게 잘 일어날까요? 음식을 급하게 먹는 습관이 있는 사람들은 위장이나 대장의 기능이 약해지면서 소화기관이 세균에 감염될 확률이 높습니다. 같은 음식을 먹었는데 모두가 똑같이 장염이 발생하지 않는 이유는 장 기능의 차이 때문입니다. 그러므로 평소 음식 먹는 습관이 매우 중요합니다.

기운이 없어서 입맛도 없고 음식물 소화도 잘 안 되는 것을 기허라고 하는데, 기허가 있는 분들도 세균에 대한 면역이 약하기 때문에 장염이 올 가능성이 높습니다. 이런 분들은 규칙적인 식생활과 운동으로 기초 체력을 키우는 것이 중요합니다.

장염에 좋은 음식

이온음료 또는 꿀 탄 보리차
장염은 설사, 구토 등이 주 증상이기 때문에 탈수증이 발생하기 쉬운데 이온음료 또는 꿀 약간을 탄 보리차는 탈수증을 예방하고 전해질을 공급해주는 역할을 합니다.

미음
장염으로 음식을 제대로 먹지 못할 때 영양 공급의 방법으로 미음이 좋습니다. 미음은 밥에 물을 넣어 다시 끓여서 나온 물을 말합니다.

녹차
항균작용이 있는 녹차는 장염에 도움이 됩니다. 녹차는 성질이 차기 때문에 갈증이 있고 소변이 노랗게 나오는 열 증상이 있는 분들에게 더 효과가 좋습니다.

생강차

생강은 항균작용을 하고 따뜻한 성질이 있기 때문에 갈증이 없고 소변이 맑은 냉한 체질의 분들에게 효과가 좋습니다.

아마씨

아마씨는 불포화 지방산인 오메가3와 알파 리놀렌산이 풍부해 장 내 염증 감소에 뛰어난 효능이 있습니다.

코코넛 오일

코코넛 오일에 들어 있는 카프릴산은 항균, 항염증 작용을 하고 필수지방산인 라우르산은 살균 효과가 있으며 혈관 건강에 좋아서 장염에 도움을 줍니다. 주로 음식에 첨가해서 먹으면 좋습니다.

　날씨가 더울수록 잘 끓여서 먹고, 자주 손 씻는 것만 잘 지켜도 웬만한 식중독은 피해 갈 수 있습니다. 장염이 쉽게 치료가 안 된다면 병인과 증상에 맞는 한방 치료를 꼭 받아보시기 바랍니다.

갑상선 기능 장애

다음의 증상이 있으면 어떤 질환을 의심할 수 있을까요?

- 심장이 두근거리고 숨이 찰 때가 많다.

- 마음이 안정되지 못하고 불안하다.

- 더위를 많이 타고 조금만 움직여도 땀을 흘린다.

- 마음이 조급해지고 짜증도 많이 난다.

- 체중이 줄고 기운도 함께 빠진다.

- 손발이 떨린다.

- 대변을 하루에도 몇 번씩 보고 묽게 나온다.

- 머리가 갑자기 많이 빠져서 탈모증이 아닌가 걱정된다.

- 눈이 자주 충혈된다.

증상으로 보자면 우울증, 공황장애, 피로증후군, 과민성 장염, 수전증, 안구건조증 등을 의심할 수 있을 겁니다. 그런데 여기에 두 가지 증상이 더해진다면 답은 한 가지로 통일됩니다.

- 안구가 돌출된다.
- 목의 갑상선 부위가 붓거나 커진다.

맞습니다. 갑상선 기능 항진증입니다. 우리 몸에서 발생하는 증상들은 사실 갑상선 기능 항진과 많은 연관이 있다고 볼 수 있습니다. 그럼 다음의 증상을 확인해봅시다.

- 대변이 단단하게 나온다.
- 몸이 잘 붓고 체중이 점점 증가한다.
- 추위를 유난히 많이 탄다.
- 소변이 시원하게 나오지 않고 자주 본다.
- 의욕이 떨어지고 피곤하다.
- 생리 양이 많다.
- 피부가 건조하다.

이것은 갑상선 기능이 저하됐을 때 나타나는 증상들입니다. 서양의학에서 보는 갑상선 기능 항진증과 저하증의 원인은 면역세포가 갑상선을 공격하는 것입니다. 갑상선 질환이 류마티스나 베체트, 루프스, 다발성경화증 등과 같은 자가면역 질환이라는 것입니다. 자가면역 질환은 면역 기능이 어떠한 이유에 의해서 균형을 잃어버리고 미쳐서 주인을 공격하는 것입니다. 갑상선 호르몬은 신진대사와 체온 유지에 중요한 역할을 하는데 이것이 과잉되거나 결핍되면 항진증이나 저하증으로 나타납니다. 그러면 면역체계의 균형이 깨진 원인이 무엇일까요? 그것이 바로 병인입니다.

그 사람의 성향에 따라서 갑상선 기능 항진증이나 저하증으로 증상이 나타나는 것일 뿐 원인은 모두가 같은 병인이라고 할 수 있습니다. 그 사람이 가지고 있는 병인을 제대로 해결하면 면역체계가 바로서고 갑상선 질환은 치료가 되는 것입니다.

병인은 잘못된 생활 습관이나 환경 탓에 발생합니다. 같은 병인을 가지고 있더라도 그 사람의 타고난 성향에 따라 각종 증상으로 나타납니다. 여기서 증상만을 치료하고자 하면 당연히 호르몬제를 투여하는 것이 맞습니다. 갑상선 기능 항진에는 억제제를, 갑상선 기능 저하에는 항진제를 쓰는 것이 합리적이라고 생각할 수 있을 것입니다. 하지만 증상을 유발한 병인을 다스리지 않고서는 제대로 된 치료라고 보기 어렵다는 것이 한의학의 시각입니다. 병인을 다스렸다 할지라도 그러한 병인을 유발한 잘못된 생활 습관과 환경을 개선하지 않는다면 재발할 가능성이 높습니다.

45세 여성이 진료실에 들어오자마자 헉헉거리는 숨소리가 들렸고 몸이 전체적으로 많이 부어 있었습니다. 더운 날씨도 아닌데 계속해서 부채질을 하며 조금만 움직여도 땀을 흘린다고 했습니다. 시장에서 장사를 하는데 밥을 안 먹으면 일하기가 힘들어서 때맞춰 식사는 잘 챙겨먹는다고 했습니다. 입맛이 좋아서 먹는 양도 적지 않은데 음식을 잘 먹는 것 치고는 기운이 없어 보였습니다.

평소 소변을 자주 보고 대변도 묽게 나오는 편이었습니다. 한동안 소변을 너무 자주 봐서 방광염인가 의심했는데 소변 끝이 뜨겁거나 소변을 볼 때 고통이 있는 건 아니라서 검사는 하지 않았다고 합니다. 그냥 과로해서 그러려니 했는데 몇 달 전부터 목 주변이 불룩하게 커지는 것 같아 병원에서 검사를 해보니 갑상선 기능 항진증이라고 했답니다.

당장 약을 먹어야 한다고 해서 복용했는데 증상들이 가라앉지 않는다며 내원을 했습니다. 이분에게 갑상선 기능 항진이 온 원인은 칠정 때문이었습니다. 칠정은 지속적인 스트레스로 발생하는 것인데, 어느 정도까지 잘 버티다가 한계가 넘어가면 호르몬의 균형이 깨지면서 갑상선 기능 이상으로 나타납니다.

평소 몸이 잘 붓고 피곤한 증상이 있어서 음식 조절을 하고 살도 빼야겠다고 생각했는데 남편 때문에 극심한 스트레스를 받은 이후부터 설사하고 땀나는 증상이 생겼고, 급기야 심장이 두근거리고 숨이 차는 증상까지 나타났다고 합니다. 이분은 칠정과 부종을 치료하는 한약을 복용하고서 몸이 한결 가벼워지고 건강해졌습니다.

48세의 어느 여성은 평소 저혈압이 있고 헤모글로빈 수치가 낮아서 증상이 심할 때마다 빈혈 치료제와 혈압약을 처방받아 복용했다고 합니다. 몇 달 전부터 손발이 차고 추위를 유난히 많이 탔으며, 기운이 없으니 입맛도 없고 변비도 심했습니다. 속이 메슥거려서 잘 먹지도 못하는데 몸이 잘 부어서 병원에 가서 검사를 해보니 갑상선 기능 저하 진단을 받았다고 합니다.

이분의 병인은 담음이었습니다. 평소 빈혈이 심하고 혈액순환이 잘 안 되면 신진대사 기능이 떨어지는데 이때 몸 안에 담음이 발생합니다. 담음이 정체하면서 기혈순환을 막으니 정상적인 호르몬 분비에 나쁜 영향을 미친 것입니다. 이분은 담음을 다스리고 기를 보하는 처방으로 손발이 따뜻해지고 입맛이 좋아지고 기운을 차릴 수 있게 됐습니다.

갑상선 호르몬의 이상으로 병이 생겼을 때 증상이 매우 위중하다면 우선적으로 호르몬 요법을 쓰는 것이 필요하기는 합니다. 하지만 호르몬의 교란을 만들어낸 보다 근본적인 원인을 해결하지 않는다면 효과적인 치료가 힘들 수 있습니다. 갑상선 이상 증상이 있을 때 한의학의 도움을 받는다면 위에서 말씀드린 환자들의 사례와 같이 더욱 효율적인 치료가 가능합니다.

안면마비(구안와사)

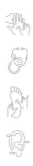

외부 환경에 대항하는 면역체계가 약해지면 감염이 발생하는데 안면마비도 그중 하나입니다. 안면마비에는 중추성과 말초성이 있습니다. 중풍으로 오는 안면마비는 중추성입니다. 중추성은 단순히 얼굴만 마비되는 것이 아니라 중풍의 전신 증상이 함께 발생하는데 이때는 중풍을 치료해야 합니다. 이 경우 두 눈을 감을 수 있고 이마에 주름도 잡힙니다.

말초성은 중풍과 관계가 없어서 팔다리가 마비되는 전신 증상은 보이지 않습니다. 다만 안면근육이 마비된 것이기 때문에 이마에 주름이 잡히지 않고 마비된 쪽의 눈도 잘 감기지 않습니다. 여기서는 안면마비의 대부분을 차지하는 말초성 안면마비에 대해 설명해드리겠습니다. 말초성 안면마비는 차갑거나 습한 외부 환경에 노출돼서 발생하는 외부 요인과 칠정, 식적, 노권, 방로 등의 병인으로 면역이 약해져 발생하는 내부 요인이 있는데 실제 이 두 가지 요인을 같이 가지고 있을 때가 많습니다. 평소 찬바람을 맞고 다녀도 별 문제가 없다가 과로나 스트레스 등으로 체력이 떨어지고 면역이 약해지면 입이 돌아갑니다. 그런 이유로 안면마비는 외부 요인을 밖으로 내보내고 병인으로 발생한 내부 요인을 다스리는 방법으로 치료합니다.

안면마비는 치료를 잘했더라도 예전 상태로 완벽하게 돌아가기 어렵습니다. 남들은 알아보지 못해도 본인은 둔한 느낌을 받을 수 있는데 그것까지 좋아지기는 어렵습니다. 재발할 확률이 높아서 치료도 중요하지만 건강한 생활 습관이나 환경을 만드는 노력이 필요합니다.

안면마비를 한방에서는 '구안와사'라고 합니다. 나이가 많을수록 발병률이 높다고 알려져 있지만 제가 치료하는 환자들이 10대부터 70대 이상의 다양한 나이대로 분포돼 있는 것을 보면 나이보다는 개인의 면역력과 생활환경의 차이가 더 크다고 할 수 있습니다.

안면마비의 대표적인 증상은 입이 돌아가는 것입니다. 웃는 표정을 지었을 때 마비된 쪽의 입꼬리는 올라가지 않습니다. 또 마비된 쪽의 눈은 완전히 감기 어렵습니다. 이런 경우 눈을 뜨고 잘 수 있는데 그 결과 각막에 손상을 입기 쉬워 안대나 반창고를 사용하는 것이 좋습니다. 마비된 쪽 눈물샘에 문제가 발생하면서 눈물이 멈추지 않고 나오거나 반대로 마르는 경우도 있습니다. 어지럽거나 머리가 아프고 음식을 먹거나 양치질을 할 때에는 입에서 흘러내립니다.

안면마비는 처음 증상을 인지하고부터 7일 정도는 증상이 심해지는 진행기입니다. 이때는 열심히 치료해도 증상이 심해지는 것을 막기 힘들 수 있습니다. 치료를 해도 호전되지 않고 시간이 갈수록 심해지는 느낌이 들면 불안한 마음에 지나치게 걱정하는 경우가 많은데, 발병한 지 일주일 정도가 지나면 진행기가 끝나고 회복기에 들어서며 치료 효과가 나타나기 시작합니다. 초반에 치료가 안 되고 심해졌다며 치료를 포기하거나 병원을 옮겨 다니면서 시간을 허비하면 안면마비의 골든타임인 30일을 놓칠 수 있으니 처음부터 믿음을 가지고 꾸준히 치료하는 것이 중요합니다.

안면마비 치료가 잘되는 경우는 발생한 지 1개월 이내로, 귀 뒤쪽의 통증이 심하지 않고 마비된 쪽 얼굴 부위의 체표 온도가 높습니다. 반대로 치료가 잘 안 되는 경우는 골든타임을 놓쳐 한 달이 지나도록 낫지 않고, 마비된 쪽 귀 뒤편에 통증이 있고 마비된 쪽 얼굴 부위의 온도가 싸늘하게 식어 있습니다. 안면마비가 잘 낫지 않는다면 한방으로 해결해보세요.

방광염

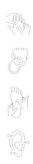

방광염을 예전에는 오줌소태라고 많이 불렀습니다. 소변을 시원하게 보는 것은 인간으로서 당연한 이치입니다. 그런데 소변보는 일이 불편하고 두려운 분들이 있습니다. 소변을 자주 보거나, 보고 나도 덜 본 것 같이 불편하거나, 소변 끝에 작열감이 있거나, 막상 소변을 보려 하면 잘 나오지 않고 아랫배가 묵직하게 아프거나, 간혹 혈뇨가 나오는 경우도 있기 때문입니다.

　방광염은 정말 많은 분들이 가지고 있는 질병입니다. 그런데 이 방광염은 부위가 부위인 만큼 자신이 가지고 있는 증상을 적극적으로 이야기하지 않기 때문에 주변에 별로 없는 것같이 보이는 착시현상이 있을 수 있습니다. 자기 병은 소문을 내야 하는데 여러 가지 이유로 제때 치료하지 못하니 더 큰 병으로 발전해서 고통을 받는 분들이 많은 것 같습니다. 방광염이 발생했을 때 물을 많이 마시고 잠을 푹 자면 좋아진다는 분도 있고, 또 방광염 치료에 잘 맞는 치료제를 찾기 어려워서 고생하시는 분도 많습니다. 그렇다면 방광염이 왜 오는지 설명해드리겠습니다.

대부분의 방광염 환자는 여성들입니다. 그 이유는 요도의 해부학적 구조가 남성과 다르기 때문입니다. 여성의 요도는 남성에 비해서 짧기 때문에 외부의 세균에 쉽게 감염될 수 있는 환경입니다. 여기서 말하는 외부의 세균이란 대표적으로 장내의 세균을 들 수 있는데, 여성의 항문과 요도의 입구는 남성에 비해서 매우 가까운 곳에 위치해 있기 때문에 그만큼 감염될 확률이 높아지는 것입니다.

방광염을 일으키는 원인균은 80% 이상이 바로 대장균이고 그 외에 연쇄상구균, 포도상구균, 결핵균, 장구균, 협막간균, 변형균 등이 있습니다. 이렇게 세균에 의해 밖으로부터 감염됐다는 것이 현대의학의 기본적인 설명입니다. 그러면 한의학에서는 이것을 어떻게 볼까요?

흔히 세균에 감염됐다고 하면 그 세균을 어떻게 잡을 것인가에만 집중하는 경향이 있습니다. 집 안에 도둑이 들어왔으면 그 도둑을 어떻게 잡을지에 집중하는 것은 지극히 당연한 일입니다. 그런데 그 도둑이 영리하거나 민첩해서 잘 잡히지 않는다면 어떻게 해야 할까요?

먼저 도둑이 집에 쉽게 들어오지 못하도록 방비를 철저히 해야 할 것입니다. 대문을 열고 울타리 안으로 들어오는 데까지는 성공했더라도 현관문만은 열리지 않도록 방비를 튼튼히 해둔다면 도둑은 자연히 물러날 것이기 때문입니다. 방광염이 자주 발생하는 분들을 보면 일이 바쁘다는 이유로 소변을 오래 참는데 그 이후에 바로 발병하거나, 극심한 스트레스를 받기만 하면 발병하거나, 과음 또는 과식 후에 발병하는 경우가 많습니다. 이런 생활 패턴이 면역 저하를 가져오고 면역 저하가 바로 방광염으로 이어지는 것입니다.

세균이라는 말과 함께하는 것이 바로 면역입니다. 세균을 퇴치하는 가장 빠른 길은 면역을 키우는 것입니다. 세균에 감염되면 항생제를 써서 퇴치하는 것이 일단은 맞는 것같이 보입니다. 하지만 면역이 약한 몸의 환경이 바뀌지 않는다면 감염은 반복적으로 일어날 것입니다. 방광염이 왔을 때 병인을 해결함으로써 면역을 올려주면 염증은 신기하게 사라집니다. 대문은 열어줘도 현관문은 절대 열어주지 않으니 그 밖에서 서성이다가 스스로 자멸하고 마는 것입니다.

요도의 길이가 짧다고 모든 여성에게 발광염이 발생하는 것은 아닙니다. 우리 주변에는 무수히 많은 세균들이 득실거리지만 실제로 그러한 세균에 노출돼 있다 하더라도 모든 사람이 감염돼서 병이 발생하는 것은 아닙니다. 방광염이 발생했을 경우 한의학적 원리에 맞춰서 치료를 하면 굳이 면역이 약해지는 위험을 무릅쓰고 무작정 항생제를 쓰지 않아도 됩니다. 면역이 약해진 원인, 즉 자신의 병인이 무엇인지를 확인하고 제대로 치료한다면 방광염은 치료가 가능합니다.

방광염과 칠정

어느 45세 부인은 갑상선 기능 항진증이 있으며, 몸이 잘 붓고 심장이 두근거리며 변비가 있고 소변이 항상 시원하게 나오지 않았다고 합니다. 최근 방광염이 발생해서 약을 먹으면 가라앉았다가 며칠 뒤 재발하기를 반복한다고 했습니다. 몸이 잘 부으니 당연히 만성 피로도 있고 살도 계속 찌겠지요. 이분의 말을 정리해보자면 부종, 비만, 갑상선 기능 항진, 방광염 등이 있는데 그중 특히 방광염이 젤 심각하다는 것이었습니다. 이분은 시장에서 장사를 하는데 말을 함부로 하는 고객들 때문에 스트레스가 이만저만이 아니라고 했습니다. 스트레스를 받으면 심장이 터질 것처럼 두근거리고 아랫배가 뻐근하면서 방광염이 생긴다고 했습니다.

지속적인 스트레스로 발생하는 병인을 칠정이라고 합니다. 여러 종류의 스트레스 중에서 분노와 근심, 걱정이 건강에 가장 나쁜 영향을 미치는데 이분은 평상시에 지속적으로 분노와 근심, 걱정을 유발하는 스트레스를 받는 분이었습니다. 젊어서 건강했을 때에는 스트레스가 별로 문제되지 않았는데 나이가 들어 기운이 빠지고 체력이 떨어지면서 스트레스가 심각한 영향을 미치게 된 것입니다.

스트레스를 받으면 우리 몸에서 어떤 변화가 일어날까요? 짜증이 많이 나고 열이 오르락내리락하고 얼굴도 붉으락푸르락합니다. 소변도 자주 보고 속도 쓰리고 잠도 안 오고 어떤 사람들은 과민성으로 설사를 하거나 변비가 생기기도 합니다. 이러한 과정을 통해서 인체의 면역 기능은 현저하게 떨어집니다. 면역이 떨어지면 방광염이 발생할 확률이 커지는 것입니다.

그 부인은 칠정의 병인으로 방광염이 발생했다고 진단하고 치료를 했는데, 방광염이 좋아진 것은 물론 부기도 빠지고 마음도 많이 편해졌습니다. 이렇게 어떤 병이라도 그 병이 발생한 원인을 찾는다면 보다 효과적으로 치료를 할 수 있습니다.

어느 50세 부인은 소변만 보면 타는 듯이 따갑고 아파서 병원에 갔더니 방광염 진단을 받았다고 합니다. 병원 약을 먹고 모두 나은 듯하다 얼마 지나지 않아 그 증상이 반복돼서 내원하신 것이었습니다. 방광염이 생기면 소변을 볼 때마다 통증이 있으니 화장실 가기가 겁이 나서 그런 조짐만 있으면 미리미리 병원에서 받아온 항생제 등을 복용했다고 합니다. 소변 통증뿐만 아니라 사타구니 주위가 가려워서 자기도 모르게 손이 가서 긁는 경우가 많아 그 부위의 피부상태도 좋지 않았습니다.

이분은 집에서 남편에게 받는 스트레스가 이만저만이 아니었습니다. 젊었을 때에는 독선적이고 말을 함부로 하는 남편의 위세에 눌려 참고 살았는데 나이가 들면서 참기 어려워졌고, 요즘은 남편 목소리만 들어도 짜증이 난다고 했습니다. 그러다 보니 작은 일에도 스트레스를 받고 한번 화가 나면 분이 잘 풀리지도 않는다고 했습니다. 방광염도 이렇게 짜증이 많이 나고 화를 많이 내는 그 시기에 발생한 것이었습니다. 이분의 병인이 바로 칠정이었습니다. 칠정을 치료하고 방광염뿐만 아니고 사타구니 가려움증도 치료가 되고, 무엇보다 마음이 편해져서 남편에게 짜증이 나는 일이 훨씬 줄었다고 합니다.

이것저것 약을 써봐도 방광염이 지속적으로 자신을 괴롭힌다면 그 원인이 혹시 칠정은 아닐지 의심해볼 수 있습니다.

방광염과 방로(음허)

방로는 과도한 성생활로 진액이 마른 상태, 즉 신장 기능이 약해진 상태를 말하지만 신장의 기운이 약하게 타고난 경우도 방로가 쉽게 발생할수 있습니다. 남성은 과도한 성생활로 발생하는 경우가 많은 것에 비해서 여성은 유산을 자주 했거나 선천적으로 진액이 부족해서 발생하는경우가 많습니다. 방로가 되면 우리 몸의 진액이 부족해져서 '음허'라고도 합니다.

그러면 방로, 즉 음허가 되면 왜 방광염이 발생하기 쉬울까요? 첫 번째로 음허는 진액이 부족한 것인데, 진액은 몸속에 있는 모든 영양물질을 말합니다. 즉, 혈액이나 림프액, 호르몬 등을 말하는 것입니다. 이것이 마른다면 당연히 면역이 약해지면서 외부 박테리아의 공격에 쉽게 감염됩니다.

몸 안의 진액이 점점 말라가는 음허가 되면 상대적으로 열이 발생합니다. 한의학적으로 볼 때 우리 몸이 건강할 때에는 물기운과 불기운이 서로 간의 균형을 유지합니다. 그런데 만약 불기운을 제어할 물이 말라버린다면 불기운은 제어되지 못하고 활활 타오를 것입니다. 음허가 되면 진액이 마르면서 물기운이 약해집니다. 그러면 상대적으로 불기운이 극성해지면서 몸에서 열이 나기 시작합니다.

열이 나면 성격이 급해지고 찬 것을 자주 먹고 소변색이 진해지고 대변도 단단해집니다. 이때 면역 기능이 급격히 떨어지면서 감염이 쉽게 일어나고 특히 물을 담고 있는 신장 기능과 밀접한 관련이 있는 음허의 경우에는 신장염, 방광염, 요도염, 전립선염 등 각종 비뇨기 계통의 염증이 쉽게 발생합니다.

방광염으로 몇 차례 고생을 하고 내원한 48세 여성이 있었습니다. 입맛도 좋고 식사도 잘하는데 부부생활 하기가 겁날 정도로 무섭다고 했습니다. 젊을 때는 잘 몰랐는데 나이가 들면서 몸에서 나오는 분비물이 줄면서 부부생활을 할 때마다 통증 때문에 고통이 이만저만이 아니라고 했습니다. 급기야 고통스러운 성생활을 하고 나면 방광염, 요도염은 기본이고 어떤 때는 혈뇨도 나온다고 했습니다.

젊어서 유산을 몇 차례 했는데 유산 후 몸조리를 전혀 하지 않았고, 유산하자마자 여기저기 돌아다녀도 별 문제를 못 느낄 정도로 건강했다고 합니다. 그런데 요즘은 갱년기가 오는지 갈증도 나고 열도 자주 오르고 짜증도 많이 난다고 했습니다. 이분은 진액이 말라서 발생하는 방로, 즉 음허의 병인을 가지고 있었습니다. 음허를 다스리는 한방 치료를 꾸준히 한 결과 방광염이 치료되고 덤으로 몸이 윤택해지면서 부부생활의 고통도 없어졌습니다.

우리가 여기서 생각해야 할 문제는 한방에서 염증을 치료하는 방식입니다. 염증이 발생하면 염증을 다스리는 약을 써야 하는 것은 당연한 일입니다. 항생제와 소염제 같은 처방이 그에 해당합니다. 그렇게 해서 치료가 잘되면 다행입니다. 그런데 그런 방법으로 치료가 잘 안 되는 경우가 있습니다. 특히 방광염은 재발 가능성이 매우 높은 질환입니다. 즉, 항생제와 같은 처방으로 치료가 잘되지 않을 수 있는 병이라는 뜻입니다. 이런 경우는 그 질병이 어떻게 왔는지 그 원인을 찾아 치료하는 것이 더 좋을 수 있습니다. 어떤 병인에 의해서 방광염에 걸렸는지를 확인하고 병의 원인을 다스린다면 면역이 좋아지고 증상이 개선될 것입니다.

방광염과 노권

어느 부인이 아기가 잘 생기지 않아서 고생하다가 38세가 돼서 임신을 하고 출산을 했습니다. 임신 기간 중에 유난히 몸이 붓고 기운이 없어서 고생을 많이 했는데 노산이라서 그러려니 하고 참았다고 합니다. 다행히 순산을 하기는 했는데 그 와중에 온몸이 붓고 설상가상으로 방광염까지 발생해서 소변이 잘 나오지 않고 나올 때에는 작열감 때문에 고통스럽다고 했습니다.

이 산모에게 방광염이 발생한 이유는 바로 노권이라는 병인 때문입니다. 노권이라는 것은 체력에 비해서 일을 많이 하거나 제때 식사를 하지 못해서 기허 상태가 된 것을 말합니다. 기운이라는 것은 기를 돌리는 힘인데 기가 잘 돌아가지 않으면 기를 따라서 움직이는 혈도 순환이 안 되고, 기와 혈을 따라서 순환되는 수액도 잘 돌아가지 않고 정체됩니다.

그래서 기허증은 혈액순환 장애와 부종으로 이어지는 경우가 많습니다.

이분은 노권의 병인을 치료하고서 부종이 사라지고 떨어졌던 기운도 나아지고, 무엇보다 소변을 편하게 볼 수 있게 됐습니다. 물론 노권이 발생한 원인이 노산으로 인한 기력 저하였기 때문에 다른 가족에게 아이를 맡기고 당분간 집에서 안정을 취하게 했습니다.

세균을 다른 말로 박테리아라고 합니다. 이 녀석들은 우리 주변에 수없이 많이 돌아다니면서 호시탐탐 우리 몸속으로 들어오려는 시도를 합니다. 평소 면역 기능이 좋은 상태라면 세균에 감염될 이유는 없습니다. 하지만 병인으로 인해서 몸 안의 정상적인 생리 기능에 문제가 발생하면 면역 기능이 떨어지면서 세균에 감염될 확률이 높아집니다. 노권으로 인한 세균 감염을 방지하려면 무엇보다 먼저 피곤한 상태에서 벗어나야 합니다. 체력에 비해서 일을 많이 하거나 체력이 떨어져서 무언가 보충을 해야 하는데도 그것을 무시하고 습관적으로 일을 하다 보면 기운이 떨어지면서 노권의 병인이 발생합니다. 그런 경우 목욕탕이나 화장실 등에서 평소에 아무 문제 없이 무심코 했던 습관들이 방광염으로 이어질 가능성이 높습니다.

그럼 기운이 빠져서 노권이 올 수도 있겠구나 하는 것을 무엇으로 알 수 있을까요? 가장 알기 쉬운 것은 증상을 확인해보는 것인데, 그중 밥 먹을 시간을 놓쳤을 때 예전과 다르게 기운이 급격히 빠지면 노권을 의심해볼 수 있습니다. 당 떨어졌다는 말을 주변에서 들어보셨지요? 잘 놀다가도 배가 고픈 순간 갑자기 눈이 푹 꺼지고 더 이상 아무것도 할 수 없을 정도로 기운이 없을 때 하는 말인데, 이런 증상이 바로 기운이 빠지는 증상입니다. 그리고 입이 마르면서 입맛이 점점 떨어집니다. 기운이 없고 허기져서 부랴부랴 뭘 좀 먹으려고 하는데 생각만큼 그렇게 많이 먹지 못하고 입맛이 없다면 노권의 병인이 이미 만들어져 있다고 생각하시면 됩니다. 앞에서 말씀드린 그 산모의 경우 출산 후에 기운이 더 떨어졌고 육아 자체도 힘들었고 입맛도 싹 사라졌다고 했으니 노권이 틀림없는 것입니다.

방광염은 증상의 부위와 특성 때문에 이야기를 잘 하지 않는 경향이 있지만 초기에 잡아주지 않으면 염증이 몸속 깊은 곳까지 타고 올라가 더 심각한 질병으로 발전될 수 있습니다. 따라서 증상이 있는 경우 최대한 빨리 제대로 된 치료를 받는 것이 매우 중요하다고 할 수 있습니다.

방광염은 어떤 사람들에게 잘 생길까요? 방광염은 방광이 세균에 감염돼서 발생하는 것으로 방광염을 일으키는 원인균은 80% 이상이 대장균이고 그 외에 연쇄상구균, 포도상구균, 결핵균, 장구균, 협막간균, 변형균 등이 있다고 이미 말씀드렸습니다. 이러한 세균은 평소에 우리 몸 주변을 이리저리 떠돌다가 인체의 면역이 떨어졌을 때 몸 안으로 침투해서 병증을 일으키는 특징이 있습니다. 한의학에서는 인체의 면역이 떨어지고 세균에 감염되는 이유를 병인으로 보고 병인을 다스리는 치료를 우선적으로 한다고 말씀드렸습니다.

병인을 가지고 있으면 우리 몸의 정상적인 수승화강 기능이 무너지면서 면역 기능이 떨어지고 감염이 쉽게 일어납니다. 그렇기 때문에 병인이 만들어질 수 있는 생활 습관을 가지고 있다면 그것을 먼저 해결해야 하는 것입니다. 식적의 병인이 있다면 우선적으로 음식을 급하게 먹는 습관을 개선해야 하고, 음허의 병인이 있다면 성생활을 줄여야 하고, 칠정의 병인이 있다면 스트레스에서 벗어날 수 있도록 환경을 개선해야 하고, 노권이 있다면 일을 줄여야 합니다. 그런데 이런 병인을 가지고 있지 않더라도 쉽게 방광염이 오는 체질이 있습니다. 누구인가 하면, 몸이 습하고 냉하게 타고난 사람들입니다.

습하고 냉한 체질은 세균이 살기에 최적의 환경을 가지고 있기 때문에 과로하거나 스트레스를 받거나 과식을 하는 등의 원인으로 만들어진 병인을 가지고 있지 않더라도 쉽게 방광염이 발생할 수 있습니다. 이런 분들의 경우 방광염이 수시로 발생한다면 반드시 습하고 냉한 몸을 뽀송뽀송하고 따뜻한 몸으로 바꾸어주어야 합니다. 특히 습하고 냉한 여성의 경우 세균으로 인한 방광염뿐만 아니라 곰팡이로 인한 자궁의 염증 질환도 잘 발생하기 때문에 반드시 해결을 해주어야 합니다.

세균과 곰팡이는 미생물이라는 공통점이 있으며, 단세포와 다세포의 차이로 구분이 됩니다. 세균은 눈에 보이지 않지만 곰팡이는 다세포이기 때문에 눈에 잘 보이기도 합니다. 곰팡이가 잘 자라는 곳이 바로 축축하고 냉한 곳입니다. 햇볕이 드는 곳에서는 잘 자라지 못합니다.

만약 지하실방 벽에 곰팡이가 생겼다면 어떻게 해야 할까요? 우선적으로 곰팡이균을 죽이는 약을 쳐서 없애야 하겠지요. 하지만 보다 근본적인 치료법은 방에 불을 때고 창문을 열어서 환기를 하는 것입니다. 체질이 지하실방과 같이 습하고 냉하다면 곰팡이든 세균이든 찾아올 가능성이 높아진다는 것입니다. 방광염이 자주 발생하고 약을 먹어도 잘 낫지 않는다면 자신의 체질이 냉하고 습하지는 않은지 반드시 확인해야 합니다.

습하고 냉한 체질일 경우 방광염이 쉽게 발생한다는 것은 알겠는데, 그렇다면 무엇을 보고 내 몸이 습하고 냉한지를 알 수 있을까요? 여기 똑같이 생긴 스펀지 두 개가 있다고 합시다. 하나는 물기가 없는 뽀송뽀송한 스펀지고, 다른 하나는 물을 흠뻑 먹은 축축한 스펀지라면 이것의 차이는 무엇일까요? 당연히 무게입니다. 겉으로 보기에는 같아도 실제 무게는 차이가 많이 납니다. 그와 같이 우리 몸이 습하게 되면 가장 먼저 생기는 증상이 몸이 무거워지는 것입니다. 몸무게가 늘어나는 것은 물론이거니와 늘어나는 몸무게에 비해서 스스로가 느끼는 몸은 더 무겁고 피곤해집니다.

습해지면 몸이 잘 붓고 우리 몸에서는 자동시스템이 작동해서 습기를 밖으로 배출하려는 시도를 합니다. 그 때문에 소변을 자주 보는 증상이 생깁니다. 습한 상태가 지속되면 이것이 관절에 침투해서 통증을 일으킵니다. 허리가 아프기도 하고 어깨, 무릎, 손가락 할 것 없이 모든 관절이 아파집니다. 이것은 마치 여름철에 캠핑을 가서 텐트 안에서 잠을 잤는데 밤새 습기가 올라와서 몸이 축축해지면 아침에 일어날 때 허리가 아프거나 몸이 무거워지는 것과 같은 이치입니다.

냉한 체질은 일단 추위를 많이 탑니다. 손발도 차고 겨울에는 증상이 더 심해집니다. 그런데 여기서 우리가 잘못 이해하는 것 중 하나가 단순하게 추위를 많이 탄다는 이유 하나만으로 몸이 냉하다고 생각하는 것입니다. 추위를 많이 타는데도 먹는 음식은 찬 것을 좋아하는 사람들이 있습니다. 이런 사람들은 진짜 몸이 냉한 것이 아닙니다.

정말로 몸이 냉한 사람은 추위를 많이 타는 것과 동시에 찬 음식이나 냉음료 같은 것들은 절대로 입에 대지 않습니다. 목이 마른 경우도 별로 없고 설령 입이 마르더라도 따뜻한 물 한두 모금 마시는 정도입니다. 추위를 많이 타는데 아이스크림을 좋아하고 물냉면을 잘 먹는다면 몸이 냉한 것과는 차이가 있습니다.

방광염을 잘 일으키는 습하고 냉한 체질인 분들은 몸이 무겁고 만성 피로가 있으며, 소변을 자주 보고 몸이 잘 붓는 경향이 있습니다. 그리고 추위를 많이 타고 찬 것을 싫어하는 특성이 있습니다. 만약 제가 말씀드린 증상을 골고루 가지고 계신 분이라면 현재 방광염이 없더라도 미리미리 냉하고 습한 증상들을 다스려서 예방하는 것이 고생을 막는 지름길이라고 할 수 있겠습니다.

천식

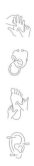

찬바람이 불면 천식喘息을 호소하는 분들이 늘어납니다. 천식이란 기관지가 좁아져 숨이 차고 숨소리가 힘들게 들리면서 기침이나 가래를 동반하는 증상입니다. 천식은 환경적인 요인과 밀접한 관계에 있기 때문에 천식을 치료하기 위해서는 무엇보다 먼저 주변 환경을 개선하는 것이 매우 중요합니다. 천식에 영향을 미치는 환경으로는 집 안의 탁한 공기와 먼지, 이불이나 침대의 진드기, 꽃가루, 애완동물의 털, 커피나 갑각류 등 개인적으로 알레르기를 유발할 수 있는 식품, 담배연기, 미세먼지, 황사, 근심이나 걱정으로 인한 스트레스 등이 있습니다.

천식은 말 그대로 숨이 가쁘고 숨이 차는 증상입니다. 심한 경우 호흡 곤란이 일어나서 생명에 위협을 줄 수도 있기 때문에 발작을 했을 때 완화시키는 방법도 중요하지만 평소 천식이 있는 분들은 그 원인을 살펴 미리 치료하는 것이 현명한 방법이라고 할 수 있습니다.

천식이 발생하는 원인

한의학에서는 천식이 발생하는 원인을 다양하게 보고 있는데, 원인별로 천식을 치료하는 방법을 설명해드리겠습니다. 천식으로 고생하시는 분이라면 아래의 여덟 가지 천식 유형 중 자신과 일치하는 항목이 있는지 살펴보고 한방 치료를 꼭 받아보시길 권합니다.

풍한천

풍한천風寒喘은 감기로 인해 찬바람이 폐에 몰려서 발생합니다. 감기 증상이 잘 낫지 않고 천식으로 이어지는 경우입니다. 날씨가 추워지거나 바람이 많이 불 때 증상이 심해지는 특징이 있으며, 폐를 따뜻하고 윤택하게 해주는 식으로 치료를 합니다.

담천

담천痰喘은 숨찬 증상이 있을 때 목에서 가래 끓는 소리가 나는 특징이 있습니다. 천식 때문에 숨이 차서 힘들어하다가 가래를 토하면서 가벼워지는 특성이 있습니다. 병인이 담음이므로 담음을 다스리는 치료를 합니다.

기천

기천氣喘은 놀라거나 근심, 걱정으로 인한 칠정의 병인에 의해 발생합니다. 스트레스로 인한 천식이라고 할 수 있으며, 숨은 가쁜데 가래는 끓지 않는 특징이 있습니다. 스트레스를 받으면 천식이 발작하거나 증상이 더 심해지는 경향이 있습니다. 이 경우 칠정을 다스리고 기운을 도와주는 치료를 합니다.

화천

화천火喘은 화기가 폐와 위로 떠오르면서 발생합니다. 가만히 있으면 숨쉬기가 편안한데 움직이면 숨이 가빠지거나, 음식을 먹으면 덜해지는데 다 먹고 나면 다시 숨이 차오른다면 천식 중에 화천일 가능성이 높습니다. 화천은 더운 기운 때문에 발생하므로 시원한 약재로 더운 기운을 내리고 담을 다스리는 치료를 합니다.

수천

수천水喘은 배에서 꼬르륵 하는 소리가 나고 심장이 두근거리면서 숨이 찹니다. 몸이 붓는데, 특히 배가 부르면서 누우면 숨이 차는 증상이 더 심해지는 특징이 있습니다. 이 경우 부종과 담을 다스리는 치료를 합니다.

구천

구천久喘은 오래된 병으로 체력이 고갈되면서 발생하는 천식입니다. 주로 체력이 약한 노인들이나 체력에 비해 일이 많고 영양 상태가 좋지 않은 사람들에게서 많이 발생합니다. 노권의 병인으로 인한 천식이라고 할 수 있습니다. 이런 경우는 천식을 치료한다고 독한 약을 사용해서는 안 되며, 기운을 도와주고 체력과 면역을 올리는 치료를 해야 합니다.

위허천

위허천胃虛喘은 위장이 몹시 약할 때 발생합니다. 위장이 약하면 소화력이 약해지고 기가 치밀어 올라 어깨를 들먹거리고 배를 움켜쥐어도 숨찬 증상이 멈추지 않습니다. 이 경우 기운을 도와주고 위장을 편하게 하는 방법으로 치료를 합니다.

음허천

음허천陰虛喘은 음이 허하여 생긴 천식으로 방로의 원인에 의해 몸의 진액이 고갈되어 발생합니다. 음허증의 특성상 주로 밤늦게 천식의 증상이 더 심해지는 특징이 있습니다. 이 경우 방로를 다스리고 정력의 소모를 줄이고 진액을 보충하는 치료를 합니다.

천식도 결국 병인과 밀접한 관계가 있습니다. 개인의 습관과 환경에 의해 발생하는 병인을 제대로 다스린다면 천식도 제대로 잡을 수 있는 것입니다.

생활 속 천식 예방법

음식 주의와 청결 유지

천식은 환경과 음식 등에 많은 영향을 받기 때문에 천식 예방을 위해서는 외부 요인도 주의해야 합니다. 개인의 유전적 특징에 따라 후추, 땅콩, 메밀, 밀가루, 복숭아, 살구, 게나 바다가재와 같은 갑각류 등에 알레르기 반응을 보인다면 식사 중에 특정 음식이 섞이지 않도록 조심해야 합니다. 미세먼지와 황사 등도 천식 발작을 유발할 수 있기 때문에 밖에 나갈 때에는 반드시 마스크를 하고 집에 들어오면 양치질과 손 씻기를 생활화해야 합니다.

진드기는 주로 침구류에 많이 기생하므로 특히 면역이 약한 어린이와 노인의 경우 일주일에 한 번 이불을 뜨거운 물로 빨아서 햇볕에 말려 사용하는 것이 좋습니다. 집에서 먼지가 날리지 않도록 바닥의 카펫이나 유리창의 커튼 등은 되도록 마루나 블라인드와 같은 것으로 대체하는 것이 좋고, 카펫을 교체하기 힘들다면 강력한 힘을 내는 청소기를 자주 사용하여 언제나 깨끗하게 청결을 유지할 수 있도록 해야 합니다.

이렇게 주의를 기울였는데도 천식 발작이 일어났다면 응급약을 빠른 시간 내에 복용해야 합니다. 만약 응급약이 없다면 호흡 곤란으로 생명이 위독할 수 있기 때문에 최대한 빠른 시간 안에 병원 응급실로 가는 것이 중요합니다. 하지만 천식 발작이 매일 일어나는 것은 아니기 때문에 평소에 천식을 예방하기 위해 생활 속에서 주의하며 스스로 할 수 있는 방법을 알아두면 좋을 것입니다.

뜸 요법

우리 심장 주변의 심부 체온이 1도가 올라가면 면역력은 다섯 배 올라갑니다. 심부 체온을 올릴 수 있는 방법 중에 효과적인 것이 뜸 요법입니다.

뜸쑥을 손으로 말아서 피부에 올려놓고 직접 태우는 직접구는 가장 효과가 좋기는 하지만 기술적인 숙련도가 필요하기 때문에 집에서는 쉽게 하기 어렵습니다. 그 대신 화상의 위험 없이 집에서 누구나 할 수 있는 간접구를 하면 좋습니다.

간접구는 경락에 열 자극을 주어 기혈순환이 잘되게 하고 면역력을 올려주는 기능이 있습니다. 기관지나 폐의 기능을 튼튼하게 하고 면역력을 올려주는 혈자리에 간접구를 하루에 1회, 한 자리에 한 개씩 최소 3개월 이상 붙이면 천식을 예방하는 데 효과가 있습니다. 천식에 효과가 좋은 경혈로는 폐수, 신수, 옥당 등이 있습니다.

패모차

패모는 백합과에 속하는 패모의 뿌리를 말린 것입니다. 담음과 열독을 다스리는 효능이 있어서 가래가 끓고 열이 많아 찬 것을 좋아하는 사람이 평소에 마시면 효과가 좋습니다.

패모 10g을 물 600ml에 넣고 200ml가 되도록 끓여 하루에 3회 나누어 마시면 됩니다.

모과차

모과는 우리가 잘 알고 있는 모과나무의 열매를 말린 것입니다. 따뜻한 성질의 모과는 근육의 긴장을 풀어주고 근육의 경련을 완화시키며, 기관지나 목을 편하게 해주는 효과가 있습니다. 몸이 차고 추위를 많이 타는 사람이 평소에 마시면 효과가 좋습니다.

모과 10g을 물 600ml에 넣고 200ml가 되도록 끓여 하루에 3회 나누어 마시면 됩니다.

도라지 감초차

평소 목이나 인후, 기관지 등에 염증이 잘 생기고 기침, 가래가 많은 경우에 효과가 좋습니다.

도라지와 감초의 비율은 2:1로 합니다. 도라지 10g, 감초 5g

을 물 600ml에 넣고 200ml가 되도록 끓여 하루에 3회 나누어 마시면 됩니다.

손쉬운 간접 뜸 요법과 건강 약차로 올겨울 천식 걱정을 덜어보시기 바랍니다.

편두통

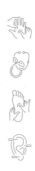

몇 년 전 일입니다. 전라남도에서 부부가 찾아왔는데 부인에게 화병이 있어서 치료하고 싶다고 했습니다. 진찰을 해보니 부인의 병인은 칠정이었습니다. 칠정이 생긴 이유는 알고 보니 남편의 편두통 때문이었습니다. 남편이 편두통 때문에 지난 10년간 식사를 하고 나면 마치 과자 먹듯이 진통제를 몇 알씩 먹어왔다고 합니다. 얼마나 머리가 아프면 저럴까 싶다가도 너무 오랜 세월 진통제를 먹는 것을 보니 걱정을 넘어 이제는 화가 난다고 했습니다.

부인의 화병을 치료하기 위해서는 남편의 편두통을 치료하는 것이 우선이라고 설명하고 남편을 먼저 치료했습니다. 결국 남편의 편두통은 치료가 잘돼서 진통제를 먹지 않고 생활하게 되었고 부인의 화병 치료도 수월하게 할 수 있었습니다. 치료를 마치고 현재까지 오랜 세월이 지났는데 가끔씩 주변의 두통 환자를 소개시켜주시면서도 통증이 재발됐다는 말씀은 하지 않으십니다.

통증 중에 가장 고약한 것이 편두통입니다. 편두통이 있으면 일단 인상 자체가 밝지 못합니다. 항상 우울한 얼굴을 하고 있으며 짜증이 나 있는 표정입니다. 골치가 아프니 말을 걸어도 대답이 곱게 나오지 않습니다. 아픈 곳이 머리이다 보니 걱정도 되고, 특히 편두통 발작이 올 경우 심장이 박동할 때마다 욱신거리는 통증이 소스라치게 놀랄 정도여서 옆에 있는 사람들도 불안할 때가 많습니다. 어떤 경우는 눈이 빠질 것같이 아프고 뒷목이 뻣뻣하기도 하고, 어지럽거나 구역질을 하다 심하면 구토를 하기도 하니 뇌졸중과도 비슷해서 마음의 불안감이 클 수밖에 없습니다. 그런 모습을 10년 이상 옆에서 봐온 부인이라면 진통제를 먹는 모습이 아니더라도 화병이 나지 않을 수가 없었을 것입니다.

편두통을 현대적 관점에서 볼 때 뇌신경 및 뇌혈관의 이상이라고 할 수 있습니다. 편두통의 발생 시기를 보면 학업 성적이나 교우 관계로 스트레스를 받기 시작하는 10~20대에 시작해서 갱년기가 다가오는 40~50대에 가장 많이 발생합니다. 결국 거의 모든 나이대에서 발생한다고 볼 수 있습니다. 우리나라 성인의 17% 이상이 편두통을 앓고 있으며, 중년 여성 30% 이상이 편두통을 앓고 있다는 통계가 있는 것을 보면 주변에서 매우 흔하게 볼 수 있는 질환인 것입니다.

편두통의 원인을 한의학에서는 담痰, 열熱, 풍風, 혈허血虛 이렇게 네 가지로 설명합니다. 《동의보감》에서는 풍이나 혈허로 인해 발생하는 편두통은 좌측으로 오기 쉽고, 담이나 열로 인해 오는 편두통은 우측으로 오기 쉽다고 설명합니다. 그 규칙이 딱 맞지는 않지만 편두통이 있을 때 이 네 가지 중 무엇이 있는지를 살펴 치료를 하는 것이 매우 중요합니다. 결국 편두통의 최종적인 원인은 뇌혈관 및 뇌신경의 기능 이상이지만 이러한 기능 이상이 생기는 보다 근원적인 이유를 한방에서는 담, 열, 풍, 혈허로 본다는 것이고 담, 열, 풍, 혈허가 해결돼야 정상적인 뇌혈류순환이 되면서 편두통이 치료된다는 것입니다.

그러면 한방에서는 편두통을 어떻게 치료할까요? 먼저 말씀드린 편두통이 발생하는 네 가지 원인을 해결하는 방법으로 치료합니다. 담이 있으면 어지럽거나 심장이 두근거리고 숨이 찹니다. 가끔 속이 미식거리기도 하는데 이때는 담을 다스리는 한약으로 치료를 합니다. 열이 있으면 더위를 많이 타고 갈증이 있어 시원한 물을 마시는 것을 좋아합니다. 이때는 열을 풀어주는 한약으로 치료를 합니다.

풍이 있으면 두통이 좌우로 왔다 갔다 하며 아픈 자리가 돌아다니기도 하고, 바람을 맞으면 오싹하고 추워지기도 하는데 이때는 풍을 밖으로 몰아내는 한약으로 치료를 합니다. 혈허가 있으면 두통의 증상이 오전보다는 오후에 더 심하며, 특히 여성들의 경우 생리할 때 두통이 심해진다면 그 원인이 혈허입니다. 이때는 보혈의 기능이 있는 한약으로 치료합니다. 앞에서 소개한 전라남도에서 찾아오신 환자분은 혈허와 담음으로 진단해서 치료했습니다.

한약과 함께 침구 치료와 약침 요법도 두통에 많은 도움이 됩니다. 특히 침 치료는 편두통 발작이 심하게 왔을 때 빠르게 통증을 감소시키는 용도로 사용합니다. 뜸 치료는 백회, 대추, 간수, 혈 등을 응용해서 직접구로 하는데 머리 주변의 원활한 혈류순환을 도와주는 역할을 합니다. 약침 요법은 머리 위로 끓어오르는 담과 열을 다스리는 데 효과적입니다.

이제 편두통이 있을 때 집에서 응급으로 활용할 수 있는 방법을 알려드리겠습니다. 머리가 심하게 아플 때 젓가락 같은 도구로 두 번째 손가락 손톱의 안쪽 아랫부분에 위치한 상양商陽혈을 눌러서 자극을 해주면 통증 완화에 도움이 됩니다. 추위를 많이 타고 몸이 냉한 분이라면 따뜻한 물로 족욕을 하는 것도 혈류순환에 도움을 주면서 편두통을 완화할 수 있는 방법입니다.

평소 집에서 편두통을 예방하기 위해 응용할 수 있는 약차 요법도 있습니다. 가장 대표적인 것이 천궁차입니다. 천궁은 진정, 진통, 강장 등에 효능이 있는데 풍을 막아주고 혈을 보해주고 혈액순환을 도와줍니다. 특히 혈전을 막아주고 중추신경의 진정작용이 있어서 편두통에 많은 도움을 주는 약재입니다. 더불어 고혈압이나 우울증에도 효과가 있습니다.

천궁차는 물 600cc에 천궁 10g을 넣고 끓여 200cc 정도 나오게 해서 하루에 3회 나누어 따뜻하게 마시면 좋습니다. 특유의 향과 맛이 있는데 기호에 따라 꿀을 조금 넣어도 좋습니다.

어지럼증

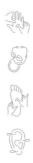

어지러운 증상을 앓아본 분들이라면 누구나 불안한 마음을 가지고 있습니다. 정상적인 생활을 하기 힘들고 어지럼증이 예고 없이 찾아오기 때문입니다.

어지럼증은 주로 다른 증상들이 같이 나타나는 특성이 있습니다. 어지러우면서 심장이 두근거린다거나, 뒷목이 결리다거나, 눈이 빠질 것 같이 아프다거나, 속이 미식거리고 토할 것 같다거나 하는 증상입니다. 어지럼증이 심할 경우 일상생활이 힘들고 그 자체가 중추신경의 심각한 질환과 연결돼 있는 경우도 있기 때문에 증상이 심하다면 치료 전에 정밀한 검사를 해보는 것이 필요합니다. 어지럼증이 있을 때 예상할 수 있는 질병은 다음의 도표와 같습니다.

어지럼증 관련 증상

말초성 질환	중추신경계 질환	심혈관계 질환	정신적 질환

• 메니에르병
• 양성돌발성
  위치성 현훈증
• 전정신경염
	• 뇌졸중, 뇌종양
	• 추골기저동맥 뇌허혈증
	• 편두통
	• 자율신경기능 부전증
	• 간질
		• 심장 또는
		  혈관계 문제
			• 불안증
			• 과호흡증
			• 우울증

만약 어지럼증이 있어서 병원에 갔더니 그 원인이 도표의 질환 중 하나로 진단되고 그것을 치료해서 해결됐다면 문제가 없겠으나 특별한 원인이 발견되지 않거나, 치료를 했는데 잘 낫지 않거나, 치료를 하면 좋아졌다가도 시간이 흐른 후 재발한다면 어떻게 해야 할지 난감할 수 있습니다. 그때는 한의학에서 설명하는 어지럼증의 원인에 관심을 가지고 한의학 이론에 맞게 치료를 하면 효과적으로 해결할 수 있습니다.

중학교 3학년 여학생이 수업 시간에 어지러운 증상을 느끼다가 정신을 잃고 쓰러졌습니다. 친구들이 그 학생을 업고 양호실로 가서 잠시 누워 있게 하자 몇 시간 후 일어났습니다. 그 증상이 그 후로도 몇 번 반복돼서 결국 큰 병원에서 각종 검사를 했는데 간질이나 뇌의 문제는 없는 것으로 나와서 일반적인 치료를 했다고 합니다. 그런데 며칠 후 다시 어지럽다가 쓰러지는 증상이 반복돼서 어머니가 아이를 데리고 내원했습니다. 원인을 기훈으로 진단하고 치료를 했는데 어지럼증이 사라졌고 그 후 몇 년간 재발되지 않았습니다.

한의학에서는 어지럼증의 원인을 '상초上焦가 실實해서'라고 설명합니다. 여기서 상초가 실하다는 것은 담음痰飮과 풍화風火가 실實하다는 것입니다. 담痰이 화火로 인해서 움직이면 어지럼증이 발생합니다. 그러므로 담이 없으면 어지럼증은 생기지 않습니다. 비록 풍風으로 생긴 어지럼증이라고 해도 반드시 담이 있습니다. 이 말이 좀 어려울 수도 있지만 결국 평소 담음이 있는 사람이 외부로부터 화나 풍 등의 영향을 받으면 어지럼증이 발생한다는 것입니다.

어지럼증을 '현훈'이라고 하는데 현훈은 원인에 따라 풍훈, 열훈, 담훈, 기훈, 허훈, 습훈 등 총 여섯 가지가 있습니다.

1 풍훈: 밖에서 바람을 많이 맞은 후 어지럼증이 발생한 것이다. 바람을 싫어하고 저절로 땀이 나는 특징이 있다. 위에서 말한 풍화가 담음을 움직여서 발생한 어지럼증이다.

2 열훈: 여름에, 혹은 더운 곳에 오래 있으면 열이 위로 치밀어 오르고 갈증이 나서 물을 자주 마시고 열이 심해서 어지럼증이 나는 것이다.

3 담훈: 담이 성해서 토하며 머리가 무거워 들지 못하는 것이다. 어지럼증이 있으면서 가슴이 두근거리는 특징이 있다.

4 기훈: 스트레스를 지속적으로 받고 난 후 어지럼증이 생긴 것이다.

5 허훈: 일을 많이 해서 기운이 없거나 피를 많이 흘려서 피가 모자랄 때 발생하는 어지럼증이다.

6 습훈: 비를 맞고 습기에 상하여 발생한 어지럼증이다. 주로 코가 막히고 목소리가 무겁고 탁하면서 어지러운 특징이 있다.

어지럼증이 심할 때 환자들은 당황하는 경우가 많습니다. 긴장해서 몸을 억지로 움직이면 2차 사고에 노출될 가능성이 높아지거나 어지럼증이 더 악화될 수 있기 때문에 증상이 나타나면 가장 편한 자세로 누워 안정을 취하는 것이 좋습니다. 이렇게 다양한 어지럼증의 원인과 어지럼증으로 발생할 수 있는 질병을 보면 치료 방법이 복잡하고 어려운 듯 보이지만 실상 이 모든 것의 근본적인 원인이 바로 병인이기 때문에 병인을 제대로 잘 해결한다면 치료가 가능합니다.

구취증

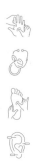

입에서 냄새가 나는 것을 '입 냄새', '구취증'이라고 합니다. 입 냄새는 사람들에게 피해를 준다는 생각 때문에 사회생활을 제대로 하기 어려울 만큼 정신적으로 위축되는 경우가 많습니다. 《동의보감》에 '가까이 할 수 없을 정도로 입에서 냄새가 많이 난다'는 표현이 있는 만큼 구취증은 증상을 아는 즉시 치료해야 합니다. 입 냄새는 사회생활만 문제되는 것이 아니라 건강의 적신호이기도 합니다. 그대로 방치한다면 질병으로 발전할 수 있기 때문에 심각하다고 할 수 있습니다.

　입 냄새는 입안의 원인으로 발생하는 것과 몸속의 원인으로 발생하는 것으로 나눌 수 있습니다. 이것을 구분하는 방법은 간단합니다. 입속의 원인은 이를 잘 닦거나 가글을 하면 짧은 시간이나마 구취가 사라집니다. 한편 몸속의 원인은 아무리 입속을 깨끗하게 유지해도 지속적으로 냄새가 올라옵니다. 원인이 입안에 있는 것이 아니기 때문에 양치를 열심히 해도 입 냄새가 사라지지 않습니다.

입속의 원인은 잇몸에 염증이 있거나 치아에 문제가 있거나 구내염 등이 있을 때 발생하는 것이므로 평소 치아 관리, 잇몸 관리를 철저히 하고 염증이 발생하지 않도록 면역 기능을 올려주는 치료를 하면 해결됩니다. 문제는 몸속의 원인입니다. 입 냄새가 비린내로 나오기도 하고 하수구 냄새로 나오기도 하는데 특징적인 것은 음식물 썩은 냄새라는 것입니다. 몸에서 음식이 소화, 흡수, 배설되는 과정이 원활하지 못하고 음식물이 이상 발효 하면 썩은 냄새가 입으로 올라옵니다.

한의학에서는 이런 입 냄새의 원인을 '위열胃熱'로 봅니다. 구취의 원인이 되는 위열은 식적, 칠정, 음허, 담음 등의 병인으로 발생합니다. 즉, 병인을 해결해야 위열이 치료되고 그로 인해 발생하는 입 냄새가 사라진다는 것입니다.

식적으로 인한 위열

육식을 좋아하거나 기름진 음식을 많이 먹으면 식적의 병인이 발생하는데, 식적으로 위열이 발생하고 구취증으로 발전합니다. 육식과 기름진 음식을 줄이고 과식, 폭식을 피하고 식적을 다스리면 구취증은 해결할 수 있습니다.

칠정으로 인한 위열

감당할 수 없을 정도로 스트레스를 많이 받으면 입에서 비린내가 올라옵니다. 칠정을 다스리는 치료를 하면 위열이 사라지면서 입 냄새가 치료됩니다. 입 냄새의 원인이 스트레스이므로 평소 스트레스 관리를 잘해야 하는 것은 물론입니다.

음허로 인한 위열

몸 안에 진액이 부족하면 상부로 열이 끓어오르는데 이 과정에서 위열이 발생할 수 있습니다. 성생활을 지나치게 자주 하거나 입 냄새가 낮보다 저녁에 유난히 심하다면 음허로 인한 구취증이라고 할 수 있습니다.

담음으로 인한 위열

담음이 배출되지 못하고 몸 안에 정체되면 열이 가슴으로 몰리면서 입에서 심하게 냄새가 나는데, 이때는 담음을 해결해야 입 냄새가 사라집니다. 입 냄새가 있을 때 집에서 할 수 있는 효과적인 방법 한 가지는 바로 '백지차'를 마시는 것입니다. 한약재인 '백지'는 주로 감기 치료에 쓰이는 약재인데 입 냄새가 심할 때 효과가 좋습니다. 백지 8g을 물 500cc에 넣고 끓여 300cc가 나오게 해서 하루에 2~3회 나누어 마시면 효과가 좋으므로 꼭 한번 해보시기 바랍니다.

CHAPTER 6

어린이와 병인

병인으로 해결하는
우리 아이 성장

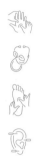

또래보다 키가 작은 아이를 둔 부모님들은 우리 아이의 키를 조금이라도 키우기 위한 정보를 수집하느라 바쁘십니다. 아이들 뼈 성장에 가장 중요한 것이 칼슘인 건 사실이지만 많이 먹는다고 해서 모두 우리 몸에 흡수되는 것은 아닙니다. 칼슘이 우리 몸에 흡수되고 저장돼서 뼈 성장으로 이어지는 데 반드시 필요한 성분이 비타민 D입니다. 비타민 D가 촉매역할을 해야만 우리 몸에서 칼슘을 원활하게 활용할 수 있는 것입니다.

하루에 필요한 비타민 D는 밖에 나가 20분 정도만 햇볕 아래 놀다 보면 충분히 흡수할 수 있습니다. 그런데 겨울철에는 일조량이 줄고 날씨도 춥다 보니 아이들의 활동량이 줄면서 칼슘 대사량이 줄어 뼈 성장이 느려지게 됩니다. 자연을 보더라도 겨울이라는 계절은 봄을 준비하며 움츠리고 있는 시기입니다. 그러다가 봄이 되면 싹이 트고 여름이 되면 축적했던 에너지로 활발하게 자라게 됩니다. 사람도 자연의 일부이기 때문에 그런 자연의 법칙을 생각한다면 겨울은 키 성장에 있어서 가장 어려운 계절입니다.

추위로 기혈의 흐름이 원활하지 못하고 아이들이 집에서 지내는 시간이 많아져 운동량이 부쩍 떨어지며, 운동 대신 스마트폰이나 TV 시청 시간이 많아지면서 뇌에 스트레스를 주고 숙면을 방해하기도 합니다. 통계적으로 아이들은 봄, 여름에는 키 성장이 두드러지고 가을, 겨울에는 체중 증가가 두드러집니다. 겨울에 추위 때문에 활동량이 줄면 상대적으로 먹는 양은 많아지기 때문입니다. 겨우내 불어난 아이의 체중이 나중에 다 키로 갈 것이라 생각하는 부모님들이 많은데, 체중 증가로 인한 살이 키로 가는 것은 만 3~5세까지며 5세가 넘으면 체중 증가가 키 성장으로 가지 않고 체중 증가로 이어집니다. 오히려 비만이나 성조숙증의 원인이 되기 쉽다는 것입니다.

그리고 보니 겨울은 아이들 키를 키우기 위한 좋은 기회라기보다는 오히려 건강이 나빠지기 쉬운 키 성장의 블랙홀이라고 할 수도 있겠습니다. 하지만 위기는 곧 기회라는 말이 있습니다. 이럴 때 올바른 방법으로 아이의 생활 관리와 성장 관리를 해준다면 불리한 부분은 피하고 유리한 부분들을 극대화시켜서 오히려 키 성장의 전환기를 맞이할 수도 있을 것입니다.

아이들마다 성장이 잘 안 되는 이유는 겨울철 요인 말고도 여러 가지로 다양합니다. 키가 안 커서 급한 마음에 아이의 몸 상태는 고려하지 않고 성장에 좋다는 약재나 성장에 좋다는 광고를 보고 이것저것 사서 먹이는 것은 뿌리에 문제가 있는데 가지만 바라보는 것과 다름없습니다. 잘 먹지도 않는데 활동량은 많은 아이, 많이 먹는데 그것이 살로만 가는 아이, 편식하는 아이, 식욕이 부진한 아이 등등 성장이 안 되는 이유는 많이 있습니다. 성장이 잘되지 않는 이런 원인들을 한방에서는 병인이라고 합니다.

아이들의 키 성장 4단계

아이를 키우다 보면 키가 잘 자라고 있는지 궁금해질 때가 있습니다. 특히 또래보다 키가 작은 경우라면 더욱 궁금해질 수밖에 없습니다. 아이들의 키 성장기는 일반 성장기, 급속 성장기, 감속 성장기, 무성장판기 등 보통 4단계로 나누고 있으며 이 시기에 어떻게 관리하느냐에 따라 성장의 결과는 다르게 나타날 수 있습니다.

1단계 일반 성장기(여자: 초등학교 3학년 / 남자: 초등학교 5학년까지)

보통 2차 성징이 나타나는 시기인 사춘기 전을 의미합니다. 여자아이는 초등학교 3~4학년 미만, 남자아이는 초등학교 4~5학년 미만의 아이가 이 시기에 해당됩니다. 이때는 매년 평균적으로 6cm 이상 자라는 것이 좋습니다.

2단계 급속 성장기(여자: 초등학교 5학년 / 남자: 중학교 1학년까지)

2차 성징이 나타나기 시작하여 급격하게 자라는 약 2년 동안을 급속 성장기라 합니다. 여자는 가슴이 부풀고 몽우리가 잡히는 시기이며, 남자는 고환이 커지면서 음모가 나기 시작하고 변성기가 나타나게 됩니다. 여아는 초등학교 3~4학년으로 1년에 7~8cm, 그리고 남아는 5~6학년으로 8~9cm가량 크는 것이 바람직합니다.

3단계 감속 성장기(여자: 중학교 1학년 / 남자: 중학교 3학년까지)

성장 속도가 줄어드는 감속 성장기란 2차 성징이 완성되는 시기로 1~2년 정도 성장이 더뎌지게 됩니다. 여자는 초경을 기점으로 구별되며, 남자는 음모가 나고 목소리가 저음으로 변하고 겨드랑이 체모로 그 변화를 확연히 알게 됩니다.

4단계 무성장판기(여자: 중학교 2학년 / 남자: 고등학교 1학년까지)

성장기가 끝나버리지는 않았지만 자연적인 키 성장이 어려워진 시기입니다. 감속 성장기 이후 성장판이 닫히게 돼 1년에 1~2cm 정도 자라거나 거의 성장이 멈추게 됩니다.

키는 전반적으로 뼈 상태에 따라 크게 좌우되는데 성장판이 열려 있는 시기에 관리를 잘한다면 성장 속도가 일반적인 성장보다 빠르고 크게 나타납니다. 일반적으로 성장판이 닫히는 시기는 성별과 나이별로 기준이 있으나 개인마다 환경적인 상황에 따라 그 시기가 다르게 나타납니다. 성장판의 상태와 더불어 성장을 방해하는 요소인 특정한 병인을 가지고 있는지, 영양 상태는 어떤지 등등 개인의 상태를 정확히 파악하는 것이 중요합니다.

아이의 키 성장을 위해 반드시 지켜야 할 것

지금부터 키 성장을 위해서 반드시 지켜야 할 습관에 대해 설명하도록 하겠습니다. 키 크는 습관과 시력이 좋아지는 습관은 동일하기 때문에 어린이 시력에 관심이 많은 부모님들도 주의 깊게 읽어보시기 바랍니다.

규칙적인 생활을 해야 한다

규칙적인 생활에서 가장 중요한 것은 잠자는 시간과 먹는 시간입니다. 성장호르몬은 잠이 들고 1~2시간 후부터, 그리고 밤 10시에서 새벽 2시까지 가장 왕성하게 분비됩니다. 따라서 어린아이들은 늦은 시간까지 공부를 하거나 컴퓨터를 보는 습관을 피하고 되도록 일찍 잠을 자는 것이 좋습니다. 늦은 시간까지 깨어 있다면 성장뿐만 아니라 시력에도 나쁜 영향을 미치기 때문에 성장기 어린이들은 잠자는 시간을 반드시 지켜야 하는 것입니다. 초등학생 이하는 잠드는 시간이 아무리 늦어도 밤 10시를 넘기지 않도록 하는 것이 좋습니다. 가능하다면 밤 9시 정도에 잠을 재우기 시작하는 것이 가장 효과적이며, 9시간 이상의 충분한 수면을 취하는 것이 좋습니다.

먹는 시간도 항상 일정해야 합니다. 먹는 시간에는 먹는 시각과 시간, 이렇게 두 가지가 있습니다. '항상 일정한 시각에 충분한 시간'을 두고 먹어야 하는 것입니다. 먹는 시각이 불규칙하면 몸 안의 시계가 고장 납니다. 그러면 당연히 호르몬 분비에도 나쁜 영향을 미칩니다. 먹는 시간이 너무 짧으면 밥을 당연히 급하게 먹게 됩니다. 밥을 급하게 먹으면 많이 먹게 되고 먹은 음식이 키보다는 살로 갈 확률이 높아집니다.

매일 꾸준히 운동을 해야 한다

잠자는 것 다음으로 성장에 중요한 것이 바로 꾸준한 운동입니다. 성장 호르몬은 우리 아이들이 신나게 운동하는 시간에 많이 분비되기 때문입니다. 여기서 주의해야 할 것이 키 크는 데 유리한 운동을 해야 한다는 것입니다. 키 크는 데 유리한 운동은 줄넘기, 농구, 배구와 같이 온몸의 관절에 적절하게 하중을 주는 전신운동이 좋습니다. 그중에서 제가 추천하는 성장에 가장 효과적인 운동은 줄넘기입니다. 줄넘기는 하루 30분, 일주일에 3~4회 이상 꾸준히 하는 것이 좋습니다. 이런 운동은 성장에도 좋지만 건강한 눈 근육을 만드는 데 도움이 되기 때문에 시력에도 많은 도움을 줍니다.

저는 성장기 어린이들에게 잠자기 전 5분간 줄넘기를 반드시 하라고 강조합니다. 성장기에 이것만 열심히 해도 잃어버린 키 5cm는 찾을 수 있습니다. 100% 보장합니다. 반드시 실천할 수 있게 부모님들이 지도해주세요.

먹어야 할 음식과 먹어서는 안 될 음식

기름진 음식을 좋아하는 어린이인데 운동량이 부족하면 살이 찝니다. 살이 찌면 몸에 지방이 쌓이면서 성장호르몬의 합성 능력이 떨어집니다. 성장호르몬 분비가 떨어지면 지방을 분해하는 역할이 줄어드는데 이런 악순환이 반복되면 결국 키는 잘 자라지 않습니다. 따라서 콜라, 햄버거, 튀김, 초콜릿, 스낵 등 지방과 열량이 많은 간식은 반드시 피해야 할 음식입니다.

그럼 무엇을 먹여야 할까요? 건강한 음식 섭취는 아이의 성장과 면역에 기여하기 때문에 모든 영양소를 균형 있게 섭취하는 것이 좋습니다. 그중에서도 단백질과 칼슘이 성장에 중요한 역할을 하는데, 체지방은 줄이고 성장 발육에 좋은 식품을 먹이는 것이 중요합니다. 특히 칼슘은 뼈 성장에 가장 중요한 성분이기 때문에 어린이들의 칼슘 섭취는 정말 중요하다고 할 수 있습니다. 그 외 부모님들이 반드시 챙겨서 먹여야 할 음식은 단백질과 칼슘, 요오드, 철, 비타민 B군이 풍부한 두부, 치즈, 생선, 다시마, 버섯, 시금치, 당근, 사과 등입니다.

키 성장을 방해하는 나쁜 생활 습관

키 성장을 방해하는 두 가지 나쁜 생활 습관 중 첫 번째는 '음식을 급하게 먹는 것'입니다. 요즘 우리 아이가 혹시 성조숙증이 아닌지 걱정하는 부모님들이 많아졌습니다. 그도 그럴 것이 예전에는 초등학교 6학년은 지나야 초경을 했었는데 요즘은 4학년쯤 하는 경우도 있어서 걱정하시는 것도 무리는 아니라고 생각합니다. 그런데 성조숙증을 왜 그렇게 걱정할까요? 이것이 우리 아이의 키를 결정하는 가장 중요한 요인이기 때문입니다.

성조숙증이란 성호르몬이 너무 빠른 시기에 분비돼서 2차 성징이 빨리 나타나는 것을 말하는데 이런 경우 성장판이 정상보다 일찍 닫히게 되어 성장 기간이 짧아지기 때문에 문제가 심각해지는 것입니다. 제가 앞서 여자아이의 초경을 예로 들었지만 남자아이들의 성조숙증도 의외로 많기 때문에 이것은 모든 어린이들에게 해당되는 것입니다. 이런 무시무시한 성조숙증의 가장 큰 원인이 무엇일까요? 성조숙증의 주원인은 바로 비만입니다. 그런데 비만이 되는 식습관 중 가장 심각하고 중요한 것이 바로 음식을 빨리 먹는 것이기 때문에 나쁜 생활 습관 첫 번째가 음식을 급하게 먹는 것이라고 말씀드리는 것입니다.

음식을 급하게 먹는 습관 → 비만 → 성조숙증 → 성장판 조기 폐쇄 → 성장 부진

특히 어른에 비해 아이의 위는 둔감하고 반응이 느리기 때문에 위가 음식물로 가득 찼음에도 불구하고 빨리 먹으면 포만감을 느끼지 못해 과식을 하게 되어 비만으로 이어지기가 매우 쉽습니다. 밥 먹는 것도 습관이므로 어릴 때부터 올바른 식습관을 형성해주는 것이 중요하며, 아이가 빨리 먹는 경향이 있다면 씹는 횟수를 정해주는 식으로 식사 습관을 교정해주는 것이 좋습니다.

두 번째 나쁜 생활 습관은 '밤에 잠을 자지 않는 것'입니다. 잠자는 시간은 뇌가 쉴 수 있는 유일한 때입니다. 잠은 두뇌에는 가장 훌륭한 보약이 되고 기억을 차곡차곡 저장하는 기회가 됩니다. 따라서 학습 시간이 절대적으로 부족한 수험생이라 하더라도 최대한 일찍 잠자리에 들어야 하고 숙면을 취할 수 있도록 해주어야 합니다. 깊은 잠은 성장과도 큰 관련이 있습니다. 성장호르몬은 깊은 수면 상태에서 가장 많이 분비되기 때문에 기분 좋은 상태에서 편하게 잠들도록 해야 합니다.

충분하지 못한 수면 시간은 성장을 방해할 뿐 아니라 피로가 누적되어 신체 면역력을 떨어뜨리고 질병이 쉽게 발생하는 나쁜 결과를 초래하게 됩니다. 현재 급속한 성장기에 있는 초등학생의 부모님들은 우리 아이가 일찍 잠이 든 것을 반드시 확인하고 주무시도록 해야 합니다.

밤에 일찍 자는 습관이 형성돼 있지 않은 아이들의 경우 불을 끄고 누워 이불 속에서 스마트폰을 본다거나 책을 보는 경우가 있는데 그러다 보면 성장과 시력 모두 피해를 보기 때문에 반드시 철저한 관리가 필요합니다.

병인별 키 크는 노하우

이제부터 초특급 성장 비법, 시력이 좋아지고 키가 크는 병인별 성장법에 대해서 말씀드리겠습니다. 잘못된 생활 습관은 질병을 유발하거나 면역 저하, 성장 장애, 비만 등의 문제를 만들기 때문에 현재 아이의 생활 습관을 돌아보면 질병이 발생한 이유와 치료법도 쉽게 알 수 있습니다.

《동의보감》을 보면 병인으로 진단하고 치료한 내용이 가장 많이 포함되어 있는데, 이것은 실제 임상에서도 습관이나 환경이 질병에 미치는 영향이 크다는 것을 의미합니다. 병인을 한마디로 말하면 '개인의 잘못된 생활 습관이나 환경에서 비롯된 병의 원인'입니다. 먹는 습관을 예로 들어보겠습니다.

밥을 많이 먹는 습관이 있는 아이와 전혀 반대인 아이가 있는데 두 아이에게 건강에 문제가 생긴다면 병이 만들어진 원인은 다릅니다. 밥을 잘 먹는데도 마른 아이가 있고, 잘 먹으면서 살도 찌는 아이가 있고, 안 먹는데 살이 찌는 아이가 있다면 이들 역시 병의 원인은 각각 다릅니다. 제가 먹는 예로 설명을 드렸는데 성장도 그와 마찬가지입니다. 성장도 아이가 가지고 있는 습관과 환경의 특성에 맞게 치료해야 합니다. 성장이 부진한 아이를 잘 키우려면 어떤 병인을 가지고 있는지 살펴 그에 맞게 치료해야 하는데 이것이 '병인별 맞춤 성장 치료법'입니다.

시중에 제품화돼 있는 성장약이나 식품 등은 병인에 따라 아이들의 문제를 해결해주는 것이 아니기 때문에 성장에 한계가 있습니다. 성장을 위해서 이것저것 먹였는데 효과가 없었다면 반드시 병인을 해결하는 치료를 해야 합니다. 병인이 해결되면 성장을 방해하는 요소가 제거되고 우리 아이를 쑥쑥 잘 크게 도와줍니다.

성장을 위해서는 칼슘, 칼륨, 마그네슘, 인과 같은 미네랄과 비타민 B, D 등이 풍부하게 들어간 음식을 잘 섭취해야 하고, 운동과 충분한 수면 등이 필수라는 것은 많은 부모님들이 잘 알고 계십니다. 거기에다가 성장이 잘되는 한약이나 건강식품 등을 꾸준히 먹인다면 키가 당연히 커야 합니다. 그런데 아무리 노력을 해도 성장이 더딘 아이들이 있습니다. 그러다 보면 아무 죄도 없는 조상님 탓을 하고, 키가 작은 부모님 중에서는 아이의 키가 안 크는 것이 마치 자기 탓인 양 아이에게 미안한 마음까지 갖고 계신 분도 있습니다.

어떤 아이는 홍삼을 먹고 키가 크고 감기도 걸리지 않고 잘 자라는데 우리 아이는 홍삼을 아무리 먹여도 키가 크지 않고 몸도 허약하다면 그것은 조상 탓이라기보다 홍삼이 그 아이의 병인에 맞지 않기 때문입니다. 아이의 병인을 해결해주지 않으면 어떤 방법을 시도해도 뿌리가 약한 화초에 비료를 주는 것과 같이 사상누각이 될 수밖에 없습니다. 잘 성장하려면 두 가지 필수 요건이 있습니다.

먼저 성장에 도움을 주는 무언가를 해야 합니다. 그다음 성장에 방해가 되는 무언가를 반드시 제거해야 합니다. 성장에 도움을 주는 것은 이미 앞에서 설명을 드렸습니다. 그다음 성장에 방해되는 요소를 제거해야 하는데 그것이 바로 병인입니다. 병인은 그 아이의 습관과 환경에 의해 만들어집니다.

첫 번째, 노권

노권이란 피곤하고 기운이 없다는 뜻입니다. 우리가 기운이 없을 때 "노권하다"라고 하는데 그 말과 같은 뜻입니다. 노권은 평소 체력에 비해 일을 많이 하거나 식사를 제때 챙겨 먹지 않을 때 발생합니다. 아이들 중에서 신나게 잘 놀다가 집에 들어오면 유난히 피곤을 느끼는 경우가 있습니다. 요즘에는 학교를 마치면 학원이다 운동이다, 기본적으로 체력 소모를 많이 하는 경우도 있습니다.

이런 아이들을 보면 낮에 식은땀을 흘리는 경우도 있고, 식은땀을 흘리다가 땀이 식으면 몸이 차가워지면서 감기나 비염도 자주 옵니다. 노권을 다른 이름으로 '기허'라고 하는데 기허의 특징 중 하나가 입맛이 별로 없는 것입니다. 우리 아이가 밥을 한 끼라도 아주 맛있게 먹은 적이 없다는 생각이 든다면 노권일 가능성이 매우 높습니다. 노권이 있는 아이들은 밥을 잘 먹지 않지만 밥때를 놓치면 다른 아이들보다 더 허기져 하고 무엇이라도 빨리 먹어야 기운을 차리는 특징이 있습니다. 이런 아이들은 반드시 노권을 해결해주어야 합니다.

노권에서 벗어나기 위해서는 가장 먼저 공부하거나 노는 시간을 조금 줄여서 체력을 비축하고, 입맛이 별로 없더라도 항상 일정한 시간에 식사를 하고 잠자는 시간도 항상 일정하게 해야 합니다. 거꾸로 말씀드리면 공부하거나 노는 시간이 지나치게 많고 식사를 제때 하지 않으며 잠자는 시간이 불규칙한 습관 등이 노권을 만드는 것입니다.

두 번째, 식적

식욕이 왕성해서 음식을 급하게 많이 먹는 아이들이 있습니다. 먹는 모습을 보면 무럭무럭 잘 클 것 같은데 키는 크지 않고 배만 나오거나 살이 찌거나, 심지어 성조숙증까지 나타나는 경우가 있는데 한방에서는 그 원인을 '식적'이라고 합니다. 식적이라는 것은 먹은 음식이 쌓여 있다는 뜻입니다. 우리가 건강을 유지하려면 음식이 몸 안에 들어왔을 때 소화되고 흡수되고 배설되는 과정이 원활해야 합니다. 그런데 여기에 문제가 발생하면 몸 안에 나쁜 기운이 쌓이게 됩니다.

예를 들어 우리 몸에 복잡한 구조의 톱니바퀴가 있다면 이것이 정밀하게 맞물려 잘 돌아야 문제가 발생하지 않습니다. 만약 어느 한 부분의 톱니가 무엇인가에 걸려서 막히면 전체 톱니바퀴에 영향을 미치게 됩니다. 원활한 신진대사의 기능이 막히면 우리 몸 전체에 영향을 미쳐서 면역 기능이 떨어지고 호르몬 분비에 영향을 미치는 것과 같은 이치인데, 식적이 바로 톱니바퀴를 걸리게 하는 원인이 되는 것입니다.

식적이라는 병인이 만들어지는 가장 큰 이유는 음식을 너무 많이 먹는 것입니다. 음식을 너무 많이 먹으면 우리 몸이 처리할 수 있는 적당량을 넘어서기 때문에 잘 돌아가던 톱니바퀴가 멈추게 되고 몸 안에서는 여러 가지 부작용이 발생하게 됩니다. 특히 어린이들이 식적을 가지고 있으면 가장 먼저 발생하는 증상이 비만과 성장 부진, 성조숙이기 때문에 어린이들의 식적은 반드시 해결해주어야 합니다.

음식을 너무 많이 먹는 것은 식탐이 많아서 그런 것이지만 실제로 음식을 급하게 빨리 먹는 습관 때문에 그렇습니다. 무엇보다 음식을 천천히 꼭꼭 씹어 먹는 습관을 가져야만 식적을 해결할 수 있습니다. 음식을 많이 먹는데도 키는 안 크고 살이 찌거나 배만 나온다면 반드시 먹는 습관을 바로잡아주어야 합니다.

음식을 급하게 많이 먹는다고 해서 모두 식적이 발생하는 것은 아닙니다. 선천적으로 소화 기능이 좋은 아이라면 많이 먹어도 큰 문제가 생기지 않습니다. 오히려 그런 아이들은 아무리 많이 먹어도 살이 안 찌는 경우도 있습니다. 음식을 급하게 많이 먹는데 배가 나오고 키가 안 크고 면역 계통에 이상이 생겨 아토피 피부염이나 비염, 중이염 등이 발생하고 호르몬 분비에 이상이 생겨 성조숙 징후가 보인다면 식적이 있는 것이니 이것을 반드시 바로잡아야 한다는 것입니다.

반대로 음식을 많이 먹지 않는 어린이라도 식적이 있는 경우가 있습니다. 먹는 양은 상대적인 것이라서 그 아이가 하루 동안 처리할 수 있는 용량이 작다면 음식을 적게 먹더라도 식적이 발생할 수 있습니다. 식적이 발생하면 위에서 말씀드린 증상 이외에 활동을 많이 하지 않는데도 유난히 피곤해한다거나 성장통같이 관절이 여기저기 아프거나 밥 먹고 눕기를 좋아한다거나 하는 증상들이 나타날 수 있으므로 부모님들은 아이들의 먹는 습관과 생활 습관 그리고 증상들을 잘 관찰할 필요가 있습니다.

우리 아이에게 식적이 있다면 무엇보다 먼저 천천히 먹는 습관을 갖도록 교육시켜야 하고, 경우에 따라서는 식적을 해결하는 전문적인 치료를 해야 합니다. 식적이 있는 어린이들은 성장 부진, 비만 이외에 시력 저하도 같이 오는 경우가 많습니다. 시력 개선을 위해 식적을 치료하던 어린이가 성장도 함께 잘된 사례는 매우 많습니다. 시력 저하와 성장 부진의 근본적인 원인이 같은 식적이라면 함께 좋아지는 것은 당연한 결과입니다.

세 번째, 담음

아이들 중에 잠시만 서 있어도 어지럽다고 하는 경우가 있습니다. 또 간혹 가만히 서 있다가 주저앉거나 쓰러지는 아이도 있습니다. 요즘은 학교에서 조회를 한다고 운동장에 아이들을 세워놓고 교장선생님이 오랜 시간 훈화하는 모습은 거의 볼 수 없는데 부모님들은 그런 기억이 모두 있을 겁니다. 그때 오래 서 있지 못하고 픽픽 쓰러지는 아이들이 가끔 있었습니다. 그러면 양호실에 가서 누워 있다가 좀 나아지면 교실로 가곤 했는데, 이런 증상이 반복되거나 심한 경우 병원에 실려 가서 정밀검사를 하는 아이들도 있었습니다.

어지러우면 가장 먼저 의심하는 것이 빈혈이기 때문에 혈액검사를 하는데 혈액검사에서 무슨 특별한 문제가 발견되지 않으니 더욱 난감하기도 했을 겁니다. 저혈압도 아니고 빈혈도 아니고, 이석증이나 그 외 특별한 병이 있는 것도 아닌데 왜 그런 일이 발생할까요? 그 원인은 바로 몸 안에 담음이 있기 때문입니다. 담음은 아이들의 성장을 방해하는 다섯 가지 병인 중 하나입니다.

담음은 몸 안에 있는 노폐물이 바깥으로 잘 배출되지 못하고 몸 안에 남아서 여러 가지 병리적인 증상을 만들어내는 것입니다. 면역이 약하거나 영양 공급 부실 또는 운동 부족 등의 원인으로 발생하는데, 자라나는 우리 아이들에게 담음이 있으면 정상적인 호르몬 분비에 나쁜 영향을 미치면서 성장 부진, 성조숙, 비만 등으로 이어지기 때문에 아이에게 담음이 있다면 반드시 해결해주어야 합니다.

그러면 우리 아이에게 담음이 있는지 무엇을 보고 알 수 있을까요? 우선 처음에 말씀드린 그 증상, '오래 서 있으면 잘 쓰러지는 것'입니다. 쓰러지지 않더라도 오래 서 있을 때 속이 메스껍거나 힘들면 일단 담음이 있다고 의심할 수 있습니다. 요즘 들어 얼굴이 때가 낀 듯 어두워진 것 같다면 담음이 있는 것이고, 눈 밑에 다크서클이 생겼다면 이것도 담음입니다. 여자아이들이 갑자기 냉과 같은 분비물이 많아지는 것도 담음이며, 갑자기 눈이 침침하다고 한다면 이것도 일단 담음으로 의심할 수 있습니다. 성장의 최대 방해꾼 담음, 반드시 다스려서 아이의 건강한 성장을 도와주어야 합니다.

네 번째, 칠정

매사에 짜증이 많고 화가 잘 풀리지 않는 아이, 생각이 많고 걱정이 많은 아이, 겁이 많아서 혼자 잠을 못 자는 아이. 이런 아이들은 근심과 걱정 그리고 공포 등을 태어날 때부터 가지고 있었을까요, 아니면 자라는 과정에서 만들어진 것일까요? 정답은 타고난 것이 반, 자라면서 만들어진 것이 반입니다. 선천적으로 심약하게 타고났는데 어려서 무엇에 심하게 놀랐다거나, 부모님이 필요 이상으로 엄격하거나, 교우관계나 학업 등에서 스트레스가 심하다면 그런 성향으로 굳어지는 것입니다. 이럴 때 한방에서는 '칠정'이라는 병인이 있다고 설명합니다.

칠정은 현대적 감각으로 설명하자면 '지나친 스트레스에서 오는 신체적 병리 반응'입니다. 칠정은 일곱 가지 감정, 즉 화나는 마음, 기쁜 마음, 생각이 많은 것, 슬픈 마음, 우울한 감정, 두려운 마음, 잘 놀라는 것 등으로 사람이 살면서 나타낼 수 있는 대표적인 감정 표현이 일곱 가지라는 뜻에서 나온 말입니다. 이런 감정들이 적당하게 골고루 나온다면 삶이 여유롭고 윤택해지지만 이 중 어떤 것이라도 필요 이상으로 지나치면 신체적인 건강에 이상이 오는 것입니다. 그런데 문제는 우리 아이가 짜증이 많고 겁이 많고 근심, 걱정이 많은 등의 칠정을 가지고 있다면 성장 발육에도 심각한 문제가 발생한다는 것입니다. 칠정이 우리 몸의 정상적인 신진대사를 방해하는 결정적 요인이 되기 때문입니다.

어른들의 경우 칠정으로 인해 신진대사에 문제가 발생하면 신경성 위염, 과민성 대장염, 심인성 고혈압, 스트레스성 당뇨 등등 현대병이라고 하는 수많은 질병들이 발생할 수 있습니다. 또 아이들의 경우에는 정상적인 영양 공급과 배설 기능에 문제가 발생하면서 성장에 나쁜 영향을 미치게 됩니다. 그리고 칠정은 우리 몸의 정상적인 호르몬 분비에도 나쁜 영향을 미칩니다.

어른들의 경우 칠정이 있으면 갑상선호르몬이나 남성호르몬, 여성호르몬 등의 정상적인 분비에 문제가 발생합니다. 또 아이들의 경우에는 성장호르몬이나 성조숙과 관련된 호르몬의 정상적인 분비에 영향을 미쳐서 성장에 문제가 발생합니다. 우리 아이가 밥은 잘 먹는데 성장이 잘 안 되는 것 같다는 생각이 든다면 우선적으로 칠정의 병인을 가지고 있는지를 확인해야 합니다.

만약 칠정을 가지고 있다면 이것을 반드시 먼저 해결해야 합니다. 그래야 정상적인 성장이 가능합니다. 칠정을 가지고 있는 어린이들은 성장뿐만 아니라 시력도 급속도로 떨어집니다. 칠정으로 인한 시력 저하를 치료하면 덩달아 성장도 잘되는 이유가 바로 여기에 있는 것입니다.

다섯 번째, 음허

밥도 잘 먹고 소화도 잘되고 활동적으로 잘 노는데 키가 안 크는 아이들이 있습니다. 키만 안 크는 것이 아니라 살도 안 오르니 이런 아이를 둔 엄마는 속이 탑니다. 차라리 잘 먹지 않는 아이라면 안 먹어서 안 큰다고 이야기하겠지만 밥도 잘 먹고 운동량도 적지 않은데 왜 키가 안 크고 살도 찌지 않는 걸까요? 그것은 그 아이가 '음허'라는 병인을 가지고 있기 때문입니다.

음허를 가지고 있는 아이들을 보면 대부분 잠잘 때 땀을 많이 흘리거나 더위를 많이 타서 이불을 잘 덮지 못하고, 아무리 추워도 발은 내놓고 자는 경우가 많습니다. 밤새 열을 많이 발산하기 때문에 아침에 피곤해서 잘 일어나지 못하는 경우도 있습니다. 아침에 엄마가 아이를 깨우는 것 때문에 전쟁이라면 그 원인이 음허일 가능성이 매우 높습니다. 스트레스가 많은 칠정이 있어도 아침에 일어나기 힘들어하는데, 칠정의 경우는 학교에 갈 필요가 없는 주말에는 잘 일어나는 특징이 있기 때문에 바로 구분이 가능합니다. 음허가 있는 아이들은 주중이건 주말이건 아침에 일어나는 것 자체를 힘들어합니다.

음허가 있으면 기본적으로 열이 많아서 더위를 많이 타고 갈증이 있어서 시원한 물을 많이 마십니다. 하지만 음허도 허한 것이기 때문에 더위를 타다가도 추울 때에는 유난히 추워하기도 합니다. 음허가 있으면 성장에도 문제가 있지만 여자아이 같은 경우 성조숙증이 발생할 수 있습니다. 비염과 아토피 피부염 그리고 중이염과 편도선염 같은 증상들이 반복된다면 음허로 인해 면역 기능이 약해졌을 가능성이 많습니다. 눈이 침침하고 시력이 갑자기 떨어졌다면 이 역시 음허가 원인일 수 있습니다. 이렇게 음허가 있는 어린이들은 성장 문제와 더불어 다양한 질병이 같이 올 수 있습니다. 음허라는 것은 몸 안에 필요한 진액을 담아둘 능력이 약해서 오는 것입니다. 진액을 담아둘 능력은 약한데 활동성이 강해서 에너지는 상대적으로 많이 쓰기 때문에 아무리 보충을 해주어도 쓰는 양을 따라가지 못해서 발생하게 됩니다.

앞서 설명한 바와 같이 등잔에 기름이 적게 들어 있는데 심지가 유난히 길다면 불을 붙였을 때 심지에서 타는 양이 워낙에 많다 보니 기름을 아무리 보충해주어도 기름의 양은 항상 부족한 상태가 되는데 이것이 바로 음허의 상태와 같다는 것입니다. 이런 경우 등잔에 기름을 대폭 넣어주면서 심지의 길이를 조금 조절해주면 정상으로 돌아올 수 있는데 아이의 음허도 그렇게 치료하는 것입니다.

이 글을 읽고 우리 아이도 음허가 있다고 생각된다면 하루빨리 치료를 해주어야 합니다. 그러면 성장 부진, 비염, 시력 저하, 아토피 피부염 등 음허로 인해 나타날 수 있는 수많은 증상들을 동시에 잡을 수 있습니다.

분리불안증

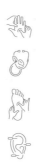

분리불안증의 증상은 말 그대로 애착을 가지고 있는 상대와 떨어지면 불안한 증상이 생기는 것입니다. 대부분의 어린이들은 애착을 가지고 있는 대상이 엄마이기 때문에 엄마와 떨어지면 불안한 마음이 생기는 경우가 가장 많습니다.

보통 영유아의 경우 본능적으로 엄마가 옆에 없으면 불안감을 느끼고 울거나 보채곤 하는데, 그것은 자기 자신을 가장 사랑하고 최후까지 지켜줄 수 있는 사람이 엄마라는 것을 본능적으로 알고 있기 때문에 나오는 자연스러운 현상입니다. 따라서 그것을 불안 장애라고 하지는 않습니다. 하지만 유치원을 들어가고 초등학교에 입학하는 만 6세 이상이 돼도 엄마와 떨어지는 것을 두려워한다면 그때는 분리불안증을 의심할 수 있습니다. 이것이 문제가 되는 이유는 분리불안증을 병인으로 볼 때 칠정이라고 할 수 있는데, 지속적인 스트레스로 발생하는 칠정은 어린이들의 성장 발육이나 시력 증진에 나쁜 영향을 끼치기 때문입니다.

분리불안증의 특징은 엄마와 떨어져 있으면 불안해서 아무것도 할 수 없는 것은 물론이거니와 그 외에 두통, 어지럼증, 구토, 복통, 설사 등의 각종 증상들이 함께 나타날 수 있습니다. 또 이것이 좀 더 심해지면 공황장애나 어린이 우울증으로까지 발전할 수 있기 때문에 증상을 아는 즉시 반드시 적절한 치료를 해야 합니다.

한의학에서는 분리불안증의 원인을 칠정 중에서도 특히 '심기心氣'가 허해서 온다고 설명합니다. 우리가 흔히 심약하다는 표현을 하는데 심약하게 타고난 아이라면 그런 증상이 쉽게 나타날 가능성이 있습니다. 심기가 허한 증상으로는 무서워서 혼자 자는 것을 힘들어하며, 잠을 잘 때 엄마가 옆에 있어야 하고, 불을 끄거나 너무 조용해도 무서워서 잠을 이루지 못합니다. 소화가 안 돼서 체하거나 배앓이를 자주 하는 경우도 있고, 야뇨증이 있거나 무서운 꿈을 자주 꾸거나 아프거나 죽는 것에 대한 극심한 공포가 있습니다.

칠정의 병인은 타고난 것도 있지만 살면서 겪는 스트레스로도 발생합니다. 특히 아이들은 태어나서 몇 년간 무의식적으로 불안한 마음을 가질 수 있는 환경이었거나, 실제로 기억하는 불안한 경험을 한 경우에 특징적으로 분리불안증이 많이 발생합니다. 예를 들어 아이가 어릴 때 부모가 집에서 자주 큰소리로 싸웠다거나 피치 못할 이유로 엄마에게 직접 양육받지 못했거나 하는 등의 경험이 있었다면 그 아이는 무의식과 의식이 함께 작용해서 엄마와 떨어지지 않으려는 본능이 다른 아이에 비해서 더 크게 작동할 수 있는 것입니다. 이런 아이들의 특징은 엄마와 떨어지는 순간 설명할 수 없는 극심한 공포와 불안감에 빠지는 일이 많기 때문에 처음부터 이런 증상을 급하게 치료하려고 하면 부작용이 따르게 됩니다. 급한 마음에 아이를 혼내거나 윽박지르거나 한다면 증상을 더 악화시킬 가능성이 큽니다.

우선적으로 심기를 굳건하게 해주는 한약을 복용하면서 칠정의 병인을 해결하고 침구 치료를 통해 호연지기를 키워주면 치료에 도움이 많이 됩니다. 그와 동시에 아이들로 하여금 엄마에게서 떨어지는 불안한 마음을 조금씩 사라지게 하기 위해 아주 조금씩 떨어져 있는 시간을 늘려가면서 엄마 없이도 혼자 흥미를 느낄 놀이 등을 할 수 있게 해주는 것이 좋습니다. 이것은 집에서 엄마가 혼자 해결하기 힘들기 때문에 심리학을 전공한 심리치료사의 도움을 받는 것도 좋은 방법이라고 할 수 있습니다.

어린이 분리불안증은 심기가 약하게 타고난 아이들이 어릴 때 심리적인 위축을 느꼈을 때 나타나는 것이기 때문에 심기를 굳건하게 해주는 한방 치료와 심리 요법을 동시에 한다면 잘 치료될 수 있습니다.

ADHD

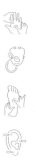

백화점 완구 코너에 가면 장난감을 사주지 않는다고 소리를 지르면서 엄마를 때리거나, 땅바닥에 누워 등을 비비면서 울고불고하는 아이들을 볼 때가 있습니다. 예전 같으면 아이니까 그러려니, 또는 크면 좋아지려니 하고 지나쳤지만 요즘같이 지식의 홍수 속에 살고 있는 시대에는 '저 아이, 혹시 ADHD 아닐까?' 하고 의심을 하기도 합니다.

ADHDAttention Deficit Hyperactivity Hisorder는 '주의력결핍 과잉행동장애'를 말합니다. 말 그대로 주의력이 부족해서 뭔가 한곳에 진득하게 집중을 못 하거나, 자기가 원하는 대로 안 될 때 참지 못하고 그것이 과잉행동으로 나오는 특징이 있습니다.

병아리는 가만히 있지 않고 여기저기 돌아다니면서 삐악거립니다. 그러다가 세월이 지나 닭이 되면 자연스럽게 움직임이 얌전해집니다. 그렇기 때문에 우리 아이가 좀 번잡하고 시끄럽다고 해서 무조건 ADHD라고 걱정하실 필요는 없습니다. 집중이 안 되고 자신의 행동에서 무엇이 잘못됐는지 모르고, 충동성이 강하고 참을성이 약해서 공격적으로 쉽게 변하는 경우에 ADHD를 의심할 수 있는 것입니다.

ADHD의 경우 학습 치료와 언어 치료를 같이 하는 것이 효과적이며, 아이에게 칭찬과 격려를 자주 하는 것이 필요하기 때문에 부모님들이 먼저 아이를 대하는 교육을 받는 것이 매우 중요합니다. ADHD를 가지고 있었다고 알려진 에디슨이 어린 시절 병아리를 만들어보겠다고 달걀을 품고 있는 모습을 보고 부모님이 엉뚱한 녀석이라고 비난했다면 발명왕 에디슨은 절대 만들어지지 않았을 것입니다.

ADHD를 가지고 있는 어린이들은 참을성이 부족하고 어느 것 하나에 집중하기가 어렵고 짜증을 내거나, 불안감이나 공포가 심하기도 하고 다른 사람이 생각하는 것과는 전혀 다른 생각을 할 수 있습니다. 이 때문에 친구들에게 따돌림을 당하거나 놀림을 당할 수 있는 여지가 충분히 있는데 그럴수록 부모님들은 아이에게 적극적으로 칭찬과 격려를 해야 합니다.

서양의학에서는 ADHD의 발생 원인을 전두엽의 기능 문제로 설명합니다. 그것을 해결하기 위해서 메틸페니데이트Methylphenidate, 애토목세틴Atomoxetine, 클로니딘Clonidine 등의 약물을 통해 도파민의 기능을 활발하게 만들어서 치료합니다. 이것은 ADHD의 원인을 뇌의 신경전달물질 분비 이상과 관계가 있다고 보는 것입니다.

한의학에서는 조금 다른 시각으로 설명을 합니다. 전두엽의 호르몬 분비 이상의 문제는 원인이 아니고 결과라고 보는 것입니다. 그래서 신경전달물질을 조절하는 약물 요법은 결과를 보고 치료하는 것이기 때문에 일정 부분 효과가 있을 수는 있으나 원인 치료에는 한계가 있다고 생각합니다. '어떤 다른 원인'에 의해 전두엽에 문제가 생겨 ADHD가 발생했다고 생각하고, 그 '어떤 다른 원인'을 해결해야 전두엽의 문제가 해결돼 ADHD가 호전될 수 있다고 보는 것입니다. 그러면 '어떤 다른 원인'이라는 것이 무엇일까요?

ADHD의 발병 원인은 70%가 유전적 요인이고, 30%가 환경적 요인이라고 알려져 있습니다. 유전적이라고 하면 그것을 숙명이라고 생각할 수 있으나 이것을 타고난 습관이라고 생각할 수도 있습니다. ADHD를 가지고 있는 어린이들의 경우 식적, 칠정, 음허의 병인을 하나 또는 두 개 가지고 있습니다.

식적은 식탐이 많아서 음식을 급하게 많이 먹는 경우 발생하기 때문에 먹는 습관이 잘못됐다고 할 수 있습니다. 그런데 어떤 아이들은 아무리 먹으라고 해도 잘 먹지 않고, 어떤 아이들은 먹으란 말을 안 해도 많이 먹는 것을 보면 이런 습관은 타고난 부분이 있습니다. 필요 이상으로 음식을 많이 먹으면 식적의 병인이 발생하는데, 식적은 정상적인 신진대사를 방해하고 열을 위로 끌어올려서 ADHD에 영향을 미칠 수 있습니다. 어른들의 경우 우울증이나 지독한 불면증 같은 질병을 식적으로 진단하고 치료한 사례가 많이 있는데 어린이들의 식적은 소아 우울증, 소아 당뇨, 소아 관절통, 소아 불면증, 소아 집중력 장애 등의 원인이 될 수 있습니다.

타고나기를 진액을 담는 그릇이 작게 태어난 아이들은 음식을 아무리 잘 먹어도 몸 안에 남아 있지 못하고 모두 소모되기 때문에 진액이 부족하고, 진액이 마르다 보니 건조해지고 열이 많이 나고 더위를 타고 갈증이 있고 급해지는데 이것을 '음허'라고 합니다. 어른들의 경우는 타고나지 않아도 후천적으로 양기를 많이 소모하면 음허가 발생할 수 있는데 이것을 '방로'라고 합니다. 아이들의 경우는 음허를 타고나는 경우가 있는데 그런 경우 열이 오르면서 ADHD 발생에 영향을 미칩니다.

한의학에서 칠정의 병인은 살고 있는 주변 환경과 사람 사이의 관계 등에서 발생한다고 설명합니다. 그러므로 병인으로 볼 때 30%에 해당하는 ADHD의 환경적인 요인은 칠정의 병인인 경우라고 할 수 있습니다. 칠정이라는 것은 화나고, 즐겁고, 생각이 많고, 슬프고, 우울하고, 두렵고, 놀라는 일곱 가지의 감정을 말하는 것인데 이러한 감정들을 적당히 느끼는 것은 삶을 윤택하게 하지만 어느 한 가지라도 격하게 느끼면 오장육부가 상하고 질병이 발생하게 됩니다.

특히 어린이들의 경우 초기에 주의력 장애 등이 있을 때 부모님이나 주변 사람들에게 따뜻한 관심과 사랑을 받고 자라면 증상이 호전될 수도 있는 것을, 아이의 상태가 다른 아이들과 다르다는 이유만으로 비난받거나 마음의 상처를 받으면 칠정의 병인이 발생하는데 그럴 경우

ADHD로 발전될 수 있습니다.

한방에서는 ADHD를 어떻게 치료할까요? 우리 아이가 어떤 생활 습관을 가지고 있는지 살펴보고 그 습관으로부터 어떤 병인이 있는지를 명확하게 진단해야 합니다. 만약 어느 시점부터 그 증상이 심해졌다면 그 당시 아이 주변에 어떤 변화가 있었는지 파악해야 합니다. 혹시라도 부모님을 포함해서 사람과의 관계에서 마음의 상처를 받은 일은 없었는지, 남들과는 조금 다르다는 이유로 비난받고 상처받지는 않았는지 확인해봐야 합니다. 그리고 집에서 아이를 어떻게 양육해야 할지에 대해 상황에 맞게 습관 관리, 환경 관리, 생활 관리 등을 잘할 수 있도록 보호자들은 충분한 대화와 교육이 필요합니다.

ADHD를 유발하게 된 선천적인 습관 또는 후천적인 환경에서 비롯된 병인을 파악해서 병인을 치료하는 것이 가장 중요합니다. 병인을 다스리는 한약과 침뜸 요법으로 치료를 하고 그 외에 학습 치료, 집중력 훈련 등을 병행하는 것이 좋으며 야외 활동을 자주 해야 합니다. ADHD를 가지고 있는 어린이라면 하루에 한 시간 이상은 반드시 밖에 나가서 햇볕을 쬐면서 뛰어놀 수 있게 해주어야 합니다. 건강한 체력, 면역 및 성장과 관련이 있는 비타민 D, 행복 호르몬인 세로토닌, 시력과 전두엽의 정상적인 기능에 큰 역할을 하는 도파민까지 많은 것을 한 번에 주는 고마운 것이 바로 햇볕이기 때문입니다.

어린이 성조숙증

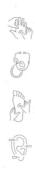

성조숙증이라는 것은 나이에 맞지 않게 2차 성징이 빨리 나타나는 것을 말합니다. 이것이 왜 문제가 되는가 하면, 성조숙증과 성장은 톱니바퀴와 같이 맞물려 있기 때문입니다.

2차 성징이 빨리 온다는 것은 성호르몬 분비가 왕성해지기 시작한다는 것이고, 그것은 성장호르몬의 분비를 원활하지 않게 하는 원인이 될 수 있기에 더욱 신경 쓰이는 부분이 아닐 수 없습니다. 하지만 제 경험상 초경을 조금 빨리 한 어린이라도 키가 큰 경우가 있었고, 초경을 늦게 했더라도 그렇게 크지 않은 경우도 있었던 것을 보면 성조숙이 왔다고 해서 미리 걱정하고 불안해할 필요는 없습니다. 성장은 단순히 성조숙증 말고도 유전적인 요인과 습관, 환경적인 요인 등이 복합적으로 영향을 미치기 때문입니다. 하지만 성호르몬은 성장 이외에 아이들의 건강과도 밀접한 관계가 있으므로 나이에 걸맞지 않은 2차 성징의 징후가 보인다면 되도록 빨리 치료해주는 것이 중요합니다.

그렇다면 왜 요즘 들어 어린이 성조숙에 대한 관심이 많아졌을까요? 그 이유는 최근 성조숙증을 보이는 어린이들이 급작스럽게 늘어나서입니다. 그러면 성조숙증이 왜 그렇게 많이 늘어났을까요? 그것은 요즘 어린이들의 일상생활을 들여다보면 잘 알 수 있습니다. 요즘 어린이들이 과거에 비해 가장 많이 달라진 것은 전자기기의 사용 시간 증가입니다. 스마트폰, 컴퓨터, 노트북 등등은 과거에는 상상조차 하지 못했던 물건들이었습니다. 예전 아이들은 기껏해야 텔레비전을 보는 정도였는데 요즘은 환경이 많이 바뀌었습니다.

전자기기를 많이 사용하면 어떤 문제가 발생할까요? 물론 시력이 나빠지겠지요. 그런데 그보다 더 문제가 되는 것은 운동량의 절대적인 부족입니다. 예전 어린이들은 밖에 나가서 엄마가 밥 먹으라고 소리소리 지를 때까지 뛰어놀았는데, 요즘 아이들은 그럴 시간도 없으려니와 설령 시간이 나더라도 전자기기로 시간을 보내는 경우가 많기 때문에 몸을 움직여서 기혈순환을 원활하게 할 만한 여유가 없습니다. 운동량 부족으로 체력은 떨어졌는데 공부와 숙제, 학원 등은 줄줄이 있어서 체력적으로 고달파지고 힘들어지기가 쉽습니다.

기운이 빠지면 정상적인 호르몬 분비에도 영향을 미칩니다. 잘 뛰어놀지도 않는데 당분이 많이 섞인 고칼로리의 음식을 주로 먹는다면 몸 안에 기혈이 정체되어 호르몬에 교란이 일어날 확률은 더욱 높아집니다. 열이 많다고 찬 것을 너무 많이 먹어도 문제가 발생합니다. 예전에 우리 부모님들은 아이들 배를 항상 따뜻하게 해주고 날이 더워도 얼음물 같은 것은 주지 않았는데(냉장고가 없던 시절에는 얼음이 없어서 못 주었겠지만 그것이 오히려 아이들 건강에는 더 유리했을 겁니다), 요즘은 아이들 성화에 찬 음식, 찬물 등을 안 줄 수 없고 그러다 보면 내장이 차가워지면서 역시 호르몬의 정상적인 분비에 문제가 발생합니다.

어린이 성조숙증의 원인은 결국 생활 환경과 습관의 변화에서 시작됐다고 할 수 있습니다. 그렇다면 만약 아이의 성조숙증이 의심된다면 어떻게 해야 할까요? 맞습니다. 가장 먼저 아이의 생활 습관을 바꿔주어야 합니다. 그것이 뒷받침되지 않고서는 다른 모든 치료가 무의미합니다. 지금 바로 아이의 생활 습관을 확인하고 문제가 될 만한 부분은 하루라도 빨리 개선해주기 위해 노력해야 합니다. 그리고 성조숙증의 정도가 심하다면 원인에 맞는 올바른 치료가 반드시 필요합니다. 생활 습관과 환경에 따른 병인 치료법으로 성조숙증을 치료한다면 좋은 결과를 얻을 수 있을 것입니다.

성조숙증은 만 8세 이전의 여자아이 혹은 만 9세 이전의 남자아이에게서 2차 성징이 빨리 찾아오는 현상을 말합니다. 성조숙과 관련해서 보통 여자아이들의 경우만 생각하기 쉬운데 실상 남자아이들도 오는 경우가 있기 때문에 남녀별 증상의 차이를 잘 아는 것이 무엇보다 중요합니다.

성조숙증은 뚜렷한 외형 변화 없이 시작되어 초기에 알아채기가 어렵습니다. 특히 여자 어린이의 성조숙증이 남자 어린이보다 월등히 많아서 남자아이들의 성조숙은 발견이 늦어지는 경우도 많습니다.

우리 아이에게서 성조숙 징후가 보인다면 아는 즉시 치료를 시작해야 하고 아무리 늦어도 남자아이는 10세 이전, 여자아이는 9세 이전에는 치료를 시작해야 제대로 된 효과를 볼 수 있습니다. 성조숙증이 진행되는 동안 아이는 또래보다 키 성장이 빠른 경우가 있습니다. 만약 6개월에 4cm 이상 키가 큰다면 부모님들은 내 아이가 잘 자라고 있다고만 생각하지 말고 반드시 성조숙증이 있는지 의심을 해보아야 합니다. 성장이 빠른 아이는 성장판도 빨리 닫히기 때문에 성장 기간이 절대적으로 부족하게 돼서 어른이 되면 오히려 10cm 이상 키가 작아지는 결과를 초래하기도 합니다.

그러면 지금부터 남자아이와 여자아이의 성조숙증을 의심할 수 있는 증상을 알려드리겠습니다. 반드시 참고해 확인해보시기 바랍니다.

여자아이

- 만 8세 이전에 젖멍울이 만져지거나 가슴이 아프다고 한다.

- 살이 쪄서 가슴이 나와 보인다.

- 음부에 솜털이 보인다.

- 머리 냄새가 심해진다.

- 채소를 싫어하고 육류만 먹으려고 한다.

- 키에 비해서 과체중이거나 비만이다.

- 또래에 비해 키가 크고 성장 속도가 빠르다.

- 뼈 나이가 현재 나이보다 빠르다는 진단을 받았다.

- 여드름이 난다.

- 체중 증가가 빠르고 키에 비해 체중이 많이 나간다.

남자아이

- 고환이 갑자기 두 배로 커진다.

- 음경과 음낭 부위 색깔이 짙어진다.

- 음낭에 솜털이 생긴다.

- 채소를 싫어하고 육류만 먹으려고 한다.

- 키에 비해서 과체중이거나 비만이다.

- 또래에 비해 키가 크고 성장 속도가 빠르다.

- 뼈 나이가 현재 나이보다 빠르다는 진단을 받았다.

- 여드름이 난다.

- 체중 증가가 빠르고 키에 비해 체중이 많이 나간다.

다른 부분도 있고 공통된 부분도 있지만 이 중에 두세 가지만 있더라도 빨리 병원에 가서서 성조숙 검사를 하는 것이 좋습니다. 여기서 한 가지, 육류만 먹으려는 아이가 왜 성조숙이 발생할 가능성이 높을까요? 이것은 '고기를 먹으면 살이 찐다'라고 하는 단순한 생각에서 나온 이야기가 아닙니다. 한의학에서 육류는 양기를 보충하고 채소는 음기를 보충한다고 설명합니다. 등잔불로 설명하자면 양기는 심지이고 음기는 기름의 역할을 하는데 만약 심지만 길게 뽑아준다면 어떻게 될까요? 불이 확확 타오를 것입니다. 과열상태가 되는 것입니다. 그러면 우리 몸의 정상적인 순환에 문제가 발생하고 호르몬 분비에도 교란이 발생하면서 성조숙이 발생하기 쉽습니다.

성조숙을 예방하기 위해서 가장 중요한 것은 음식을 급하게 먹지 않는 것입니다. 음식을 급하게 먹으면 자연적으로 많이 먹고 배가 나오고 체중이 증가하면서 식적의 병인이 발생합니다. 식적은 비만이나 소아당뇨, 성조숙을 유발합니다. 그러므로 성조숙이 걱정되는 어린이라면 무엇보다 먼저 급하게 먹는 습관을 고쳐야 합니다.

찬 음료를 자주 먹어도 안 됩니다. 찬 음료는 장 기능에 나쁜 영향을 미치고 정상적인 호르몬 분비에 나쁜 영향을 미칩니다. 단당류인 정제된 설탕은 최대한 적게 먹어야 합니다. 단당류는 비만의 원인이 될 뿐 아니라 성장기 어린이들의 칼슘 흡수에 방해를 주어 잘 자라지 못하게 하는 특성이 있습니다. 식품첨가제나 방부제 등이 많이 포함된 가공식품을 최대한 적게 섭취하고 되도록 집에서 엄마가 조리해서 만든 음식 위주로 먹여야 합니다.

그 외에 여자 어린이들의 경우 콩으로 된 음식이나 계란(특히 무정란), 석류나 블루베리 같은 식품 등은 여성호르몬을 만드는 재료로 쓰이는 물질들이 포함돼 있기 때문에 주의해야 합니다. 하지만 정말 중요한 사실은 성조숙에 나쁜 영향을 주는 음식들을 주의하는 것보다는, 성조숙을 유발할 수 있는 나쁜 식사 습관과 생활 습관을 개선하는 것이 훨씬 효과적이라는 것입니다. 아이의 성조숙이 걱정되는 부모님이라면 무엇보다 먼저 생활 습관과 환경의 개선에 힘써야 한다는 것을 명심하시기 바랍니다.

어린이 비만

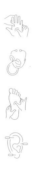

현대는 영양 과잉 시대입니다. 그런 이유로 비만으로 고생하는 어린이들도 점차 늘어나는 추세입니다. 어린이 비만은 소아 당뇨와 같은 대사 질환 발생률을 높이고 정상적인 호르몬 분비를 방해해서 성조숙을 유발하거나 키 성장을 방해하기 때문에 더욱 심각하다고 할 수 있습니다. 어린이 비만은 70%가 성조숙증으로 진행됩니다. 과다하게 축적된 지방이 성호르몬 분비를 촉진시켜 성조숙을 일으키고 성장판을 빨리 닫히게 해서 성장에 나쁜 영향을 줍니다.

성장호르몬은 키를 자라게도 하지만 지방을 태우는 일도 하는데, 비만 어린이의 성장호르몬은 지방을 태우는 일을 하느라 키가 잘 클 수 없게 합니다. 성인의 지방 세포는 부피만 커지지만 성장기에는 지방 세포의 수 자체가 늘어납니다. 소아 비만은 4세 이전에 절반 이상이 시작되고, 5~6세 성장기에 지방 세포 수가 늘어나면서 더 잘 발생합니다. 성장기에 비만이 된 아이들은 늘어난 지방 세포 수 때문에 과식, 폭식하는 습관을 버리기 힘들어서 성장을 마친 후에는 체중을 감량하기가 매우 어려운 특징이 있기 때문에 소아 비만 치료는 조기에 서두르는 것이 중요합니다.

아이들은 이성보다는 욕구에 따라 행동하기 때문에 잘못된 식탐이나 생활 습관이 개선되기 어려워 80%가 성인 비만으로 이어지므로 온 가족이 함께 도와주어야 합니다. 뚱뚱하면 남 앞에 나서기가 꺼려지고 자신감이 떨어집니다. 쉽게 우울해지기도 해서 향후 아이의 성격 형성에 나쁜 영향을 미칠 수 있습니다.

성별과 나이를 기준으로 BMI 지수[체중(kg)÷신장(m²)]가 25 이상이면 소아 성장기 비만으로 진단합니다. 흔히 비만은 유전적인 요소가 많다고 하지만 이것은 부모와 생활 습관을 공유하기 때문에 나온 이야기입니다. 아이를 둘러싸고 있는 잘못된 환경은 아이를 건강하지 못하게 만드는데 이런 습관과 환경을 병인이라고 합니다. 병인은 끊임없이 아이에게 육체적, 정신적 스트레스를 주기 때문에 아이가 과식을 하게 하고 지방을 저장시킵니다.

한의학에서 보는 어린이 비만의 원인은 다음과 같습니다.

1 체력이 약해서 쉽게 지치고 단 음식을 좋아하는 '노권'

2 야식을 자주 먹고 늦게 자는 '음허'

3 식탐이 많고 급하게 먹는 습관이 있어서 뭘 먹어도 키보다는 살로 가는 '식적'

4 스트레스를 먹는 것으로 푸는 '칠정'

5 몸 안에 노폐물이 정체해서 잘 배출되지 않고 순환이 잘 안 되는 '담음'

이러한 병인이 있는 아이들은 음식 조절이 안 되고 살이 잘 찝니다. 비만인 어린이들의 특징은 '어른들이 아이가 원하는 음식을 무절제하게 준다. 부모나 형제 또는 친구 사이에서 스트레스를 잘 받는다, 밀가루 음식이나 단 음식 등 탄수화물에 치중된 음식을 좋아한다, TV 등을 보면서 밥을 먹는다, 한꺼번에 많이 먹는다, 급하게 먹는다, 아침보다는 저녁이나 밤늦게 많이 먹는다, 늦게 잔다, 밖에서 노는 것을 싫어하고 실내 활동을 좋아한다, 항상 피곤해하고 잘 눕는다' 등입니다. 뚱뚱한 아이는 심리적으로 위축되어 있기 때문에 주 양육자가 특별한 애정과 관심을 기울여야 합니다. 특히 치료에 도움이 되는 행동을 했을 때에는 반드시 칭찬과 격려를 해주어야 합니다.

어린이 우울증

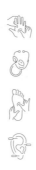

"어린것이 무슨 고민이 있다고 그렇게 우거지상이니?"

"내가 너한테 밖에 나가서 돈을 벌어오라고 그러니, 아니면 일을 하라고 그러니? 그냥 편하게 공부만 열심히 하면 될 것을. 하라는 공부는 안 하고 만날 딴짓거리나 하고. 아이고, 내 팔자야. 내가 너 학원 보내느라 사고 싶은 것도 못 사고 아끼고 있는데 너는 도대체 무슨 생각인 거니?"

부모님들과 함께 내원한 아이들을 따로 불러서 상담을 해보면 아이들의 불만이 쏟아져나옵니다.

"우리 부모님은 내가 뭘 잘못하는지 그것만 알기 위해서 졸졸 따라다니는 것 같아요. 나도 잘하는 게 있는데 그건 너무나도 당연하게 생각을 하세요. 그만한 돈 들이고 노력을 들였으면 그 정도는 당연히 해야 하는 거라면서요."

저는 어린이 우울증을 치료하기 위해 집에서 부모님이 가장 많이 해야 하는 것이 칭찬과 격려라고 자주 이야기합니다. "도대체 칭찬할 일이 있어야 칭찬을 하지요"라는 말이 나온다면 그 부모님은 정말 엄청나게 많은 문제를 가지고 있다는 것을 아서야 합니다. 아이를 자세히 보면 칭찬하지 못할 것이 하나도 없습니다. 밥을 먹는 것, 뛰어다니는 것, 해맑게 웃는 모습, 신나게 말하는 것 등등 모든 것이 칭찬받을 일들입니다. 그것이 아니라면 손가락 열 개, 발가락 열 개를 가지고 있는 것도 칭찬거리랍니다.

다큐멘터리 〈병원24시〉 같은 것을 보면 태어나자마자 병원 신세를 지는 아이들, 사고로 다쳐서 입원한 아이들 등등 부모 마음이 아프다 못해 찢어지는 고통을 주는 경우가 많습니다. 그저 우리 아이가 건강하게 잘 자라주는 것만도 감사하고 축복하고 칭찬할 일입니다. 아이가 무엇 하나라도 잘할 때 그것을 대폭 부풀려서 칭찬하고, 잘못한 것이 있을 때에는 앞으로 잘할 수 있을 거라고 격려해준다면 아이들의 정신 건강은 한층 더 좋아질 것입니다.

우울증에 잘 걸리는 아이들은 주로 어떤 성향일까요? 아주 성질이 못된 아이들에게 우울증이 생기는 경우는 거의 없습니다. 대부분 착하고 순진한 아이들에게 잘 발생합니다. 남에게 싫은 소리 한마디 못하고, 스트레스가 있어도 속으로 끓이는 아이들에게 잘 발생합니다. 감수성이 예민한 아이들에게도 잘 발생합니다. 이런 성향의 어린이를 키우고 있는 부모님이라면 아이를 키우는 과정에서 가장 주의해야 할 것이, 절대로 아이를 심하게 혼내지 말라는 것입니다. 무섭게, 너무 엄하게 키우면 안 된다는 것입니다. 부모의 권위는 아이를 엄하게 키우는 데서 나오는 것이 아니고, 아이를 진정으로 사랑하고 아이와 눈높이를 같이 맞추는 노력에서부터 나온다는 사실을 알아야 합니다.

진료실에서 어린이들의 우울증이나 대인기피증, ADD, ADHD, 틱 장애 등의 주의집중력 장애 증상들을 진찰하다 보면 그 원인이 대부분 상처받은 마음에서 비롯됐다는 것을 알 수 있습니다. 상처받은 아이들에게 식적, 노권, 음허와 같은 병인이 있다면 그 증상은 탄력을 받아 더욱 심해집니다.

얼마 전 우울증과 틱 장애로 눈과 얼굴을 심하게 떠는 열 살 남자아이를 치료한 적이 있습니다. 아이는 진찰하는 내내 불안해하고 눈 주위를 심하게 떨었습니다. 엄마에게 들으니 학교에서 친구들과의 관계가 나빠지면서 그런 증상이 발생했다고 했습니다. 현재 교우관계는 어떤지 물어보니, 지금은 학년이 올라가서 반도 바뀌고 그 친구들과 어울리지 않아서 교우 문제는 해결이 됐는데도 그 증상이 사라지지 않고 계속 있다고 했습니다. 이야기하는 내내 그 아이의 얼굴이 밝지 않아서 제가 한 가지 더 물어보았습니다.

"혹시 아빠가 아이에게 매우 무섭게 하나요?"

그러자 엄마가 고개를 숙이며 아빠가 아이를 완전 잡는 수준이라고 했습니다. 언어폭력은 물론이거니와 아이를 때리기도 한다고 했습니다. 아빠에 대한 공포, 여기서 오는 엄청난 스트레스가 아이의 우울증과 틱 장애의 근본 원인이었던 것입니다. 그러니 학교생활에도 잘 적응하지 못하고 대인기피 증상이 있었을 것이고, 당연히 교우관계도 원활하지 못했을 것입니다.

이 아이를 제대로 치료하려면 가장 먼저 무엇을 해야 할까요? 맞습니다. 아버지에 대한 교육, 더 나아가서 부모 교육을 먼저 해야 하는 것입니다. 아이에게 공포심을 심어주면 처음에는 무서워서라도 말을 잘 듣습니다. 그런데 그 공포라는 것은 시간이 지날수록 분노로 바뀌는 특징이 있습니다. 그러한 분노가 밖으로 표출된다면 남을 해치는 분노조절 장애로 나타날 수 있고, 안으로 표출된다면 스스로에게 분노를 표출하는 자살이 될 수 있는 것입니다. 아이를 혼내고 체벌을 한다는 건 장차 그 아이를 그런 사람으로 만드는 결과밖에 안 됩니다.

그 어떤 종류라도 사랑의 매는 이 세상에 없습니다. 부모의 분노조절 장애에서 오는 아이에 대한 폭언이나 폭행은 그 아이에게 또 다른 분노를 심어주고, 심성이 여린 아이들은 우울증이나 대인기피증 또는 틱 증상과 같은 것으로 발전하는 것입니다. 어린이 우울증 치료는 어린이와 가장 밀접하게 관계된 부모님들이 아이를 키우는 방법을 근본적으로 다시 바라보는 것이 첫 시작이라고 할 수 있겠습니다.

아토피 피부염

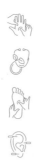

10세 남자아이가 엄마와 함께 내원을 했습니다. 얼굴을 제외하고 온몸이 아토피 때문에 가피가 형성돼서 마치 갑옷을 입은 것같이 두꺼워지고 갈라져 있는 상태였습니다. 갈라진 피부 속은 피가 고여 마른 흔적도 있어서 이 아이가 그동안 얼마나 고생을 했을지 짐작이 가고도 남았습니다.

피부가 이러니 짜증도 많이 내고 공부에 집중할 수도 없었습니다. 열이 많아 찬 음식만 찾게 되니 장 기능도 떨어져 몸은 바싹 마른 상태였습니다. 이 아이는 음허로 진단하고 6개월 이상 꾸준히 치료한 결과 두꺼운 가피가 벗겨지면서 새살이 나왔고, 1년쯤 지난 뒤에는 피부가 말끔하게 좋아졌습니다.

서른이 넘은 어느 남성은 어렸을 때부터 아토피를 앓아왔다고 했습니다. 한방 치료를 받아볼 생각은 없었고 피부과에서 꾸준히 치료를 했는데 그 이유가 치료만 하면 감쪽같이 좋아졌기 때문이었습니다. 그러다가 시간이 지나면 재발돼서 다시 치료를 하는 것이 현재까지 반복적으로 이루어졌다고 했습니다. 그런데 문제는 아무리 치료를 해도 재발은 물론이거니와 거듭될수록 이전보다 약을 더 오래 써야 하는 것이었습니다.

더 심각한 것은 스테로이드를 오래 사용하다 보니 젊은 나이에 녹내장까지 왔다고 했습니다. 안과에서는 실명이 될 수도 있을 만큼 심각하기 때문에 조심해야 한다고 했답니다. 이렇게 아토피 피부염은 무서운 병입니다. 이분은 식적으로 진단하여 치료하고 식적의 원인인 음식 먹는 습관이나, 먹어야 할 음식과 주의해야 할 음식 등을 잘 지키도록 해서 많이 호전됐습니다.

아토피 피부염은 정신적 스트레스로 증상이 악화되는 경향이 있기 때문에 '신경 피부염'이라고 부르기도 합니다. 주 증상이 참기 힘든 가려움증이어서 어린이나 청소년은 성질 버리기 딱 좋습니다. 진득하게 앉아서 공부를 하는 것은 꿈도 못 꾸고 그냥 편하게 있어주는 것만도 감사하게 생각해야 할 정도입니다. 가려움증이 심하다 보니 정서 장애는 심해지고, 교우관계에도 나쁜 영향을 미치기 쉽습니다.

그럼 한방에서 보는 아토피의 원인은 무엇일까요? 한방에서는 아토피의 원인을 외부 요인과 내부 요인으로 나눕니다.

외부 요인 _ 온도와 습도

온도와 습도의 변화에 민감한 체질을 가지고 있으면 아토피 피부염이 올 가능성이 높습니다. 이런 사람들의 특징은 날씨가 건조하고 추울 때 증상이 심해지거나, 아니면 더울 때 심해집니다. 이 경우 한방에서는 육음으로 인한 피부 증상으로 보고 풍서습조한風暑濕燥寒 중 어떤 기후가 영향을 주었는지를 살펴 치료합니다.

내부 요인 _ 칠정, 식적, 음허, 실열

칠정 지속적인 스트레스로 칠정의 병인이 발생했을 때 아토피가 발병할 가능성이 높습니다. 실제로 짜증이 나거나 예민한 상태가 되면 피부에 열이 오르면서 아토피가 생길 수 있습니다. 평소 약한 아토피를 가지고 있는 경우에도 스트레스를 받으면 증상이 극심해지는데 그것이 바로 칠정으로 인한 아토피 피부염입니다. 이때는 마음을 풀어주고 교감신경을 편하게 이완시켜주는 가벼운 운동이나 명상 등을 하면서 칠정으로부터 만들어진 화를 다스리는 치료를 해야 합니다.

식적 식탐이 많아서 소화할 수 있는 용량에 비해 음식을 과도하게 많이 먹거나, 음식을 급하게 먹어서 짧은 시간에 비위 기능에 과부하가 걸리거나, 기름지고 단 음식을 과하게 먹거나 하는 습관을 가지고 있다면 식적의 병인이 발생하는데 이것이 아토피 피부염의 원인이 될 수 있습니다. 이때는 음식 먹는 습관을 정상적으로 돌리고, 달고 기름진 음식보다는 담백한 음식으로 바꾸려는 노력을 해야 합니다. 특히 밀가루와 설탕, 냉음료 이 세 가지는 체질, 유전 같은 것과 관계없이 아토피가 있다면 절대로 먹어서는 안 될 음식이라는 것을 명심해야 합니다.

음허 몸 안의 진액이 부족하면 상대적으로 불기운이 커지며 열이 피부를 향해 돌진하면서 피부가 건조해지고 아토피가 발생합니다. 음허는 후천적으로 성생활 과도로 인해 진액이 고갈된 것이지만, 어린이나 청소년도 진액을 담는 기능이 약하게 타고난 경우 발생할 수 있습니다. 타고난 부분이 있기 때문에 가족력 내지는 유전적 요인이 있다고 볼 수 있습니다.

실열實熱 변비가 심하고, 찬 것을 좋아하고, 더위를 많이 타고, 소변색이 진하고, 성격이 급하고, 코가 막히거나 코피가 나고, 피부가 유난히 가렵고 아토피 피부염이 있다면 이것은 실열로 인한 것입니다. 실열은 어릴 때 태열 증상을 제대로 치료하지 못했거나 인스턴트 음식이나 육류 같은 고열량 식품을 자주 먹었을 때 발생합니다. 이 경우 내장에 찌들어 있는 열을 다스리는 치료를 합니다.

아토피 피부염을 개선하는 생활 습관

첫째, 세수나 목욕을 한 후에는 물기가 완전히 마르기 전에 반드시 보습크림을 발라주어야 합니다. 아토피가 있는 경우 대부분 피부에 열이 많기 때문에 피부의 물기가 빨리 마르는데 이때 피부가 건조해지면서 아토피가 악화될 수 있습니다.

둘째, 적절한 유산소운동과 명상, 복식호흡은 스트레스를 풀어주고 면역 기능을 올려주기 때문에 반드시 필요합니다.

셋째, 아이들은 가려우면 긁으려 하고 긁으면 2차 피부염이 발생할 수 있기 때문에 손톱 관리를 잘 해주어야합니다. 아주 어린 아이는 손 싸개를 해주는 것도 도움이 됩니다.

넷째, 옷은 되도록 피부에 자극이 적은 면으로 된 것을 입습니다.

다섯째, 적절한 실내 습도(40~60%)를 유지해야 합니다.

아토피 피부염에 좋은 약차

지각차

지각은 탱자나무의 성숙한 과실입니다. 식적의 병인을 가지고 있는 아토피의 경우 차로 드시면 도움이 됩니다. 물 500cc에 지각 4g을 넣고 200cc가 나올 때까지 끓여 하루에 3회 나누어 마시면 좋습니다.

구기자차

구기자는 구기자나무의 열매를 말린 것으로 음허의 병인을 가지고 있는 경우 도움이 됩니다. 물 500cc에 구기자 4g을 넣고 200cc가 나올 때까지 끓여 하루에 3회 나누어 마시면 좋습니다.

야뇨증

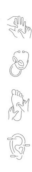

야뇨증은 만 5세 이상의 어린이가 낮에는 소변을 잘 가리다가 밤에 실수하는 것을 말합니다. 성인의 경우 1년에 두 번 이상 자다가 소변을 지릴 때 야뇨증을 의심할 수 있습니다. 야뇨증은 만 5세 어린이의 15%가 경험하는 비교적 흔한 질환이고 커가면서 자연스럽게 치료됩니다. 하지만 일부는 초등학교 고학년이 되어도 소변을 가리지 못하고, 심한 경우 성인 야뇨증으로 발전하기도 하기 때문에 발견되는 즉시 치료하는 것이 좋습니다. 성인 야뇨증은 전체 성인의 약 2.6%를 차지하며 증상의 정도는 다양합니다.

　야뇨증은 방광의 미성숙으로 조절력이 약하거나, 방광의 용적이 작게 타고나거나, 소변을 농축하여 소변을 참을 수 있게 하는 항이뇨 호르몬이 밤에 충분히 나오지 않거나, 스트레스로 인한 정서 불안이 있거나, 평소에 과로 또는 과음하거나, 대소변을 오래 참는 습관이 있거나, 전립선 비대나 당뇨 등의 질환이 있을 때 자주 발생합니다.

대부분 초등학교 입학 무렵이 되면 밤에 소변을 가릴 수 있고, 야뇨증이 있더라도 만 12세경에는 거의 정상적으로 소변을 가립니다. 그래서 야뇨증은 크면 나아지는 병이라고 가볍게 생각하거나, 혹은 남들은 다 쉽게 하는 것을 나만 못 한다는 열등감 때문에 치료를 피하고 병을 키우기 쉽습니다. 야뇨증이 있는 아이는 젖은 이부자리로 인한 감염이나 수면 방해, 신체 발달 장애, 성격 장애, 나아가 성인 야뇨증으로 발전할 가능성이 있습니다. 소아 야뇨증은 성장 과정에서 거치는 통과의례가 아니고 신체가 튼튼하게 발육하지 못해 생긴 하나의 질병이므로 치료를 서둘러야 합니다.

성인 야뇨증은 어린이와 달리 단순히 밤에 소변을 실수하는 증상만을 말하는 것이 아니라 소변으로 인해 자주 깨고 불편한 증상이 있는 경우도 포함합니다. 야뇨증은 잔병치레를 많이 하거나, 성장이 더디거나, 신경이 예민하고 불규칙한 생활을 했을 때 발생하는 노권, 음허, 칠정, 식적, 담음 등의 병인 때문에 발생합니다. 병인을 해결하면서 신장, 방광의 발육을 도와주는 한방 요법은 야뇨증을 치료하는 것은 물론 건강도 회복시켜줍니다. 야뇨증을 자가 진단 해보고 증상이 있다면 반드시 치료하시기 바랍니다.

야뇨증 자가 진단법

증상	그렇다(2점)	보통(1점)	아니다(0점)
밤에 조금이라도 소변을 지린다.			
밤에 소변을 참기 어려운 급박뇨가 있다.			
야간 배뇨 횟수가 2회 이상이다.			
야간에 소변량이 많다.			
스트레스가 많다.			
일(공부, 활동)을 많이 한다.			
소변이나 대변을 참는 경우가 있다.			
술을 자주 마신다.			
커피나 차를 자주 마신다.			
낮에 소변을 자주 본다.			

1~5점 초기 증상으로 검진을 해야 하는 단계
6~10점 검진을 받고 바로 치료를 해야 하는 단계
10점 이상 집중적인 치료를 해야 하는 단계

틱 장애

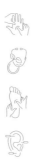

틱 장애는 어린이에게서 잘 발생하고, 외부로 숨길 수 있는 증상이 아니어서 틱을 가지고 있는 어린이나 부모님들은 심리적으로 불안하고 조급한 특징이 있습니다. 아이가 틱 증상을 보이면 부모로서 당황할 수 있는데, 그 증상을 처음 목격했을 때 부모님의 태도가 중요합니다. 틱 증상을 절대 의식하지 말고 자연스럽게 대해주어야 합니다. 아이의 증상을 지적하고 꾸중한다면 심리적으로 위축이 돼서 제대로 치료하기가 어려워지기 때문입니다. 틱 증상을 보이더라도 자연스럽게 대해주며 병원에서 진단을 받는 것이 중요합니다.

단순 근육틱

틱 장애에서 가장 흔히 발견되는 증상입니다. 얼굴을 찡그리거나 눈을 자주 깜빡이고 어깨를 들썩이는 등의 증상을 보이는 것인데, 동생이 생겼다거나, 유치원이나 학교에 입학했을 때 발생하는 경우가 많아서 관심을 끌기 위한 행동이거나 스트레스로 인한 것으로 보고 방치하는 부모님들이 많습니다. 크면 좋아지려니 생각하지 말고 초기에 반드시 치료해야 합니다.

복합 근육틱

단순 근육틱이 제때 해결되지 않으면 복합 근육틱이 발생합니다. 자기 자신을 때리거나 별 다른 의미 없이 남의 행동을 따라 하거나 제자리에서 뛰는 등의 행동을 합니다.

단순 음성틱

코를 킁킁거리는 소리, 가래 뱉는 소리, 기침 소리 등과 같이 주로 소리를 내고 감기나 비염 증상으로 오해받기 쉽습니다.

복합 음성틱

심한 단계로, 의미 없는 말을 단순히 반복해서 하거나 남이 하는 말을 반복적으로 따라 하는데 이것은 틱 장애를 넘어 소아 우울증이나 강박증까지도 의심할 수 있습니다.

틱 장애의 병인

노권

낮에 잘 놀다가도 집에만 들어오면 급속하게 체력이 방전되고 입맛이 없어서 밥도 제대로 먹지 않는 아이가 틱 증상을 보인다면 노권을 의심할 수 있습니다.

식적

식탐이 많고 음식을 급하게 많이 먹는 어린이라면 무엇보다 식적을 다스려야 틱 증상이 개선됩니다. 특히 찬 것을 유난히 좋아하는 아이라면 식적과 열 증상이 함께 있는 것인데 이 경우 틱 증상이 더 심해질 수 있으므로 주의 깊게 관찰해야 합니다.

음허

음허를 타고난 아이들이 있습니다. 음허를 가지고 있으면 신장의 물기운이 부족하고 머리로 열이 올라가기 때문에 마음이 쉽게 급해지고 흥분하는 과정에서 틱 증상이 발생할 수 있습니다.

칠정

틱 장애의 가장 많은 원인이 칠정입니다. 심리적인 원인이 크다는 것입니다.

스트레스가 있을 때 짜증을 내고 화를 내는 아이와 생각이 많고 걱정이 많은 아이, 그리고 겁이 많거나 잘 놀라는 아이는 같은 칠정이라도 세부적인 원인이 다르므로 잘 구분해서 치료해야 합니다.

어혈과 담음

틱 증상이 있는 어린이 중에서 어지럽거나 잘 토하는 아이들은 어혈이나 담음이 원인일 수 있으므로 어혈이나 담이 있는지를 반드시 확인해야 합니다. 이전에 다양한 치료를 했는데 잘 낫지 않았다면 어혈 또는 담으로 인한 틱일 가능성이 높습니다.

틱 장애가 있는데 특정한 병인이 진단됐다면 그 병인을 유발한 습관을 먼저 개선하려는 노력이 필요합니다. 틱 증상을 보이는 아이들을 보면 부모님이 유난히 무서운 경우가 많습니다. 특히 아빠가 아이에게 무섭게 하는 경우에 틱이 많이 발생합니다. 온 가족이 아이의 틱 증상을 치료하기 위해 마음을 모아서 노력하는 것이 중요합니다. 무엇보다 부모님의 칭찬과 격려가 틱 치료에 매우 중요한 요소이기 때문에 반드시 실천해야 합니다.

틱은 병인을 해결하고 침뜸 치료와 상담 치료를 함께 하면 보통의 경우 약 3개월 정도면 치료가 가능합니다. 증상이 심하면 시간이 더 걸리는 경우도 있지만 그 역시 꾸준히 치료하면 좋아질 수 있으므로 끈기를 가지고 치료를 해주는 것이 중요합니다.